SPSS로 풀어쓴

보건과 사회과학 통계분석

Health Statistics

Social Science Statistics

Statistical Methods

Statistical Package for the Social Sciences

$\alpha = 0.05$

95%

| 김형표 · 박경은 지음 |

KM 경문사

머리말

보건과 사회과학에서는 전통적으로 많은 통계학적 지식을 활용해 왔고, 그에 맞춘 양질의 통계학 교재 또한 꾸준히 제공되고 있다. 그러나 통계학에 대한 기본적이면서 필수적인 지식과 활용을 함께 안내하는 책은 많지 않았다.

저자들은 다년간 사회조사분석사로 통계를 활용하고 보건 및 사회복지 관련 분야에서 통계처리 일을 진행하면서 통계 지식이 필요한 보건과 사회과학도 또는 일반학생도 배워야 하는 핵심 통계적 개념이 담긴 교재를 준비하게 되었다.

본 교재는 보건과 사회과학 분야에서 연구자가 자료를 수집하고, 정리하며, 일부 자료로부터 전체 내용을 추론하는 데 필요한 통계적 개념을 소개하였다. 그리고 통계적 개념을 이용하여 직접 통계적인 처리를 적용해보고, 특히 SPSS 통계 패키지를 이용하여 전문적인 통계 처리도 함께 실행해보도록 구성하였다. 더불어 각 장마다 그 장에서 학습한 중요한 내용을 연습문제로 제공하였다.

본 교재의 구성은 연구자의 연구 실행 절차에 맞추었다. 제1장에서는 통계학이란 무엇인가와 그 필요성을 이해하고, 제2장에서는 연구자가 통계적인 처리를 하는 데 필요한 가설검정과 기본 개념들을 설명하였다. 제3장에서는 연구자가 직접 활용할 질문지 작성과 척도구성을 설명하였고, 제4장에서는 수집된 자료를 정리하는 기법을 설명하였다. 제5장부터는 수집된 자료를 통계적으로 검정하는 중요한 통계 처리 기법들을 소개하였다.

우선 제5장에서는 검정을 위한 기본 이론인 확률분포와 중심극한정리를 설명하였고, 제6장은 두 집단의 평균 비교, 제7장은 교차분석, 제8장은 분산분석, 제9장은 상관분석 그리고 제10장은 회귀분석을 설명하였다. 각 장에는 SPSS 통계 패키지를 활용한 분석이 구체적으로 소개되어 있어 실제적인 통계 처리를 직접 경험해볼 수 있다. 마지막 제11장에서는 연구자가 자신의 연구 결과를 보고서로 작성하는 것과 관련하여 보고서 작성 및 연구자의 윤리를 설명하였다. 특히 부록에는 SPSS 통계 패키지를 이용하여 본 저자가 직접 통계분석을 한 실제 분석 과정과 결과를 담았으며, 분포표에는 각 분포표를 보는 법을 구체적인 사례를 이용하여 제시하였다.

보건과 사회과학 분야에서 통계학을 필요로 하는 이들에게 본 교재가 도움이 되었으면 하는 마음이 간절하다. 끝으로 이 책의 내용 구성과 수준 조정까지 꼼꼼하게 함께 논의해 주신 경문사 박종인 과장님과 이미지 작업에 애써주신 편집부 직원들께 감사의 마음을 전하고 싶다.

김형표, 박경은

차 례

CHAPTER 2

가설검정

CHAPTER 3

질문지 작성

CHAPTER 4

자료의 정리

CHAPTER 5 확률분포와 중심극한정리

CHAPTER 6 두 집단의 평균비교

CHAPTER 7

교차분석

CHAPTER 8

분산분석

CHAPTER 9

상관분석

CHAPTER 10

회귀분석

CHAPTER 11

보고서 작성 및 연구자의 윤리

부록

CHAPTER

1

통계학

1. 통계의 역할과 필요성
2. 통계학의 기본 개념
3. 자료수집방법
4. 표집방법

Health Statistics

1 통계의 역할과 필요성

1.1. 통계와 통계학

연구자는 새로운 이론을 도출하거나 기존에 존재하는 이론을 지지, 거부 혹은 수정하기 위하여 경험적 연구방법을 사용하게 된다. 이때 자료 수집을 거쳐 모은 자료를 검정함으로써 결론에 도달하는 다음의 절차를 거친다.

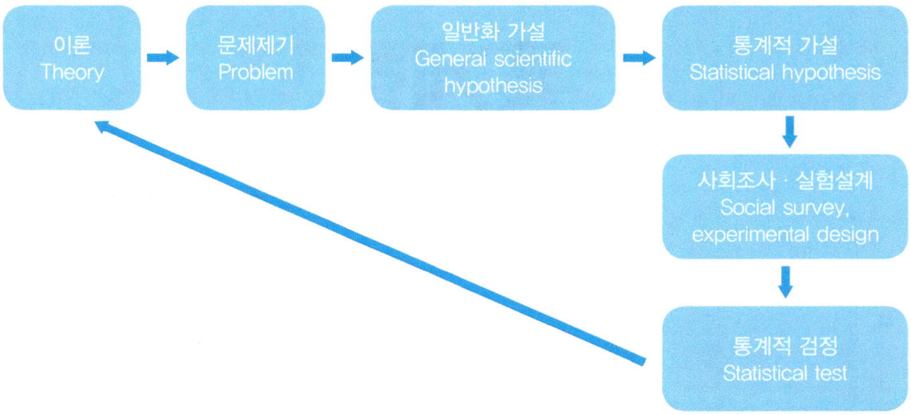

이와 같이, 통계란 이론을 도출, 지지, 거부, 수정하기 위하여 수집한 자료를 가지고 가설을 검정하는, 즉 확률적으로 판정하는 수리적 논리라 정의할 수 있다. 그리고 통계학이란 연구목적에 필요한 자료 및 정보를 최적의 방법으로 수집하고, 수집된 자료를 연구목적에 알맞게 정리하고 분석하여 얻은 결과로 미래를 예측하는 학문이다.

예를 들어, 통계학의 방법론은 의학, 생물학, 보건학 분야에 적용되어 질병 예방, 조기 진단 및 치료, 건강 증진 등의 현상을 기술하고 추론하는 데 활용되며, 이러한 통계학의 응용 분야를 보건통계학(health statistics)이라고 한다.

1.2. 통계의 역할과 필요성

통계는 얻어진 자료를 요약하고 설명하는 역할과 얻어진 자료의 결과를 일반화하는 역할을 하며 각각의 역할에 따라 기술통계학과 추측통계학으로 나눌 수 있다.

㉠ **기술통계학(descriptive statistics)**

- 자료수집, 자료정리, 자료해석의 과정을 통하여 관찰된 자료를 쉽고 편리하게 서술하여 모집단의 특성을 규명하는 통계학이다.
- 자료를 도표나 그림으로 요약하여 대푯값이나 변동의 크기 등을 구하는 방법을 다루는 분야로 골톤, 피어슨 등에 의하여 발전하였다.
- 수집된 자료의 특성을 쉽게 파악하기 위하여 도표, 그림, 평균, 최빈값, 표준편차 등을 이용하여 분포의 형태를 기술한다.
- 관심대상의 자료를 어떻게 하면 효율적으로 정리하고 요약할 수 있는가가 주목적이다.

㉡ **추측통계학(inferential statistics)**

- 표본에서 얻은 통계량을 기초로 그 자료가 추출된 모집단의 현상이나 특징을 추정, 검정 및 예견, 일반화하는 통계학이다.
- 모집단에서 뽑은 표본을 분석하여 이 결과로부터 모집단의 특성을 밝히고 규명한다.

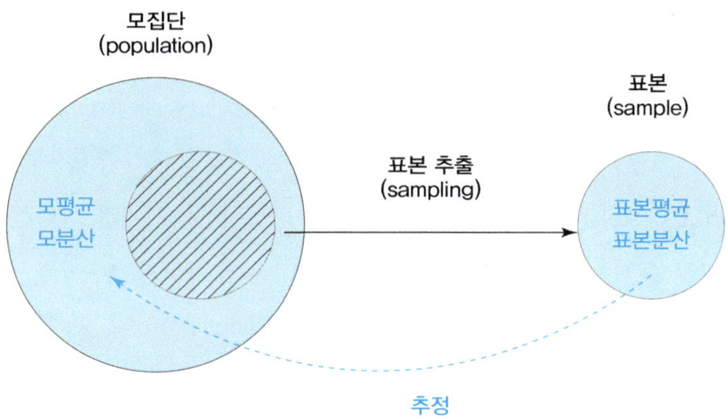

연구자는 사회나 자연 현상에 존재하는 사실을 주장하고 증명하고자 한다. 이때, 개인적 의견이나 주관적 판단을 배제하고 객관적 근거를 바탕으로 증명하는 방법 등을 이용해야 한다. 그 결과 타인과의 의사소통이 원활해질 수 있다. 따라서 객관적인 방법을 근거로 이론이나 의견을 지지하거나 거부하는 것이 보다 합리적이고 과학적이므로 수집된 자료를 분석, 처리하는 통계(학)가 필요하다.

2 통계학의 기본 개념

통계학을 이해하고 활용하기 위해 모집단과 모수, 표본과 통계량, 변수 및 측정과 척도 그리고 가설 등의 기본 개념을 점검해야 한다.

2.1. 모집단과 모수

통계적인 관찰의 대상이 되는 집단 전체를 모집단이라 한다. 모수(parameter)란 모집단이 지니고 있는 속성으로 모집단의 평균, 분산, 표준편차, 비율을 각각 모평균(μ), 모분산(σ^2), 모표준편차(σ), 모비율(p)이라 한다. 모집단의 모수는 신만이 안다고 하여 그리스 문자(μ, σ, ρ 등)로 표기한다.

2.2. 표본과 통계량

모집단을 대표하는 추출된 대상의 군집을 표본이라 한다. 통계량(statistic)이란 모집단의 모수를 추정하기 위해 모집단에서 추출된 표본의 속성으로, 표본의 평균, 분산, 표준편차를 각각 표본평균($\overline{X}$), 표본분산(S^2), 표본표준편차(S), 표본비율($\hat{p}$)이라 한다. 모집단의 모수를 그리스 문자로 표기하는 것과 달리 표본의 통계량은 로마문자($\overline{X}$, S^2, r 등)로 표기한다. 그리고 모집단에서 표본을 추출하는 과정이 표집(sampling)이며, 표집방법에는 단순무작위표집, 층화표집, 집락표집, 편의표집 등이 있다.

2.3. 변수

통계학에서 연구자는 자신의 주장을 명백하게 증명할 자료를 생성하기 위해서 무엇을 측정할 것인지 결정해야 하며, 이때 측정할 대상의 속성을 변수(variable)라고 한다.

변수는 인과관계에 따라 독립변수와 종속변수 그리고 매개변수로 구분한다.

㉠ 독립(independent)변수란 관찰하고나 하는 현상의 원인이 되는 변수이며, 설명변수 또는 원인변수라고도 한다.

㉡ 종속(dependent)변수란 독립변수에 대한 반응으로서 측정되거나 관찰된 변수이며,

반응변수 또는 결과변수라고도 한다.

[예] 통제된 실험상황에서 알코올의 섭취량에 따른 반응속도를 연구한다면 '알코올 섭취량'은 독립변수이고 '반응속도'는 종속변수이다.

㉢ 매개(extraneous)변수란 독립변수와 종속변수 사이의 매개자 역할을 하는 변수이며, 독립변수의 결과인 동시에 종속변수의 원인이 된다.

또 변수는 특성에 따라 질적변수와 양적변수로 구분한다.

㉠ 질적(qualitative)변수란 관측된 값을 몇 개의 범주(category)로 나타내기 위하여 문자나 숫자로 표시하는 변수이며, 범주형 변수라고도 한다.

[예] 성별(남 1, 여 2),
학력(중졸 이하 1, 고졸 2, 대졸 3, 대학원졸 이상 4),
경제 상태(상 1, 중 2, 하 3)

㉡ 양적(quantitative)변수란 크기, 길이, 무게, 개수 등과 같이 양을 나타내기 위하여 수치로 표시하는 변수이며, 연속형변수와 불연속형변수로 구별한다.

연속형변수와 이산형변수는 다음과 같다.

㉠ 연속형(continuous)변수란 어떤 구간 내에서 취할 수 있는 값이 무한히 많은 변수이며, 실수($\mathbb{R}$)로 측정되므로 값과 값 사이가 서로 연결되어 있어 그 사이의 값이 의미를 갖는다. 측정 도구의 정밀성이 측정값의 정확성에 크게 영향을 준다.

[예] 신장, 체중, 거리, 수질오염도, 시력 등

㉡ 이산형(discrete)변수란 어떤 구간 내에서 취할 수 있는 값이 한정된 변수이며, 정수($\mathbb{Z}$)로 측정되므로 값과 값 사이가 서로 분리되어 있어 그 사이의 값이 아무런 의미

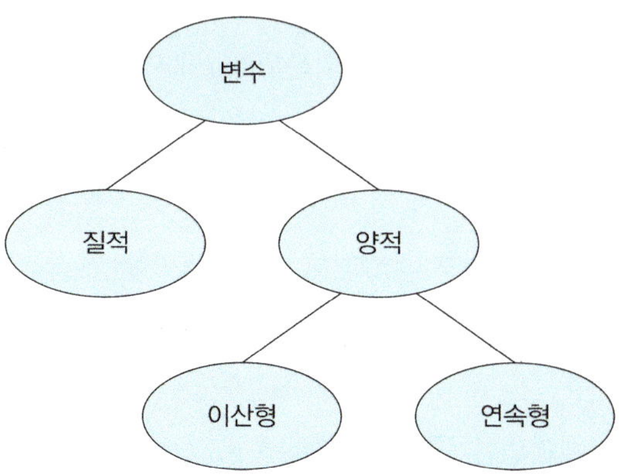

를 가지지 않는다.

[예] 가구당 자녀 수, 입원 환자 수, 학생 수

【참고】 양적변수와 질적변수의 구분이 칼로 자르듯이 명확하지 않은 경우가 있다. 예를 들어, 시험 성적을 점수 그대로 사용하면 양적변수이며, 상위권, 중위권, 하위권으로 구분하면 질적변수가 된다.

2.4. 측정과 척도

통계 분석의 대상을 구분하기 위하여 이름을 부여하거나 대상의 속성을 구체화하기 위하여 기호나 수를 부여하는 절차를 측정(measurement)이라 하며, 그 측정의 단위를 척도(scale)라고 한다. 척도에는 질적변수에 명목척도와 서열척도가 있고, 양적변수에 등간척도와 비율척도가 있다.

종류		적용 예
질적변수	명목척도	성별, 결혼유무, 종교, 인종, 직업유형, 장애유형, 지역, 계절, 색깔 등
	서열척도	사회계층, 선호도, 석차(등수), 소득수준, 수여 받은 학위, 자격등급, 장애등급, 서비스 효율성 평가 등
양적변수	등간척도	IQ점수, EQ점수, 온도, 시험점수, 만족도, 물가지수, 경제성장률, 사회지표 등
	비율척도	연령, 무게, 신장, 수입, 출생률, 사망률, 이혼율, 가족 수, 졸업생 수, 서비스 대기인 수, 서비스 수혜기간 등

㉠ 명목척도(nominal scale)

- 측정대상을 구분하기 위하여 명칭을 부여하는 척도이다.
- 하나의 측정대상에 하나의 명칭을 부여하여 각 측정대상을 구분한다.
- 사용할 수 있는 통계기법은 최빈값, 백분위(%) 등이 있다.

㉡ 서열척도(ordinal scale)

- 측정대상의 특징 및 속성에 따라 측정대상을 일정한 범주로 분류하여 이들에 대해 상대적인 순서, 서열상의 관계를 부여하는 척도이다.
- 명목척도처럼 측정대상을 분류하고 명칭을 부여할 뿐만 아니라 순서 또는 서열까지 부여한다.
- 사용할 수 있는 통계기법은 최빈값, 백분위(%), 중앙값, 사분위수 등이 있다.

ⓒ **등간척도(interval scale)**

- 측정대상을 특징 및 속성에 따라 서열화하는 것은 물론 서열 간의 간격이 일정하도록 연속선상에 수치를 부여하는 척도이다.
- 낮은 부분에서 높은 부분으로 서열을 정할 수 있을 뿐만 아니라 부분과 부분 간의 간격(거리)의 차이를 측정할 수 있다.
- '0'이란 '아무것도 없다'라는 의미의 절대적인 '0(절대영점)'이 아니라 '0만큼 있는'을 의미하는 임의적인 '0'이다.
- 가감(+, −)과 같은 수학적 조작이 가능하다.
- 사용할 수 있는 통계기법은 최빈값, 백분위(%), 중앙값, 사분위수, 산술평균, 표준편차 등이 있다.

ⓓ **비율척도(ration scale)**

- 측정대상의 특징 및 속성에 절대적인 '0(절대영점)'과 단위(임의로 협약한 단위, 1cm, 1foot 등)를 가지고 수치를 부여하는 척도이다.
- 명목척도처럼 측정대상을 분류하고 명칭을 부여하며, 서열척도처럼 서열을 정하고, 등간척도처럼 가감(+, −)과 같은 수학적 조작을 할 수 있을 뿐만 아니라, 승제(×, ÷)와 같은 수학적 조작이 가능하다. 즉, 모든 수학적 조작이 가능하다.
- 사용할 수 있는 통계기법은 최빈값, 백분위(%), 중앙값, 사분위수, 산술·기하·조화평균, 표준편차, 변동계수 등이 있다.

연구자가 척도를 정확히 구분하여 변수를 측정해야 하는 이유는 각 척도마다 담고 있는 정보량이 다르기 때문이다. 그 결과, 분석해야 하는 통계기법도 다르다.

2.5. 가설

가설이란 둘 이상의 변수 또는 현상 간의 관계를 설명하는 검증되지 않은 명제이며, 연구 문제에 관해 검증할 수 있도록 기술된 잠정적인 응답이다. 이때, 가설은 독립변수와 종속변수와의 관계 형태로 기술된다.

연구자가 세운 가설은 귀무가설(또는 영가설)과 대립가설(또는 연구가설)로 구분한다.

㉠ 귀무가설 H_0(null hypothesis)이란 연구자의 새로운 주장이 타당한 것으로 볼 수 없

을 때 돌아가는 가설로, 대립가설과 논리적으로 반대의 입장을 취하며 처음부터 버릴 것을 예상하는 가설이다.

ⓛ 대립가설 H_1(alternative hypothesis)이란 연구자가 새롭게 주장하고자 하는 가설로, 연구문제에 대한 잠정적 대답이다.

예	50대와 60대에 따라 당뇨인식률에 차이가 있는지 검정한다.
	H_0: 50대와 60대에 따라 당뇨인식률에 차이가 없다.
	H_1: 50대와 60대에 따라 당뇨인식률에 차이가 있다.

연구자의 입장에서 귀무가설을 채택하게 되면 현재 믿어지는 가설이 옳은 것이 되므로 연구자는 귀무가설을 기각하기를 원한다.

3 자료수집방법

3.1. 자료의 종류

자료는 일반적으로 1차 자료와 2차 자료로 구분한다.

㉠ 1차 자료란 연구자가 현재 수행 중인 조사연구의 목적을 달성하기 위해 직접 수집하는 자료이다.

ⓛ 2차 자료란 개인, 집단, 조직, 기관 등에 의해 이미 만들어진 자료이다.

1차 자료의 수집에는 비용, 인력, 시간이 많이 소요되므로 연구를 시작하면 우선 필요한 2차 자료를 수집한다. 그리고 2차 자료가 부족하면, 연구와 직접 관련된 1차 자료를 이후에 수집한다.

3.2. 자료조사

자료조사는 크게 문헌조사, 예비조사 그리고 사전조사 등으로 구분한다.

㉠ 문헌조사란 연구 분야와 연관된 각종 참고문헌들을 조사하는 방법이다.

㉡ 예비조사란 조사하고자 하는 연구문제에 대한 지식이 없는 경우에 실시하는 조사이다.

㉢ 사전조사란 예비조사 등을 통해 질문지나 조사표의 초안이 작성된 후에 질문지를 시험해 봄으로써 질문의 내용, 언어의 구성, 응답형식, 응답배열 등에 문제가 없는지를 확인하고 수정하기 위해 실시하는 조사이다.

3.3. 자료수집방법

자료수집방법에는 관찰법, 면접조사법, 전화조사법, 우편조사법, 집단조사법, 온라인조사법, 내용분석법 등이 있다.

㉠ 관찰법은 피관찰자의 행동이나 태도를 관찰함으로써 자료를 수집하는 방법으로, 참여관찰, 비참여관찰, 준참여관찰 등으로 구분한다.

㉡ 면접조사법은 조사자(면접자)가 연구문제에 대한 적절한 해답을 구하기 위해 마련한 질문문항들을 응답자와 직접 대면한 상태에서 질문함으로써 자료를 수집하는 방법으로, 표준화면접, 비표준화면접, 반표준화면접과 패널면접, 집중면접, 심층면접, 비지시면접, 초점집단면접, 델파이조사 등으로 구분한다.

㉢ 전화조사법은 추출된 조사대상자에게 전화를 걸어 질문문항들을 읽어준 후 응답자가 전화상으로 답변한 것을 조사자가 기록함으로써 자료를 수집하는 방법이다.

㉣ 우편조사법은 질문지를 추출된 조사대상자에게 우송하여 응답자로 하여금 스스로 응답하게 한 다음, 응답자가 질문지를 다시 조사자에게 우송하여 자료를 수집하는 방법이다.

㉤ 집단조사법은 추출된 조사대상자들을 한자리에 모아놓은 후 질문지를 일제히 배부하고, 응답자 자신에게 직접 기입하도록 하여 회수하는 방법이다.

㉥ 온라인조사법은 통신망상에서 이루어지는 여러 형태의 조사방법으로, 회원조사와 방문자조사, 전자우편조사, 전자설문조사 등으로 구분한다.

㉦ 내용분석법은 서적, 신문, 문서 등의 여러 가지 문서화된 매체를 중심으로 연구대상에 필요한 자료를 수집하는 방법이다.

4 표집방법

4.1. 표집

표집(sampling)이란 모집단에서 표본을 추출하는 것으로, 표본추출이라고도 한다. 이후 표본으로부터 획득한 표본의 특성인 통계값을 사용하여 모집단의 특성을 추정한다. 연구자는 표집을 위해 표본조사를 설계해야 하며, 표본조사설계는 '모집단 확정 → 표집틀 선정 → 표집방법 결정 → 표집크기 결정 → 표집'의 과정에 따른다.

4.2. 표집방법

표집방법은 크게 확률표집과 비확률표집으로 구분한다. 이때, 확률표집이란 무작위적인 방법을 통해 표본을 추출하는 방법이며, 단순무작위표집, 계통적 표집, 층화표집, 집락표집 등이 있다.

㉠ 단순무작위표집이란 모집단을 구성하는 각 요인 또는 구성원에 대해 동등한 선택의 기회를 부여하여 표본을 추출하는 방법이며, 가장 기본적인 확률표본표집방법이다.

㉡ 계통적 표집이란 모집단 목록에서 구성요소에 대해 일정한 순서에 따라 매 k번째 표본을 추출하는 방법이며, 100명의 학생 중 10명을 뽑는다고 할 때 최초의 표본이 3번째 학생으로 무작위 선정되었다면 이후 13, 23, …, 93번째 학생을 뽑는다.

㉢ 층화표집이란 모집단을 동질적인 몇 개의 층(strata)으로 나누고 각 층으로부터 단순무작위로 표본을 추출하는 방법이며, 집단 내 동질적, 집단 간 이질적인 특성을 보인다.

㉣ 집락표집이란 모집단을 이질적인 구성요소를 포함하는 몇 개의 집락(cluster)으로 나누고 각 집락을 표집단위로 하여 단순무작위로 집락을 표본으로 추출한 다음 표본으로 추출된 집락에 대해 그 구성요소를 전수조사하는 방법이며, 집락 내 이질적, 집락 간 동질적인 특성을 보인다.

또 다른 표집방법인 비확률표집이란 모집단을 구성하는 각 요인 또는 구성원을 무작위적인 방법으로 추출할 수 없을 때 표본을 추출하는 방법이며, 유의표집, 편의표집, 눈덩이 표집 등이 있다.

㉠ 유의표집이란 연구자, 전문가의 판단으로 조사의 목적과 의도에 맞는 대상을 표본으로 추출하는 방법이다. 목적표집 또는 판단표집이라고도 하며, 탐색적 조사에서 주로 활용된다.

㉡ 편의표집이란 모집단에 대한 정보가 전혀 없거나, 모집단의 구성요소들 간에 차이가 없다고 판단될 때, 조사자 임의대로 확보하기 쉽고 편리한 표집단위를 표본으로 추출하는 방법이며, 탐색적 조사나 설문지의 사전조사에서 주로 활용된다.

㉢ 눈덩이표집이란 눈덩이를 굴리는 것과 같이 처음에는 연구에 필요한 특성을 갖춘 소수의 표본을 찾고, 그 표본을 통해서 다른 사람을 소개받아 점차로 표본의 수를 늘려가는 방법이며, 일반화의 가능성이 낮고 계량화가 곤란하므로 질적 연구에 주로 활용된다.

4.3. 표본의 크기

표본의 크기가 커질수록 모수와 통계값의 유사성이 커져 대표성이 높아지지만, 비용과 시간이 많이 들기 때문에 비용을 적게 들이고도 표준통계량으로 모수를 정확하게 알아내기 위해 표본의 크기를 정해야 한다.

표본의 크기를 결정하는 방법은 연구자가 검정하고자 하는 목적에 따라 다르다. 예를 들어, 모평균 μ의 90%, 95%, 99% 신뢰구간에 따른 표본의 크기 n은

- 90% 신뢰구간: $\left(\frac{1.645\,\sigma}{e}\right)^2 \le n$ 또는 $\left(\frac{1.645\,S}{e}\right)^2 \le n$
- 95% 신뢰구간: $\left(\frac{1.96\,\sigma}{e}\right)^2 \le n$ 또는 $\left(\frac{1.96\,S}{e}\right)^2 \le n$
- 99% 신뢰구간: $\left(\frac{2.58\,\sigma}{e}\right)^2 \le n$ 또는 $\left(\frac{2.58\,S}{e}\right)^2 \le n$

(e: 최대허용오차, σ: 모표준편차, S: 표본표준편차)

이다. 또한 표본크기의 결정에 영향을 미치는 외적 요인에는 모집단의 변이성, 가용한 자원, 조사자의 능력, 카테고리의 다양성 등이 있으며 내적 요인에는 신뢰도, 정밀도 등이 있다.

연습문제

1. 현대 사회에서 통계(학)가 필요한 이유를 간단히 설명하시오.

2. 통계학의 기본 개념 중에서 모집단과 모수 그리고 표본과 통계량에 대해 설명하시오. 더불어 다음 글에서 모집단과 모수, 표본과 통계량을 구분하시오.

Q리서치 기관에서 대통령 선거에 대한 투표 참여율을 예측하기 위해 전국의 유권자 모두를 조사하기에는 시간과 비용이 상당히 많이 든다. 그렇기 때문에 조사의 범위를 좁혀 대도시의 유권자를 대상으로 조사하고, 그 결과로부터 전국의 유권자의 의견을 예측하는 방법을 선택할 수 있다.

3. 명목척도, 서열척도, 등간척도, 비율척도의 의미와 예를 2가지씩 들어 설명하시오.

4. 확률표집의 의미를 제시하고 확률표집방법인 층화표집과 집락표집을 구체적으로 설명하시오.

모범답안

1. 연구자는 사회나 자연 현상에 존재하는 사실을 주장하고 증명하고자 한다. 이때, 개인의 의견이나 주관적 판단을 배제하고 객관적 근거를 바탕으로 증명하는 방법 등을 이용해야 한다. 그 결과 타인과의 의사소통이 원활해질 수 있다. 따라서 객관적인 방법을 근거로 이론이나 의견을 지지하거나 거부하는 것이 보다 합리적이고 과학적이므로 수집된 자료를 분석, 처리하는 통계(학)가 필요하다.

2. 모집단이란 통계적인 관찰의 대상이 되는 집단 전체이며, 모집단이 지니고 있는 속성을 모수라 한다. 표본이란 모집단을 대표하는 추출된 대상의 군집이며, 모집단의 모수를 추정하기 위해 모집단에서 추출된 표본의 속성을 통계량이라 한다.

   위 글에서 '전국의 유권자 집합'이 모집단이고, '전국의 유권자의 대통령 선거에 대한 투표 참여율'이 모수이다. 그리고 '대도시의 유권자 집합'이 표본이고, '대도시의 유권자의 대통령 선거에 대한 투표 참여율'이 통계량이다.

3. 명목척도는 측정대상이 몇 개의 상호 배타적인 범주로 구분된 것에 수치를 부여한 것으로 성별(남, 여)과 종교(천주교, 불교, 기독교, 기타)가 예이다. 서열척도는 측정대상을 그 속성에 따라 서열이나 순위를 매길 수 있도록 수치를 부여한 것으로, 선호도(만족, 보통, 불만족)나 수준(상, 중, 하)이 예이다. 등간척도는 측정대상의 속성에 따라 서열화하고 서열 간의 간격이 동일하도록 수치를 부여한 것으로, 온도($-10° < 0° < 10°$)나 지능지수(IQ)가 예이다. 비율척도는 측정대상의 속성에 등간척도가 지니는 성격과 함께 절대영점(absolute zero point)을 가진 수치를 부여한 것으로, 키(160cm), 투표율(24.4%)이 예이다.

4. 확률표집이란 확률적으로 무작위(random) 방법을 통해 표본을 추출하는 방법이다. 이때, 층화표집이란 모집단을 동질적인 몇 개의 층(strata)으로 나누고 각 층으로부터 단순무작위표집을 하는 추출법이고, 집락표집이란 모집단을 이질적인 구성요소를 포함하는 여러 개의 집락으로 구분한 후 집락을 표집단위로 하여 무작위로 몇 개의 집락을 표본으로 추출한 다음 표본으로 추출된 집락에 대해 그 구성요소를 전수조사하는 추출법이다. 예를 들어, K대학교 학생들의 환경보호에 대한 여론을 조사하기 위해 그 대학 내 학생 정원 가운데 각 학년별 학생 수를 고려하여 학년별 표본크기를 정하고 표집을 행하였다면 이는 층화표집을 이용한 것이다. 그리고 대학생의 라이프스타일을 조사하기 위해 전국에서 몇 개의 대학을 선정하고 이들로부터 다시 몇 개의 학과와 학년을 선정하여 해당되는 학생들을 모두 조사했다면 이는 집락표집을 이용한 것이다.

CHAPTER

2

가설검정

1. 가설검정의 정의
2. 귀무가설과 대립가설
3. 가설검정의 절차
4. 제1종 오류, 제2종 오류, 유의수준, 검정력

1 가설검정의 정의

사회현상 및 자연현상 등에 대하여 연구자는 "어떤 현상은 이럴 것이다"라는 잠정적 진술을 하거나 그 잠정적 진술에 대한 옳고 그름을 판단하는 의사결정을 내려야 한다. 예를 들어, 김 연구자는 병원에서 노인의 수면장애 치료를 돕는 A성분의 최소 기준 용량을 지키며 처방하는지 관심이 있다. 김 연구자의 관심은 두 가지

㉠ 처방하는 평균 용량이 최소 허용량을 넘지 않는다.

㉡ 처방하는 평균 용량이 최소 허용량을 넘는다.

이다. 이와 같은 의사결정의 문제를 통계적으로 판정하는 것을 통계적 가설검정(statistical test of hypothesis)이라 한다.

2 귀무가설과 대립가설

먼저 연구자는 가설검정을 위해 귀무가설과 대립가설을 세운다.

	귀무가설(H_0, 영가설)	대립가설(H_1, 연구가설)
정의	㉠ 새로운 주장이 타당한 것으로 볼 수 없을 때 저절로 원상이나 현재 믿어지는 가설로 돌아가게 된다고 주장하는 가설 ㉡ 조사자가 지지하고 싶지 않은 가설 ㉢ 조사자가 거짓이라는 것을 보임	㉠ 귀무가설이 부정되었을 때 진리로 남는 잠정적 진술 ㉡ 새롭게 주장하고자 하는 가설 ㉢ 조사자가 지지하고 싶어 하는 가설 ㉣ 조사자가 참이라는 것을 보임
표현	• = • ~ 같다 • ~ 차이가 없다 • 모두 같다 • 유의하지 않다 • 독립이다 • 연관성이 없다	• ≠ , > , < • ~ 같지 않다 • ~ 차이가 있다 • 모두 같은 것은 아니다 • 유의하다 • 독립이 아니다 • 연관성이 있다

[예 1] 성별(남자 1, 여자 2)에 따라 결혼만족도에 차이가 있는지를 검정하고자 한다.

㉠ H_0: $\mu_1 = \mu_2$ (성별에 따라 결혼만족도에 차이가 없다.)

㉡ H_1: $\mu_1 \neq \mu_2$ (성별에 따라 결혼만족도에 차이가 있다.)

[예 2] 토론식 수업 전과 후의 국어점수의 평균에 차이가 있는지를 검정하고자 한다.

㉠ H_0: $\mu_{전} - \mu_{후} = 0$ (토론식 수업 전과 후의 국어점수의 평균에 차이가 없다.)

㉡ H_1: $\mu_{전} - \mu_{후} \neq 0$ (토론식 수업 전과 후의 국어점수의 평균에 차이가 있다.)

[예 3] 청소년의 나트륨 섭취량이 3300mg을 넘는지 검정하고자 한다.

㉠ H_0: $\mu = 3300$ (나트륨 섭취량이 3300mg을 넘지 않는다.)

㉡ H_1: $\mu > 3300$ (나트륨 섭취량이 3300mg을 넘는다.)

이때, 연구자는 항상 귀무가설이 참이라고 가정하고 연구를 진행하며, 표본을 이용하여 얻은 정보들이 귀무가설보다 대립가설에 더 유리한 증거인지를 확인한다.

3 가설검정의 절차

가설검정의 절차는 연구자들마다 차이가 있을 수 있으나, 보통은 다섯 단계를 거친다.

–유의수준 α인 가설검정 절차–

〈1단계〉 가설 설정하기

귀무가설 H_0와 대립가설 H_1을 설정한다.

〈2단계〉 검정통계량과 분포 정하기

확률표본으로부터 적절한 검정통계량을 정의하고, 검정통계량의 분포를 결정한다.

〈3단계〉 기각역 구하기

유의수준 α에 대한 검정통계량의 기각역을 구한다.

〈4단계〉 검정통계량의 관측값 구하기

표본으로부터 검정통계량의 관측값을 구한다.

〈5단계〉 결론 내리기

검정통계량의 관측값이 기각역에 있으면 귀무가설 H_0을 기각한다.

예를 들어, A지역의 초등학교 5학년 학생들의 신장이 평균 141.0cm인 것으로 알려져 있는데, 줄넘기 운동이 초등학교 5학년 학생들의 신장 발육에 도움이 된다는 이야기를 듣고 A지역에서는 초등학교 5학년 학생들에게 줄넘기 운동을 적극 권장하여 실시하여 왔다. 줄넘기 운동을 꾸준히 실시한 초등학교 5학년 학생들 중에서 임의로 81명을 추출하여 신장을 조사한 결과가 평균 142.2cm, 표준편차 6.0cm이었다. 줄넘기 운동이 초등학교 5학년 학생들의 신장 발육에 도움이 된다고 할 수 있는지를 유의수준 $\alpha = 0.05$로 검정할 때, 다음 단계를 따를 수 있다. (단, A지역 초등학교 5학년 학생들의 생활 환경과 영양 섭취 등은 현재까지 모두 같고 학생들의 신장은 정규분포를 따른다고 가정한다.)

〈1단계〉 가설 설정하기

귀무가설 H_0: $\mu = 141.0$

대립가설 H_1: $\mu > 141.0$

〈2단계〉 검정통계량과 분포 정하기

표본의 크기가 $n = 81$로 30보다 충분히 크므로

검정통계량은 $Z = \dfrac{\overline{X} - \mu}{S/\sqrt{n}}$이고, Z는 표준정규분포 $N(0,\ 1)$에 근사한다.

〈3단계〉 기각역 구하기

유의수준 $\alpha = 0.05$와 단측검정에 따라 임계값이 $z_{0.05} = 1.645$이므로

기각역은 $Z \geq z_{0.05} = 1.645$이다.

〈4단계〉 검정통계량의 관측값 구하기

$$Z = \frac{\overline{X} - \mu}{S/\sqrt{n}} = \frac{142.2 - 141.0}{6/\sqrt{81}} = 1.8 \text{이다.}$$

〈5단계〉 결론 내리기

검정통계량의 관측값 $Z = 1.8 \geq z_{0.05} = 1.645$로 기각역에 속하므로 유의수준 $\alpha = 0.05$에서 귀무가설 H_0을 기각한다. 즉, 줄넘기 운동은 A지역 초등학교 학생들의 신장 발육에 도움이 된다고 할 수 있다.

위의 가설검정 절차를 잘 활용하려면 검정통계량의 관측값, 유의수준, 기각역, 채택역, 임계값이 무엇인지 알아야 한다.

㉠ 검정통계량의 관측값이란 표본으로부터 계산된 값이다.

㉡ 유의수준이란 귀무가설이 옳은데도 불구하고 틀린 것으로 오판하여 귀무가설을 기각하는 확률의 허용 수준이다.

㉢ 채택역이란 귀무가설을 채택하는 영역이다.

㉣ 기각역이란 귀무가설을 기각하고 대립가설을 채택하는 영역이다.

㉤ 임계값이란 채택역과 기각역을 나누는 기준이 되는 값이다.

그리고 가설검정에서 대립가설이 $\neq$ 임을 보일 때 양측검정을 그리고 $>$ 또는 $<$를 보일 때 단측검정을 시행한다.

㉠ 양측 가설검정(two-tailed test of hypothesis)

- 귀무가설을 '…이 같다', 대립가설을 '…같지 않다'고 설정하여 검정하는 방법이다.
- 기각역은 양쪽으로 존재한다.
- 표준정규분포; 유의수준 α이 양쪽으로 분할되어 $\frac{\alpha}{2}$에 해당하는 Z값이 임계값이 된다.

검정방법 \ α	.10	.05	.01
양측 검정	± 1.645	± 1.96	± 2.58

[예] 어느 보건소 직원들의 외근 업무시간의 평균(μ)이 전국의 외근 업무시간인 14시간과 다른지 알고 싶다.

$$H_0 : \mu = 14 \qquad H_1 : \mu \neq 14$$

귀무가설을 기각한다는 것(대립가설이 참이라는 것)은 이 보건소 직원들의 평균 외근 업무시간이 14시간이 아니라는 것이다. 이는 평균의 값이 14시간보다 크다($\mu > 14$) 또는 작다($\mu < 14$)를 의미한다.

㉡ 단측 가설검정(one-tailed test of hypothesis)

- 귀무가설을 '…이 같다', 대립가설을 '…보다 크다(작다)'고 설정하여 검정하는 방법이다.
- 기각역이 한쪽에 존재한다.
- 표준정규분포; 유의수준 α이 한쪽으로만 고려되므로 α에 해당되는 Z값이 임계값이 된다.

검정방법 \ α	.10	.05	.01
단측 검정	$+1.28$ 또는 -1.28	$+1.645$ 또는 -1.645	$+2.33$ 또는 -2.33

- 단측 검정에서 귀무가설에 등호가 꼭 포함된다.

  [예] 현재 A서점에서 판매되는 서적 중 3%가 불량품이다. 서적 관리 시스템을 교정함으로써 불량률(p)을 낮출 수 있는지 알고 싶다.

  $$H_0 : p = 0.03 \qquad H_1 : p < 0.03$$

  귀무가설을 기각한다는 것(대립가설이 참이라는 것)은 서적 관리 시스템의 교정을 통해 불량률을 낮출 수 있다는 것이다. 이는 비율의 값이 0.03보다 작다($p < 0.03$)를 의미한다.

유의수준에 따른 양측 검정과 단측 검정의 임계값을 비교할 때 단측 검정에 의한 임계값의 절댓값이 양측 검정에 의한 임계값의 절댓값보다 작다. 이는 양측 검정보다 단측 검정을 취할 때 귀무가설을 쉽게 기각할 수 있음을 의미한다. 예를 들어, 표준정규분포에 따른 검정통계량의 관측값이 $Z = 1.80$일 때, 유의수준을 0.05로 하면 양측 검정에서 임계값이 ± 1.96으로 귀무가설이 기각되지 않으나 단측 검정에서는 1.645로 귀무가설이 기각된다. 그리고 단측 검정이 귀무가설을 쉽게 기각하므로 '검정력($1-\beta$)이 강하다'라고 할 수 있다.

4 제1종 오류, 제2종 오류, 유의수준, 검정력

가설검정에서 귀무가설(H_0)과 대립가설(H_1)의 진리와 의사결정에 따라 다음의 4가지 경우를 고려할 수 있다.

		진리(true)	
		H_0	H_1
의사결정 (decision making)	H_0	옳은 판단	제2종 오류 β
	H_1	제1종 오류 α (유의수준)	옳은 판단 (검정력)

이때, 귀무가설이 참인데 이를 채택하는 경우와 대립가설이 참인데 이를 채택하는 경우는 옳은 판단이다. 그러나 귀무가설이 참인데 이를 기각하거나 대립가설이 참인데 귀무가

설을 채택하는 경우는 오류이며, 이를 각각 제1종 오류, 제2종 오류라고 부른다. 두 가지 오류 중에 제1종 오류가 제2종 오류보다 심각한 오판이라고 한다.

4.1. 제1종 오류, 제2종 오류

제1종 오류(type 1 error)는 귀무가설이 참인데 이를 기각하는, 즉 대립가설을 채택하는 판단의 오류이다. 제1종 오류를 α로 표기하며, 유의수준(significant level)이라 한다. 이때, 제1종 오류를 극소화하는 연구가 바람직한 연구이다.

제2종 오류(type 2 error)는 대립가설이 참인데 귀무가설을 기각하지 않고 채택하는, 즉 귀무가설이 참이 아닌데 귀무가설을 채택하는 판단의 오류이며, β로 표기한다.

4.2. 유의수준

유의수준(significant level)은 귀무가설이 참인데 귀무가설이 참이 아니라고 오판할 최대 허용 한계로, 심각한 오판을 내릴 확률이라고 하며 α로 표기한다. 일반적으로 사회과학에서 유의수준 α는 0.05 또는 0.01로 설정하고 있다.

유의수준의 설정은 연구가 시작되기 전 연구자가 결정해야 하는데, 그 이유는 의사결정의 기준이 되기 때문이다. 그리고 연구자가 이론적 배경이 강하면 유의수준을 낮출 수 있다. 주의할 점은 p-값을 그대로 유의수준으로 옮겨 적으면 안 된다는 것이다.

연구에서 '유의수준 0.05에서 귀무가설을 기각한다' 또는 '유의수준 0.05에서 새로운 교수법에 의한 보건통계 점수가 75점이 아니다'라는 결론이 나왔다면, 이 결론이 의미하는 바는 다음과 같다.

> : 새로운 교수법에 의한 보건통계의 평균점수가 75점이라고 가정하였을 때, 평균이 77.94점 이상이거나 72.06점 이하로 나타나는 경우는 전체의 0.05 이하의 확률(100번 중에 5번 이하)로 매우 희박하다. 그런데 임의로 뽑은 100개의 표본으로부터 77.94점 이상인 89점의 평균점수를 얻었다. 이 표본은 평균이 75점인 모집단을 갖는 것이 아니라 다른 모집단을 갖는 것 같다. 즉, 이 표본의 평균값은 귀무가설하에서 나타나기보다 대립가설하에서 나타날 수 있을 것으로 보인다. 그러므로 귀무가설을 기각한다.

따라서 '유의수준 α에서 귀무가설이 기각되었다'라는 결론은 '귀무가설하에서 표본의 평균이 나타날 확률이 유의수준 이하이므로 귀무가설을 기각하고 대립가설을 채택한다'는 의미이다.

이때, 유의수준을 다음과 같이 해석하면 안 된다.

㉠ 유의수준 α에서 내린 결론이 95%는 맞고 5%는 틀리다.

㉡ 똑같은 연구를 100번 실시하였을 때 새로운 교수법에 의한 보건통계 점수의 평균이 75점인 경우가 5번 나오고 75점이 아닌 경우가 95번 나온다.

만약, 귀무가설이 기각되지 않았다면, '유의수준 α에서 귀무가설이 기각되지 않았다'고 서술하는 것은 옳지 않다. 왜냐하면 유의수준은 제1종 오류로 귀무가설이 참인데도 불구하고 귀무가설을 기각하는 확률이며, 귀무가설이 참일 때 귀무가설을 기각하지 않은 것은 판단의 실수를 저지른 것이 아니기 때문이다.

4.3. 검정력

검정력은 대립가설이 참일 때 대립가설을 채택하는 확률 또는 귀무가설이 참이 아닐 때 귀무가설을 기각하는 확률이며, 제2종 오류 β에 대해 $1-\beta$로 표기한다. 검정력은 다음과 같은 특징이 있다.

㉠ 표본의 크기가 클수록 검정력이 증가한다.

㉡ 두 모집단의 비교에서, 두 집단 간의 차이가 클수록 검정력이 증가한다.

㉢ 표준편차가 커지면 검정력은 감소한다.

㉣ 유의수준이 클수록, 즉 신뢰도가 나빠질수록 검정력은 증가한다.

연구자는 검정력을 높여, 자신의 검정결과를 어느 정도 신뢰할 수 있는지 확인할 수 있어야 하며, 동시에 제1종 오류를 극소화하는 연구를 진행해야 한다.

4.4. p-값

p-값(p-value, probability value)은 귀무가설이 맞다는 전제하에, 표본에서 실제로 관측된 통계값보다 더 극단적인 통계값이 관측될 확률이며, 다음은 모두 p-값에 대한 설명이다.

㉠ 유의확률(significance probability)이라고 한다.
㉡ 귀무가설을 기각할 수 있는 최소의 위험수준이다.
㉢ 귀무가설을 기각했을 때, 제1종 오류를 범할 실제 위험도이다.
㉣ 귀무가설에 대한 반증의 강도이다.
㉤ 관측된 표본이 귀무가설과 양립하는 정도를 0에서 1 사이의 수치로 표현한 것이다.
㉥ 귀무가설이 거짓이고 기각되어야 한다는 강한 증거를 나타낸다.

작은 p-값은 관측된 검정통계량의 관측값이 가정한 귀무가설에 주어진 값으로부터 멀리 떨어져 있다는 것을 의미하고, 큰 p-값은 검정통계량의 관측값이 가정한 귀무가설에 주어진 값과 가까이 있고, 귀무가설을 기각할 수 있는 영역에 속하지 않음을 의미한다. 일반적으로 p-값이 특정 값, 대개 0.05나 0.01 등보다 작을 경우에 귀무가설을 기각하는 것이 관례이다.

예를 들어, p-값이 0.0212라 할 때 다음과 같이 해석된다.

㉠ 유의수준 $\alpha = 0.05$에서 p-값이 0.05보다 작기 때문에 귀무가설을 기각한다.
㉡ 유의수준 $\alpha = 0.01$에서 p-값이 0.01보다 크기 때문에 귀무가설을 기각할 수 없다.
㉢ 유의수준 0.05에서는 유의하지만 유의수준 0.01에서는 유의하지 않다는 것을 의미한다.

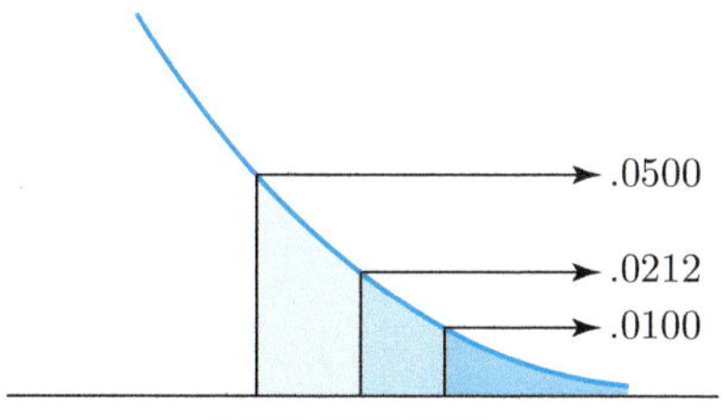

따라서 연구자는 유의수준 α를 조정하여 자신의 주장을 유지해야 한다. 연구자는 기각역에 의한 방법으로 가설을 검정할 수 있지만, p-값에 의한 방법으로 가설을 검정할 수 있다.

[예] 정부기관의 지표에 따르면, A지역 사람들은 일일 평균 나트륨 섭취량이 3300mg을 넘어서는 안 된다고 한다. A지역 사람들의 나트륨 섭취량이 3300mg을 넘는지 알아보기 위해, A지역에 사는 주민 100명을 임의로 표본추출하여 하루 나트륨 섭취량을 조사한 결과, 평균 3400mg, 표준편차 1100mg이었다. 유의수준 $\alpha = 0.05$에서 가설검정하시오. (단, $\mathrm{P}(Z \le 0.91 = 0.8186)$)

[풀이1] 기각역에 의한 방법

㉠ $\mathrm{H}_0 : \mu = 3300 \quad \mathrm{H}_1 : \mu > 3300$

㉡ 검정통계량의 관측값은 $Z = \dfrac{3400 - 3300}{1100/\sqrt{100}} = 0.91$이다.

㉢ 유의수준 $\alpha = 0.05$와 단측검정에 따라 임계값이 $z_{0.05} = 1.645$이므로 기각역은 $Z \ge z_{0.05} = 1.645$이다.

㉣ 검정통계량의 관측값 $Z = 0.91$이 임계값보다 작기 때문에 귀무가설을 기각할 수 없다. 따라서 일일 평균나트륨 섭취량이 3300mg을 넘는다고 할 수 없다.

[풀이2] p-값에 의한 방법

㉠ 검정통계량의 관측값 $Z = 0.91$보다 클 확률인 p-값을 계산하면

$$p\text{-값} = \mathrm{P}(Z > 0.91) = 1 - \mathrm{P}(Z \le 0.91) = 1 - 0.8186 = 0.1814$$

이다.

㉡ p-값이 유의수준 $\alpha = 0.05$보다 크기 때문에 귀무가설을 기각할 수 없다. 따라서 일일 평균나트륨 섭취량이 3300mg을 넘는다고 할 수 없다.

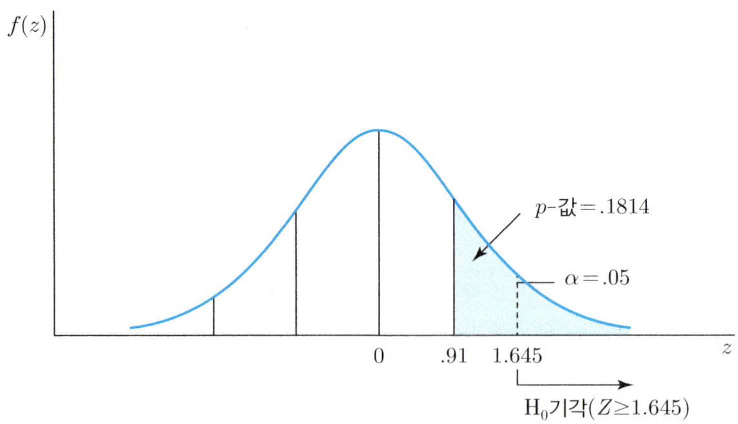

연습문제

1. 다음은 모두 가설검정과 관련한 설명이다. 틀린 설명을 고르고, 그 이유를 제시하시오.

(가) 귀무가설이 참임에도 불구하고 귀무가설을 기각했을 때 제1종 오류가 일어났다고 한다.

(나) 유의확률이 유의수준보다 작으면 귀무가설을 기각한다.

(다) 검정력이란 대립가설이 참일 때 귀무가설을 기각할 확률이다.

(라) 검정통계량의 관측값이 기각역에 속하면 대립가설을 기각한다.

(마) 유의수준이 정해지면 단측검정과 양측검정에서 같은 임계값이 사용된다.

(바) 유의수준 α에서 단측 가설검정을 시행할 때, 귀무가설을 기각할 수 있는 유의확률 p-값의 조건은 '$\alpha > p$-값'이다.

(사) '남녀 간 월급여의 차이가 있다'라는 주장을 검정하기 위하여 조사를 실시하려 할 때, 남자집단의 월평균급여를 μ_1, 여자집단의 월평균급여를 μ_2라고 한다면 귀무가설은 '$\mu_1 > \mu_2$'이다.

(아) A건강보험 가입자 25명에 대한 보험가입액을 조사한 자료로부터 보험가입액의 모평균이 1억원이라고 볼 수 있는가를 검정할 때, p-값=0.239였다면 유의수준 0.05에서 검정한 결과는 '모평균이 1억원이라는 가설을 기각한다'이다.

2. 유의수준 α인 가설검정 절차를 다섯 단계로 구분할 수 있다. 다음 각 단계의 빈칸에 들어갈 단어를 채우고, 각 단계를 간단히 설명하시오.

1단계 [　　　] 설정하기
2단계 [　　　　　　]과 분포 정하기
3단계 [　　　　] 구하기
4단계 검정통계량의 관측값 구하기
5단계 결론 내리기

3. 과거 조사에 의하면 어느 지역의 초등학교 5학년 학생들의 신장은 평균 141.0cm였다. 줄넘기 운동이 또래 아이들의 신장 발육에 도움이 되는지를 알아보고자 체육 활동에서 이 운동을 적극 권장하여 실시하여 왔다. 이 운동을 꾸준하게 실시한 또래 아이들 중 임의로 추출한 81명의 신장을 조사한 결과 평균 142.2cm, 표준편차 6.0cm였다. 줄넘기 운동이 아이들의 신장 발육에 도움이 된다고 할 수 있는지를 유의수준 $\alpha = 0.05$로 다음 단계와 같이 검정할 때, (가), (나), (다)에 알맞은 문장을 완성하시오. (단, 이 지역 아이들의 과거와 현재의 생활 환경과 영양 섭취 등은 같고 아이들의 신장은 정규분포를 따른다고 가정한다.)

〈1단계〉 가설검정

: 귀무가설 H_0에 대한 대립가설 H_1 : [(가)]

〈2단계〉 검정통계량과 분포

: 표본의 크기가 $n=81$로 충분히 크므로 귀무가설 H_0가 참이라는 가정하에서

검정통계량 $Z=\dfrac{\overline{X}-\mu}{S/\sqrt{n}}$는 표준정규분포 $N(0, 1)$에 근사한다.

(단, $\overline{X}$는 표본평균, μ는 모평균, S는 표본표준편차이다.)

〈3단계〉 유의수준 $\alpha = 0.05$에 대한 기각역은 [(나)]

〈4단계〉 검정통계량의 관측값을 구한다.

〈5단계〉 결론

: 검정통계량의 관측값을 기각역과 비교한 결과 줄넘기 운동이 신장 발육에

[(다)]

※ 참고 : $Z \sim N(0, 1)$일 때, $P(|Z| \le 1.645) = 0.90$, $P(|Z| \le 1.96) = 0.95$이다.

모범답안

1. 틀린 설명은 (다), (마), (사), (아)이며, 각각의 틀린 이유는 다음과 같다.

(다) 검정통계량의 관측값이 기각역에 속하면 이 값이 임계값보다 큰 경우이므로 귀무가설을 기각하고 대립가설을 채택한다.

(마) 유의수준 α가 정해지면 단측검정에서는 Z_α를 사용하고, 양측검정에서는 $Z_{\alpha/2}$를 사용하므로 단측검정과 양측검정에서 사용하는 임계값이 다르다.

(사) 귀무가설은 '아무런 차이가 없다' 또는 '전혀 효과가 없다'와 같이 표현되므로 '남녀 간 월급여의 차이가 있다'를 검정하기 위한 귀무가설은 '$\mu_1 = \mu_2$(남녀 간 월급여의 차이가 없다.)'이다.

(아) 위 상황에 대한 귀무가설 H_0과 대립가설 H_1은 각각

$$H_0:\ \mu = 1\text{억원} \qquad H_1:\ \mu \neq 1\text{억원}$$

이고 '유의수준 α < 유의확률 p-값'이면 귀무가설 H_0을 기각하지 못한다. 그런데 유의수준이 0.05이고 유의확률이 0.239이므로 $0.05 < 0.239$로 유의확률이 유의수준보다 크다. 따라서 모평균이 1억원이라는 가설을 기각하지 못한다.

2. 빈칸에 들어갈 단어는 '가설, 검정통계량, 기각역'이다. 그리고 가설검정 다섯 단계를 간단히 설명하면, 1단계에서 귀무가설 H_0과 대립가설 H_1을 설정하고, 2단계에서 확률표본으로부터 적절한 검정통계량을 정의하고 검정통계량의 분포를 결정한다. 3단계에서 유의수준 α에 대한 검정통계량의 기각역을 구하고, 4단계에서 표본으로부터 검정통계량의 관측값을 구한다. 마지막 5단계에서 검정통계량의 관측값이 기각역에 있으면 귀무가설 H_0을 기각한다.

3. 위의 가설검정 단계에서 (가), (나), (다)는 다음과 같다.

(가) $H_1:\ \mu > 141.0$

(나) $1.645 \le Z$

(다) 줄넘기 운동은 신장 발육에 도움이 된다

추가로, 각 단계를 설명하면 다음과 같다.

〈1단계〉 가설 설정하기

$H_0:\ \mu = 141.0$

$H_1:\ \mu > 141.0$

〈2단계〉 검정통계량과 분포 정하기

검정통계량은 $Z = \dfrac{\overline{X} - \mu}{S/\sqrt{n}}$이고, 표준정규분포 $N(0,\ 1)$에 근사한다.

〈3단계〉 기각역 구하기

유의수준 $\alpha=0.05$와 단측검정에 따라 $z_{\alpha}=z_{0.05}=1.645$이므로

기각역은 $1.645 \leq Z$이다.

〈4단계〉 검정통계량의 관측값 구하기

$$Z=\frac{\overline{X}-\mu}{S/\sqrt{n}}=\frac{142.2-141.0}{6/\sqrt{81}}=1.8\geq 1.645$$ 이다.

〈5단계〉 결론 내리기

검정통계량의 관측값이 기각역에 속하므로 유의수준 $\alpha=0.05$하에서 귀무가설 H_0을 기각할 수 있다. 즉, 줄넘기 운동은 신장 발육에 도움이 된다고 할 수 있다.

CHAPTER

3

질문지 작성

1. 질문지 설계 및 작성
2. 측정도구의 구성 방법
3. 타당도와 신뢰도
4. SPSS를 이용하여 신뢰도 분석하기

Health Statistics

1 질문지 설계 및 작성

1.1. 질문지의 중요성

질문지란 질문에 대한 응답을 수집하는 조사 도구이며, 사실관계, 응답자의 지식수준, 응답자의 태도나 의견을 알아내기 위하여 그리고 응답자 스스로가 자신의 판단을 확인하기 위하여 사용할 수 있다.

조사연구에서 질문지 작성은 핵심이다. 그러나 조사연구에서 얻고자 하는 모든 정보를 획득할 수 있는 이상적이고 완벽한 질문지는 존재하지 않는다. 특히, 잘못 만들어진 질문지는 자료수집과정에서 표본오차보다도 훨씬 큰 비표본오차를 발생시키는 데 결정적 영향을 준다. 따라서 연구자는 질문지와 관련된 비표본오차를 줄이기 위해서 질문지 설계과정부터 세심하게 주의를 기울여야 한다. 그 결과 비용대비 오차감소의 효율성을 고려할 수 있게 된다.

1.2. 질문지 작성과정

〈1단계〉 연구목적과 질문지 적용범위 검토하기
연구목적에 비추어 질문지를 이용하여 얻고자 하는 것이 무엇인지를 결정하고, 질문지를 어디에 또 어떻게 적용할 것인가를 고려한다.

↓

〈2단계〉 연구목적에 따른 질문항목 선정하기
질문지를 작성하는 목적과 범위가 결정되면 연구목적을 달성하기 위해 질문항목을 선정하는 등 연구주제와 관련된 질문내용을 세부적으로 결정한다.

↓

〈3단계〉 질문항목별로 질문유형 및 방법 선정하기
질문항목이 선정되면 질문항목별로 질문유형 및 방법(간접질문, 직접질문, 개방형 질문, 폐쇄형 질문 등)을 선정한다.

↓

〈4단계〉 질문어구 구성 및 순서 결정하기
질문유형 및 방법이 선정되면 질문어구를 구성하고 질문지가 전체적으로 통일성을 가지도록 질문 문항들의 순서를 결정한다.

↓

〈5단계〉 사전검사 및 질문지 개선하기
본조사에 앞서 작성된 초안으로 본조사에서 실시하는 똑같은 방법과 절차에 따라 검사해 보고 오류를 찾아내어 개선한다.

↓

〈6단계〉 질문지 확정 및 인쇄하기
사전검사를 통하여 질문지의 오류를 개선한 후 질문지를 최종적으로 확정하고, 질문지가 응답자에게 호감을 주고 중요한 것이라는 인식이 들 수 있도록 표지, 용지, 글자 크기, 여백 등을 편집하여 인쇄한다.

1.3. 질문의 유형

질문지 작성에 사용되는 대표적인 질문의 유형에는 개방형 질문, 폐쇄형 질문, 찬반형 질문, 다항선택식 질문, 서열식 질문, 평정식 질문, 행렬식 질문 등이 있다.

① 개방형 질문: 응답자가 질문의 내용에 자유롭게 응답할 수 있는 질문이다.

> * 귀하가 지금 여행 가고 싶은 지역은 어디입니까? (   )
>
> * 귀하가 가장 좋아하는 과일은 무엇입니까? (   )

② 폐쇄형 질문: 사전에 응답 선택항목을 연구자가 제시하고 그중에서 응답자가 택일하게 하는 질문이다.

> * 귀하의 현재 거주 상태는?
>
> ㉮ 자가주택 ㉯ 전세 ㉰ 월세 ㉱ 무상

③ 찬반형 질문: 찬성, 반대 등과 같이 양자택일에 적합한 질문이다.

> * 귀하는 흡연을 해 본 경험이 있습니까?
>
> ㉮ 예 ㉯ 아니오

④ 다항선택식 질문: 여러 개(3개 이상)의 응답범주를 나열해 놓고 그중에서 몇 개를 선택하도록 하는 질문이다.

> * 귀하가 좋아하는 과일은 무엇입니까? 다음 보기에서 3개 고르시오.
>
> ㉮ 사과 ㉯ 바나나 ㉰ 오렌지 ㉱ 수박 ㉲ 멜론 ㉳ 복숭아 ㉴ 참외
> ㉵ 포도 ㉶ 감 ㉷ 배 ㉸ 딸기 ㉹ 키위 ㉺ 기타(   )

⑤ 서열식 질문: 여러 개의 응답범주를 나열해 놓고 그중에서 중요성 또는 선호도 등을 고려하여 우선순위에 따라 응답하는 질문이다.

> * 귀하가 최근에 방문을 가장 많이 한 진료과를 순서대로 보기에서 3개만 고르시오.
> 첫 번째 (   ) 두 번째 (   ) 세 번째 (   )
>
> ㉮ 내과 ㉯ 정형외과 ㉰ 피부과 ㉱ 신경외과 ㉲ 안과 ㉳ 비뇨기과
> ㉴ 감염내과 ㉵ 소화기내과 ㉶ 성형외과 ㉷ 재활의학과 ㉸ 기타(   )

⑥ 평정식 질문: 어떤 질문에 대해 응답의 강도를 달리하여 서열화된 응답범주 중에서 하나를 선택하는 질문이다.

* 귀하의 직장에서 보수 관련 만족도는 어떻습니까?

㉮ 매우 불만족 ㉯ 약간 불만족 ㉰ 보통 ㉱ 약간 만족 ㉲ 매우 만족

⑦ 행렬식 질문: 동일한 일련의 응답범주를 가지고 있는 여러 개의 질문 문항들을 한데 묶어서 하나의 세트로 만든 질문이다. 평정식 질문의 응용 형태이다.

질문	매우 불만족	약간 불만족	보통	약간 만족	매우 만족
A복지관의 위생에 대해 만족하십니까?					
A복지관의 직원 친절도에 대해 만족하십니까?					
A복지관의 주차 편의시설에 대해 만족하십니까?					
A복지관의 매점 운영에 대해 만족하십니까?					
A복지관의 식당 음식에 대해 만족하십니까?					

1.4. 질문지 작성 시 유의사항

좋은 질문지를 준비하지 않으면 자료수집 과정에서 큰 비표본오차가 발생할 수 있다. 따라서 질문지 작성 시 질문항목의 배열, 질문어구 선택, 응답범주 등을 고려해야 한다. 우선 질문항목 배열 시 다음 사항들에 유의해야 한다.

㉠ 질문항목은 깔때기(funnel) 흐름에 따라 질문을 배열해야 한다. 즉, 일반적인 내용에서 구체적인 내용순으로 구성하는 것이 바람직하며, 사실적인 실태나 형태를 묻는 질문에서 이미지 평가나 태도를 묻는 질문순으로 진행하는 것이 바람직하다.

㉡ 질문지 전반부에 답변이 용이한 질문을 배치하고 민감한 내용의 질문은 후반부에 배치해야 한다.

㉢ 유사한 질문항목들은 주제별로 모아서 배열하고, 문항의 길이는 되도록 짧게 구성해야 한다.

㉣ 응답자가 조사원과 몇 마디 대화를 하면서 친밀감(rapport)을 형성하게 만드는 도입부 질문을 사용할 수 있다.

㉤ 여과질문(filtering question)을 적절하게 배치하여 응답자와 관계없는 질문을 배제할 수 있도록 한다. 예를 들어, 과거 음주경험에 대한 질문에서 최근에 음주경험이 없었

던 응답자를 위해 '1년 안에 음주경험이 없으면 10번 질문으로 이동합니다.'와 같이 여과질문을 배치한다.

ⓑ 필요 시 편향적 응답 성향을 측정할 수 있는 질문, 즉 질문자가 특정 사항에 편향이 높은 사람인지를 가려내는 질문을 삽입하여 분석과정에서 이 자료를 삭제하는 것이 바람직하다.

질문내용 및 응답 범주를 작성할 때 다음 사항들에 유의해야 한다.

㉠ 응답 범주의 포괄성

- 응답자가 응답할 수 있는 항목이 모두 제시되어야 한다.
- '귀하의 한 달 자기관리비는 얼마입니까?'라는 질문에 대한 응답범주가

  ㉮ 10만원 이상 20만원 미만　　㉯ 20만원 이상 50만원 미만

  ㉰ 50만원 이상 100만원 미만　　㉱ 100만원 이상

  이면, 10만원 미만의 응답항목을 포함하고 있지 않기 때문에 포괄성에 위배된다.

㉡ 응답 범주의 상호배타성

- 응답의 선택 항목들은 내용이나 범위가 서로 중복되지 않아야 한다.
- '귀하의 한 달 자기관리비는 얼마입니까?'라는 질문에 대한 응답범주가

  ㉮ 10만원 미만　　㉯ 10만원 ~ 50만원

  ㉰ 50만원 ~ 100만원　　㉱ 100만원 이상

  이면, ㉯와 ㉰에서 50만원 그리고 ㉰와 ㉱에서 100만원이 서로 중복되므로 상호배타성에 위배된다. 따라서 다음과 같이 수정해야 한다.

  ㉮ 10만원 미만　　㉯ 10만원 이상 50만원 미만

  ㉰ 50만원 이상 100만원 미만　　㉱ 100만원 이상

㉢ 단순성

- 하나의 질문항목에 두 가지 이상의 질문이 동시에 포함되지 않아야 하며, 한 가지 질문항목에 한 가지 질문만 제시되어야 한다.
- '귀하는 현재 자기관리비와 생활수준에 만족하십니까'와 같은 질문항목은 하나의 질문항목에 '자기관리비'와 '생활수준'에 대한 만족도를 함께 묻고 있으므로 단순성에 위배된다. 따라서 '귀하는 현재 자기관리비에 만족하십니까?'와 '귀하는 현재 생활수준에 만족하십니까?' 두 질문항목으로 구분해야 한다.

㉣ 우선순위배정

- 응답항목이 많은 경우에 응답자가 모든 항목에 응답할 수도 있으므로 중요한 순위에 따라 응답하도록 제시되어야 한다.
- '귀하가 좋아하는 과일을 보기에서 체크하시오.'와 같은 질문항목에 응답자가 모든 응답항목을 선택할 수 있으므로 우선순위배정에 위배된다. 따라서 '귀하가 좋아하는 과일을 보기에서 3개만 체크하시오. 첫 번째 (　　) 두 번째 (　　) 세 번째 (　　)'로 수정해야 한다.

㉤ 가치중립성(또는 균형성)

- 질문항목과 응답범주에 연구자의 임의적인 가정이나 주관이 개입되어 응답자의 반응이 어느 한쪽으로 치우치거나 특정응답을 유도하도록 제시되어서는 안 된다.
- '귀하는 ○○○복지관의 시설이 다른 복지관의 시설보다 낙후되었다고 생각하십니까?'와 같은 질문항목은 ○○○복지관의 시설이 다른 복지관에 비해 낙후되었다는 연구자의 임의적 가정이 포함되어 있으므로 질문항목의 가치중립성에 위배된다.
- 'A지역 복지관의 공개채용시험에서 A지역 가산점제에 대해 부정적인 견해가 많습니다. 귀하는 A지역 가산점제에 대해 어떻게 생각하십니까?'와 같은 질문항목은 지역 가산점제에 대한 연구자의 주관이 개입되어 부정적인 응답을 유도할 수 있으므로 가치중립성에 위배된다.
- '귀하는 ○○○복지관의 시설이 어떻다고 생각하십니까?'라는 질문에 대한 응답범주가

  ㉮ 매주 낙후되었다　　　　　　㉯ 낙후되었다

  ㉰ 약간 낙후되었다　　　　　　㉱ 보통이다

  이면, ○○○복지관의 시설이 낙후되었다고 가정하여 응답항목을 제시한 것이므로 균형성에 위배된다.

㉥ 간결성

- 질문내용이 지나치게 길면 응답자에게 혼란을 주어 응답률이 떨어질 수 있으므로 질문내용은 짧고 간결하게 제시되어야 한다.
- '20××년 10월 ×일 보건복지부는 A감염증으로 소득이 감소한 저소득 위기 가구를 지원하기 위해 ×차 추가경정예산 사업인 위기 가구 긴급생계지원 신청을 ××일부터 받는다고 밝혔다. 지원대상은 A감염증으로 인한 실직 · 휴폐업 등으로 소득이 25% 이상 감소하여 생계가 곤란하지만 기존 복지제도나 타 A감염증 피해지원 프로그램으로

지원받지 못하는 A감염증 피해 가구(기준중위소득 75% 이하)를 대상으로 한다는 방침을 밝히고 있다. 귀하는 보건복지부의 본 추가경정예산 사업에 대해 어떻게 생각하십니까?'와 같은 질문항목은 질문내용이 지나치게 길어서 응답자에게 혼란을 줄 수 있으므로 간결성에 위배된다.

ⓢ 명확성

- 질문지의 문장에 뜻이 애매한 단어나 상이한 단어가 포함되어서는 안 되고 명확한 단어로 제시되어야 한다.
- '귀하의 배는 크다고 생각하십니까?'에서 어떤 배(과일, 신체부위, 선박 등)인지 명확한 설명이 없기 때문에 명확성에 위배된다.

ⓞ 쉬운 단어 사용

- 질문지에 사용된 단어는 학술적인 단어 또는 외래어가 되도록 포함되지 않아야 한다.
- '귀하는 지난 일 년 동안 불링을 당한 적이 있습니까?'와 같은 질문항목은 일반적인 단어인 집단 따돌림을 사용하지 않고 외래어인 불링(bullying)을 사용함으로써 쉬운 단어 사용에 위배된다.

1.5. 예비조사와 사전검사

본조사에 앞서 예비조사(pilot study)와 사전검사(pre-test)가 진행되어야 한다. 우선 예비조사는 조사연구 문제의 요소를 정확하게 알지 못할 때 연구문제와 관련된 핵심적인 요소가 무엇인지 규명하고 가설을 명백히 하기 위해 질문지 작성의 전 단계에서 실시하는 비지시적 방식의 조사이다. 따라서 예비조사를 하는 목적은 다음과 같다.

㉠ 연구문제와 관련된 핵심적인 요소를 규명한다.

㉡ 가설을 명백히 한다.

예비조사는 문헌조사, 경험자조사 그리고 특례분석 등으로 구분된다.

㉠ 문헌조사

기존에 발간된 각종 문헌을 통하여 연구의 초점을 명백히 하고 연구에 대한 이론적인 준거틀, 연구경향, 자료수집, 분석방법에 이르기까지 포괄적인 지식을 얻는 방법이다. 문제를 규명하고 가설을 정립하기 위한 가장 경제적이고 빠른 방법이며 문헌조사를 통해 얻어진 자료는 학술지와 통계자료집과 같은 2차 자료이다.

ⓛ **경험자조사**

조사 분야에 대한 전문적인 지식이나 경험을 가진 전문가들로부터 정보를 획득하는 방법이다. 주로 문헌조사에 대한 보완적 수단으로 이용되며, 전문가 의견조사라고도 한다.

ⓒ **특례분석**

연구문제의 설정이 빈약하거나 기존의 연구자료가 부족할 경우, 본조사의 상황과 유사한 상황을 찾아내어 분석함으로써 현 상황에 대해 논리적으로 유추하는 분석 방법이다. 문제의 규명과 관련된 변수들의 관계를 명확히 하는 데 효과적이며, 소수사례 분석이라고도 한다.

사전조사는 본조사에 들어가기에 앞서 질문지가 잘 구성되어 있는지를 시험해 보기 위해 실시하는 조사로, 본조사에서 실시하는 것과 똑같은 방법과 절차에 따라 실시하는 본조사의 축소판이라 할 수 있다. 따라서 사전조사를 하는 목적은 다음과 같다.

㉠ 개별 질문항목을 작성한 연구자의 의도대로 응답자가 질문을 이해하고 있는지, 질문이 이해하기 어렵지는 않은지, 질문에 대한 응답항목이 적절하게 구성되어 있는지, 질문의 흐름이 자연스러운지 등 질문지를 검토하여 개선점을 찾아낸다.

㉡ 본조사에 걸리는 시간, 현지조사에서 필요한 협조사항, 설문지 검사에 적절한 장소, 조사상의 어려움 및 해결방법 등의 자료를 수집한다.

이때, 애매한 질문, 이해하기 어려운 질문, 연구자의 의도와 다르게 이해된 질문 등을 중심으로 질문과 응답항목에 대하여 검토한다. 그리고 질문의 흐름과 배치에 대한 개선점을 찾아본다. 특히 판단유보범주인 '모른다' 등과 같은 응답이 많을 경우에 '모른다'는 의미가 질문의 뜻을 모른다는 것인지, 뜻은 알지만 의견형성이 안 된다는 것인지 또는 응답을 회피하려는 것인지 등을 파악해야 한다. 만약 질문의 뜻을 모르는 경우라면 질문 자체가 애매하기 때문이므로 질문을 수정해야 한다. 그리고 의견형성이 안 되는 경우 또는 응답자가 질문에 반감을 일으켜 정확한 응답을 회피하는 경우라면 본 문제와 전혀 다른 질문을 하여 그 질문에 대한 반응으로 필요한 정보를 얻을 수 있는 간접질문을 해야 한다.

1.6. 질문지 표지

사전검사를 통해 질문지에 대한 수정이 완료되면 질문지 작성의 마지막 작업으로 질문지 표지를 작성한다. 이때, 질문지 표지는 응답자에게 조사에 참여하는 동기를 부여하고 응답에 대한 협조를 구함으로써 응답률을 제고하는 역할을 한다. 질문지 표지는 1페이지를 넘지 않을 정도로 가능한 짧으면서 설득력 있게 다음의 사항을 포함해야 한다.

㉠ 조사기관: 공신력 있는 조사기관에서 조사한다는 신뢰감을 부여한다.

㉡ 조사목적: 본조사의 중요성을 강조한다.

㉢ 조사대상: 모집단으로부터 추출된 조사대상을 밝힌다.

㉣ 응답이유: 질문문항들에 대해 왜 응답해야 하는지를 강조한다.

㉤ 비밀보장: 개인신상정보의 보호에 대해 강조한다.

안녕하십니까? 보건복지부에서는 만 19세 이상의 성인 남녀를 대상으로 『저출산 고령화에 대한 국민 인식조사』를 실시하고 있습니다. 귀하께서 응답해 주시는 내용은 향후 저출산 고령화 문제를 해결하기 위한 정부정책 수립에 중요한 기초자료로 활용됩니다. 귀하께서 설문에 응답하신 내용은 연구목적 이외에는 절대 사용되지 않으며, 통계법 제33조(비밀의 보호 등) 및 제34조(통계작성사무 종사자 등의 의무)에 의해 비밀이 철저히 보장됩니다.

바쁘신 중에도 귀중한 시간을 할애해 주셔서 감사드립니다.

**** 질문지 작성 시 유의 사항 ****

- 질문지는 선정된 응답자 본인이 직접 작성하셔야 합니다.
- 질문지 맨 뒤의 질문항목별 용어설명을 참고하여 작성하시기 바랍니다.
- 조사기간은 ××월 ××일까지이니 기간 내에 질문지를 작성하셔야 합니다.

20××년 ××월 보건복지부

1.7. 질문지 작성법 예시

본 연구는 성장기 가정 내 건강 관심이 성인이 된 이후의 비만에 미치는 영향을 분석하는 것이다. 대상자는 전국 만 20세 이상의 성인 남녀이며, 기초자료로 성별, 연령대, 현재 거주 지역 규모, 학력 수준, 현재의 소득수준(연평균 소득 금액 기준)을 조사한다.

- 성별: 남녀
- 연령: 20대, 30대, 40대, 50대, 60대
- 거주 지역 규모: 광역시 이상의 대도시, 중소도시, 읍면
- 학력 수준: 중학교 졸업, 고등학교 졸업(중퇴 포함), 대학 재학
  (단, 모든 학력 수준을 포함하도록 구성)
- 소득수준: 500만원, 2000만원, 3,500만원, 5000만원

성장기 가정 내 건강 관심에 대한 조사대상자의 평가는 '관심'부터 '무관심'으로 리커트 형태의 5점 척도를 사용한다. 단, 조사대상자의 응답내용으로 '모르겠다', '무응답'의 응답 항목은 설정하지 않는다. 그리고 성인이 된 이후의 비만에 영향을 미친 성장기 가정 내 건강 환경에 대해 5점 척도를 구성하여 다음 5가지를 측정한다.

① 운동부족
② 무절제한 음식 섭취
③ 불규칙한 식사
④ 술과 담배 등
⑤ 건강무관심

이에 따른 질문지는 다음과 같다.

[질문 1] 귀하의 성장기 가정 내 건강 환경은 어떠했습니까?
① 매우 관심 ② 약간 관심 ③ 보통
④ 약간 무관심 ⑤ 매우 무관심

[질문 2] 귀하의 성별은 무엇입니까?
① 남자 ② 여자

[질문 3] 귀하의 만 연령은 어디에 해당합니까?

① 20대 ② 30대 ③ 40대

④ 50대 ⑤ 60대 이상

[질문 4] 귀하의 현재 거주 지역은 어디에 해당합니까?

① 광역시 이상 대도시 ② 중소도시 ③ 읍면 지역

[질문 5] 귀하의 학력은 어디에 해당합니까?

① 중학교 졸업 이하(무학 포함)

② 고등학교 졸업(중퇴 포함)

③ 대학 재학 이상(중퇴 포함)

[질문 6] 귀하의 연평균 소득은 어디에 해당합니까?

① 500만원 미만 ② 500만원 이상 2,000만원 미만

③ 2,000만원 이상 3,500만원 미만 ④ 3,500만원 이상 5,000만원 미만

⑤ 5,000만원 이상

[질문 7] 귀하는 현재 비만이십니까?

① 비만이 아니다. ② 비만이다. ⋯→ [질문 7-1]에 응답

[질문 7-1] 비만에 영향을 미친 성장기 가정 내 건강 환경은 어떠했습니까?

질문 사항	전혀 그렇지 않다	약간 그렇지 않다	보통이다	약간 그렇다	매우 그렇다
운동부족	①	②	③	④	⑤
무절제한 음식 섭취	①	②	③	④	⑤
불규칙한 식사	①	②	③	④	⑤
술과 담배 등	①	②	③	④	⑤
건강무관심	①	②	③	④	⑤

2 측정도구의 구성 방법

연구를 위한 측정도구(예를 들어, 설문지 등)를 구성할 때 항상 타당도의 문제가 제기된다. 기존연구에서 사용된 표준화된 측정도구가 있으면 그 측정도구를 사용하는 것이 바람직하다. 그러나 기존연구에서 타당성과 신뢰성이 검증된 측정도구를 찾을 수 없다면 연구자가 측정도구를 구성하여 사용하여야 한다. 이때, 다음에 소개된 척도를 적절히 사용할 수 있다. 이 척도는 모두 서열척도이다.

2.1. 평정척도

질문에 대한 응답범주가 단일 연속성상의 어느 한 점에 응답하도록 측정대상의 속성을 구별하는 접근법으로 각 문항에 응답한 평정값을 모두 합하거나 평균값을 구해 평가가 이루어지는 척도이다.

㉠ 범주식 평정척도

측정 대상의 특수성을 미리 정하여진 일정 수의 범주에 입각하여 측정한다.

A복지관의 친절도에 대한 만족도는 어떻습니까? 해당하는 곳에 “v”를 표시

매우 불만족 ( )　　약간 불만족 ( )　　보통 ( )　　약간 만족 ( )　　매우 만족 ( )

㉡ 도표식 평정척도

응답범주를 선과 언어를 합하여 구성하며, 평정척도 중에서 가장 많이 사용된다.

A복지관의 친절도에 대한 만족도는 어떻습니까?

매우 불만족　　약간 불만족　　보통　　약간 만족　　매우 만족

㉢ 수적 평정척도

측정대상의 속성에 따라 평가자가 정한 강도에 의해 일정한 점수를 부여하여 구성하며, 평정척도 중 가장 만들기 쉽다.

A복지관의 주차 편의시설에 만족하십니까?

1. 매우 불만족　　2. 약간 불만족　　3. 보통　　4. 약간 만족　　5. 매우 만족

2.2. 총화평정척도

응답자가 여러 질문항목에 대해 응답한 값들을 합산하여 결과를 얻는 척도로, 리커트(Likert) 척도라고도 한다. 다음은 A복지관의 편의시설 만족도 조사의 리커트 5점 척도이다.

질문	매우 불만족	약간 불만족	보통	약간 만족	매우 만족
1. A복지관의 주차 편의시설에 대해 만족하십니까?					
2. A복지관의 매점 편의시설에 대해 만족하십니까?					
3. A복지관의 식당 편의시설에 대해 만족하십니까?					
4. A복지관의 공용 편의시설에 대해 만족하십니까?					
5. A복지관의 셔틀버스 운영에 대해 만족하십니까?					

총화평정척도 작성절차는 다음의 4단계를 거친다.

〈1단계〉 질문문항에 대한 응답범주 작성하기	• 질문문항에 대한 긍정과 부정의 방향이 뚜렷한 응답범주를 만든다. • 응답범주는 3점, 4점, 5점, 7점, 9점, 11점 등의 척도로 구성한다.
↓	
〈2단계〉 응답범주에 대한 가중치 부여하기	• 응답범주를 가장 부정적인 것에서부터 가장 긍정적인 것에 이르는 순서로 척도에 따라 1, 2, 3, 4, 5… 등의 가중치를 부여한다.
↓	
〈3단계〉 응답자로부터 응답을 얻어낸 후 총합 계산하기	• 응답자로부터 얻어낸 질문문항에 대한 응답을 점수로 환산하여 그 총합을 계산한다.
↓	
〈4단계〉 척도 문항 분석하기	• 내적일관성이 낮은 문항은 버리고 응답자의 태도를 잘 차별화시킬 수 있는 판별력이 높은 문항을 선택하여 최종적인 문항을 구성한다.

2.3. 거트만 척도

누적척도의 대표적인 형태로 태도의 강도에 대한 연속적 증가유형을 측정하고자 하는 척도이다. 이때, 누적이란, 강한 태도를 나타내는 문항에 긍정적인 견해를 표현한 응답자는 약한 태도를 나타내는 문항에 대해서도 긍정적일 것이라는 논리를 적용하여 문항을 배열한 것이다. 다음은 노인요양시설 건립에 대한 거트만 척도이다.

	찬성	반대
1. 우리나라에 노인요양시설을 건립하는 것은 괜찮다.	①	②
2. 우리 시에 노인요양시설을 건립하는 것은 괜찮다.	①	②
3. 우리 구에 노인요양시설을 건립하는 것은 괜찮다.	①	②
4. 우리 동에 노인요양시설을 건립하는 것은 괜찮다.	①	②
5. 우리 집 옆에 노인요양시설을 건립하는 것은 괜찮다.	①	②

만약 응답자가 위 예시에서 3번 질문에 '찬성'을 선택했다면 1번, 2번 질문에 자동으로 '찬성'한 것으로 가정한다. 만약 위의 척도에서 어떤 응답자가 3번, 4번 질문에는 '찬성'을 선택했는데 1번, 2번 질문에는 '반대'라고 응답했다면 이는 일관성이 없는 것으로 간주하여 제외한다.

2.4. 어의구별척도

일직선으로 도표화된 척도의 양극단에 서로 상반되는 형용사를 배열하고 그 사이에는 부사어를 사용하여 해당 속성을 평가하는 척도이다. 다음은 A복지관 시설과 지역활동에 대하여 시설은 낙후적이다/현대적이다, 지역활동은 소극적이다/적극적이다로 어의구별척도를 구성한 것이다.

A복지관 시설을 아래 척도에 표시해 주십시오.

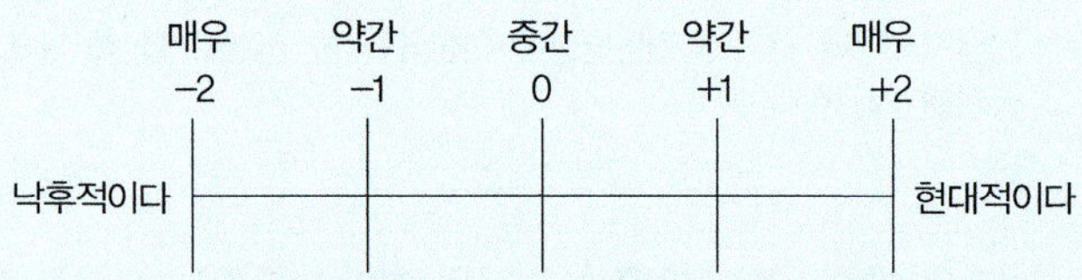

A복지관의 지역활동에 대한 느낌을 아래 척도에 표시해 주십시오.

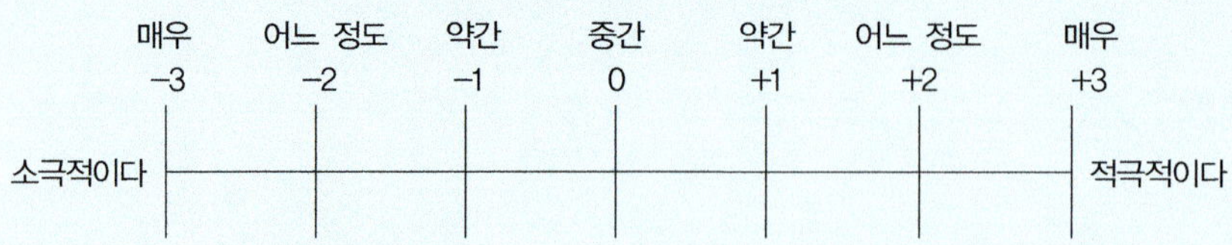

3 타당도와 신뢰도

A초등학교 어린이들의 몸무게를 K체중계로 측정하였더니 항상 2.5kg이 더 무겁게 측정되었다면, K체중계에 대한 타당도는 낮지만 신뢰도는 높다고 할 수 있다. 이처럼 측정도구 역시 타당도와 신뢰도를 반드시 고려해야 한다.

3.1. 타당도

타당도란 조사자가 측정하고자 한 것을 실제로 측정한 정도를 의미한다. 즉, 조사자가 조작적 정의나 지표 또는 척도를 사용하여 처음 측정하고자 했던 개념이 의미하는 바를 제대로 측정하였다면 이들의 타당도는 높은 것이 된다. 측정의 타당성을 평가하는 방법으로 내용타당도, 기준타당도, 개념타당도 등이 있다.

① **내용타당도(content validity)**

㉠ 측정도구가 측정대상이 가지고 있는 많은 속성 중의 일부를 대표성 있게 포함하는 경우이다.

㉡ 관련분야 전문가들의 자문이나 패널토의, 워크숍 등을 통하여 타당도에 관한 의견을 수렴한다.

㉢ 예를 들어, 대학수학능력시험 출제를 위해 대학 교수들이 출제를 하고 현직 고등학교 교사들이 검토하여 부적절한 문제를 제외하는 절차를 거치면서 내용타당도가 높아진다.

② **기준타당도(criterion validity)**

㉠ 이미 전문가가 만들어 놓은 신뢰도와 타당도가 검증된 측정도구에 의한 측정결과를 기준으로 타당도를 확인한다.

㉡ 사용하고 있는 측정도구의 측정값과 기준이 되는 측정도구의 측정값 간의 상관관계에 관심을 둔다.

㉢ 예를 들어, 새로 개발한 청소년 우울척도와 Beck 우울척도(BDI)를 동일한 대상(청소년 100명)에게 시행하여 두 측정도구의 측정값 간의 상관관계를 확인한다.

③ **개념타당도(construct validity)**

㉠ 인간의 심리적 특성이나 성질을 심리적 개념으로 분석하여 조작적 정의를 부여한 후,

검사점수가 조작적 정의에서 규명한 심리적 개념들을 제대로 측정하였는가를 검사하는 방법이다. 예를 들어, 창의성 검사의 경우 독창성, 유연성, 정교성 등이 개념이다.

㉡ 측정되는 각 개념 또는 변수 간의 관계를 검토한 후, 각 개념 또는 변수들이 처해 있는 일련의 명제하에서 논리적인 관계를 파악한다.

㉢ 개념타당도는 요인분석(factor analysis)을 실시하여 검토할 수 있다. 요인분석은 다수의 상호 연관된 변수나 문항들을 보다 제한된 수의 자원이나 공통요인으로 분류하는 통계분석기법이므로, 항목들 간의 상관관계가 높아 하나의 요인으로 묶이는 변수들은 타당도가 높은 반면 반대의 변수들은 상이한 개념으로 제외된다.

3.2. 신뢰도

신뢰도란 비교 가능한 독립된 측정 방법에 의해 대상을 측정하는 경우 비슷한 결과를 얻게 되는 것을 의미한다. 동일한 측정 도구로 조사할 때마다 그 결과가 다르면 측정도구의 신뢰도가 떨어진다는 의미이다. 신뢰도를 측정하는 방법에는 재검사법, 복수 양식법, 반분법, 내적일관성 등이 있다.

① 재검사법(retest method)

㉠ 동일한 측정 대상에 동일한 측정도구를 서로 상이한 시간에 두 번 측정한 다음 그 결과를 비교하는 측정 방법이다.

㉡ 반복측정을 통해 그 결과에 대한 상관관계를 계산하여 도출된 상관계수로 신뢰도의 정도를 추정한다. 상관계수가 높다는 것은 신뢰도가 높다는 것을 의미한다.

㉢ 안정성계수(coefficient of stability)를 사용하며, 안정성계수가 −1.00에 가까우면 신뢰도가 낮고 안정성계수가 +1.00에 가까우면 신뢰도가 높음을 의미한다.

② 복수 양식법(multiple forms method)

㉠ 두 개 이상의 유사한 측정도구를 이용하여 동일한 표본에 적용한 결과를 서로 비교하는 방법이다.

㉡ 대안법(alternate-forms method) 또는 평행양식법(parallel-forms technique)이라고도 한다.

㉢ 두 가지 형태의 측정도구의 유사성이 매우 높아야만 신뢰도를 측정할 수 있는 수단으로서 인정받을 수 있다.

③ **반분법(split-half method)**

㉠ 측정도구를 임의로 반으로 나누고 조사항목의 반으로 조사결과를 획득한 다음 항목의 다른 반을 동일한 대상에 적용하여 얻은 결과를 비교하는 방법이다.

㉡ 양분된 각 측정도구의 항목 수는 그 자체가 각각 완전한 척도를 이룰 수 있도록 충분히 많아야 한다.

④ **내적일관성(internal consistency reliability)**

㉠ 동일한 개념을 측정하기 위하여 여러 개의 항목을 이용하는 경우, 신뢰도를 저해하는 항목을 찾아내어 측정 도구에서 제외시킴으로써 측정도구의 신뢰도를 높이는 방법이다.

㉡ 크론바흐 알파계수(Cronbach's alpha)를 대표적으로 이용한다.

- 척도를 구성하는 항목들 간에 나타난 상관관계 값의 평균을 구한다.
- 상관계수 값의 평균이 높을수록 그리고 문항 수가 많을수록 크론바흐 알파계수가 커진다.
- 크론바흐 알파계수는 0~1의 값을 가진다.
- 크론바흐 알파계수는 0.6 이상이 되어야 만족할 만한 수준이 되며, 0.8~0.9 정도이면 신뢰도가 높은 것으로 본다.

3.3. 신뢰도를 높이기 위한 방법

측정도구의 신뢰도를 높이기 위해 몇 가지 방법을 사용할 수 있다.

① 누구나 측정도구의 항목을 동일하게 이해하도록 명확히 구성해야 한다.

② 측정도구는 항상 표준화되고 잘 통제되며, 최대한 동일한 조건하에서 적용되어야 한다.

③ 측정도구의 항목과 동일한 종류의 질을 가진 항목을 추가적으로 사용하여 실제 측정값이 진실된 값에 보다 근접할 가능성을 높인다.

④ 표준화된 지시와 설명을 사전에 충분히 숙지하여 측정오차를 줄이도록 한다.

⑤ 조사자의 면접방식과 태도에 일관성을 확보하며 주관성을 제외한다.

⑥ 이전의 조사에서 신뢰도를 확인한 측정도구를 이용한다.

⑦ 측정도구의 항목들 중에서 성격적으로 서로 대조적인 항목들을 비교·분석하여 상관계수가 0에 가까워지는지 확인한다.

3.4. 신뢰도와 타당도의 상호관계

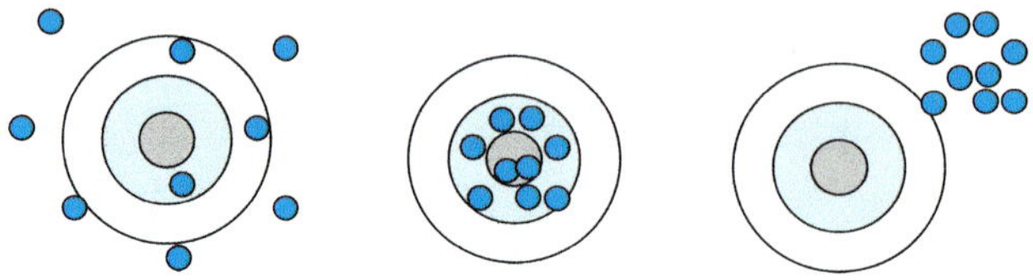

(가) (나) (다)

① 그림 (가)는 신뢰도가 낮은 경우이다. 신뢰도가 낮으므로 타당도를 고려할 수 없으며, 정밀성을 제고하여 신뢰도를 높여야 바람직한 척도가 될 수 있다.

② 그림 (나)는 신뢰도와 타당도가 모두 높은 경우이다. 측정하고자 하는 것을 정확히 측정할 수 있는 바람직한 척도이다.

③ 그림 (다)는 신뢰도는 높지만 타당도가 낮은 경우이다. 측정의 정밀성이 높음에도 불구하고, 측정하고자 하는 것을 정확히 측정하지 못하여 타당도가 낮게 나타나므로 타당도를 높이면 훌륭한 척도가 될 수 있다.

4 SPSS를 이용하여 신뢰도 분석하기

알코올 사용장애자의 알코올의존 회복척도를 구성하는 4가지 하위영역 중에 '삶에 대한 만족'은 6항목으로 구성되어 있다. '삶에 대한 만족'의 크론바흐 알파계수를 구하기 위해 SPSS 프로그램의 신뢰도 분석을 하는 과정은 다음과 같다.

① 주 메뉴에서 분석(A) → 척도화분석(A) → 신뢰도 분석(R)의 순서대로 클릭을 하면 [그림 1]과 같이 신뢰도 분석 대화상자가 나타난다.

② [그림 1]에서 [그림 2]와 같이 분석할 변수인 AD01부터 AD06을 클릭한 후 ➡를 클릭하여 오른쪽 항목(I) 상자로 이동시킨다.

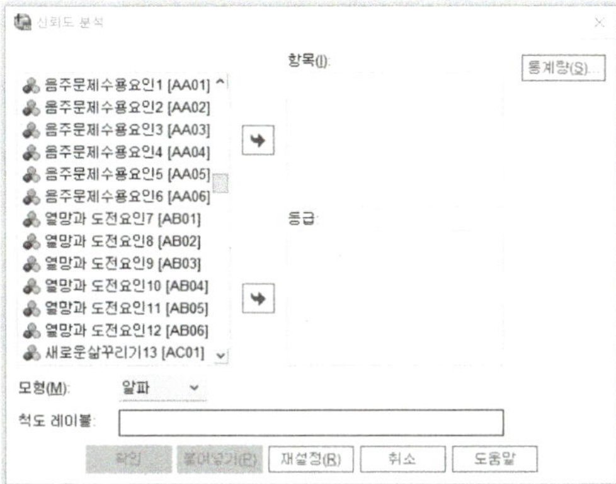

[그림 1] **신뢰도 분석 대화상자**

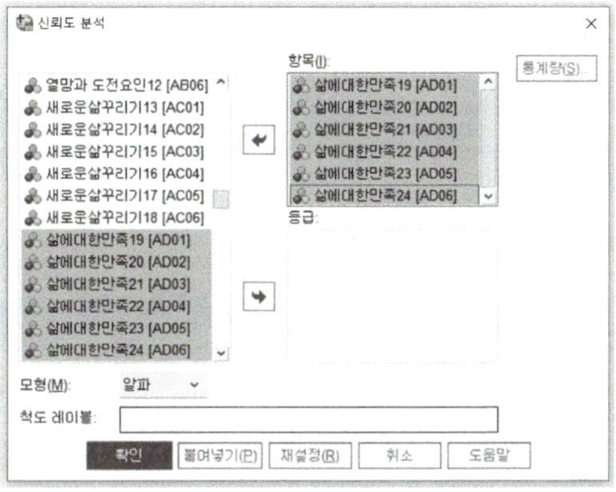

[그림 2] **분석 대상 변수 선정**

③ [그림 2]에서 통계량(S)을 클릭하면 [그림 3]과 같이 통계량 대화상자가 나타난다. 다음에 대한 기술통계량에서 항목(I), 척도(S), 항목제거시 척도(A)를 선택한 후 계속(C)을 누른다.

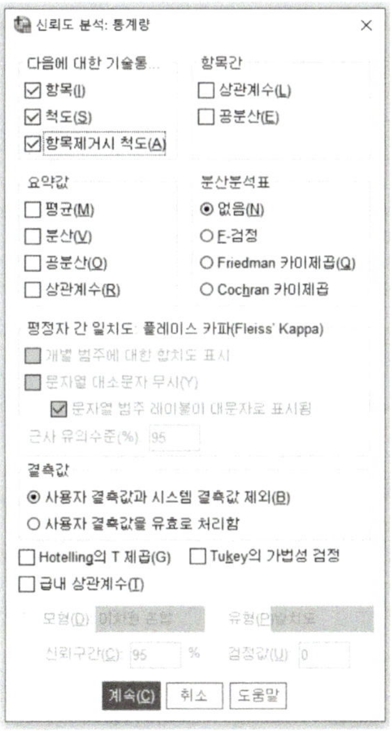

[그림 3] **통계량 대화상자**

④ [그림 2]에서 확인을 누르면 [표 1]과 같이 신뢰도 분석의 결과가 나타난다.

[표 1] 신뢰도 분석의 결과

신뢰도 통계량

Cronbach의 알파	항목 수
.860	6

항목 통계량

	평균	표준화 편차	N
삶에대한만족19	3.97	.924	207
삶에대한만족20	4.04	.814	207
삶에대한만족21	3.76	1.009	207
삶에대한만족22	3.88	.919	207
삶에대한만족23	3.78	.933	207
삶에대한만족24	3.75	.916	207

항목 총계 통계량

	항목이 삭제된 경우 척도 평균	항목이 삭제된 경우 척도 분산	수정된 항목-전체 상관계수	항목이 삭제된 경우 Cronbach 알파
삶에대한만족19	19.21	13.032	.609	.844
삶에대한만족20	19.14	14.160	.510	.859
삶에대한만족21	19.43	12.226	.666	.834
삶에대한만족22	19.30	12.514	.706	.826
삶에대한만족23	19.40	12.727	.654	.836
삶에대한만족24	19.43	12.218	.763	.815

척도 통계량

평균	분산	표준화 편차	항목 수
23.18	17.947	4.236	6

⑤ 논문표 작성 시에는 [표 1]의 신뢰도 통계량에서 크론바흐 알파계수를 이용하면 된다. 만약 크론바흐 알파계수가 0.6 미만이 되면 항목 총계 통계량에서 항목이 삭제된 경우 크론바흐 알파계수가 가장 높은 변수를 신뢰도 분석 시 변수 선정에서 제외하고 분석하면 된다. 예를 들어, 신뢰도 통계량에서 크론바흐 알파계수가 현재의 0.860이 아닌 0.510이 나왔다고 가정하면 항목 총계 통계량에서 항목이 삭제된 경우 크론바흐 알파계수가 가장 높은 변수인 '삶에대한만족20'을 변수 선정에서 제외하고, '삶에대한만족' 5문항을 신뢰도 분석하면 크론바흐 알파계수가 0.859로 바뀐다.

⑥ 논문표 작성 및 설명

'알코올의존 회복'의 하위영역인 음주문제 수용, 열망과 도전, 새로운 삶 꾸리기, 삶에 대한 만족의 신뢰도 분석을 [표 2]에 나타냈다. 여기서 신뢰도가 모두 0.6 이상으로 높게 나와 각 하위영역의 항목 간에 관련성이 높다고 할 수 있다.

[표 2] 알코올의존 회복에 대한 신뢰도 분석

척도명	하위영역	문항 수	문항번호	신뢰도(α)
알코올 의존 회복	음주문제 수용	6	1, 2, 3, 4, 5, 6	.756
	열망과 도전	6	7, 8, 9, 10, 11, 12	.848
	새로운 삶 꾸리기	6	13, 14, 15, 16, 17, 18	.807
	삶에 대한 만족	6	19, 20, 21, 22, 23, 24	.860
	전체	24		.907

연습문제

1. 연구자는 좋은 질문지를 준비하여야 한다. 이때 좋은 질문지가 되기 위한 사항을 3가지 이상 나열하시오.

2. 다음은 A종합사회복지관 이용자들의 서비스 만족도를 조사하기 위해 준비한 설문지의 일부이다. 이 질문에 사용된 척도의 명칭을 쓰고 의미를 제시하시오. 더불어 이 척도 사용의 장점을 2가지 제시하시오.

질문	매우 부정	부정	보통	긍정	매우 긍정
1. 시설 이용에 불편이 없다.					
2. 프로그램이 유익하다.					
3. 사회복지사는 친절하다.					
4. 다양한 정보를 얻을 수 있다.					
5. 다른 사람에게 추천하겠다.					

3. 다음은 A신문에서 흡연자와 관련하여 조사한 결과를 소개한 기사이다. 이 기사의 문제점을 지적하고 기사를 수정하시오.

> 흡연자의 10명 중 7명은 담배 때문에 건강이 나빠졌다고 생각한다고 응답했으나, 금연을 하겠다는 사람은 소수인 것으로 확인되었다.
>
> 모바일 리서치 전문 업체에서 4개 이동통신사 사용자 중 18세 이상 흡연자 700명을 대상으로 조사한 결과, 담배 때문에 건강이 '매우 나빠졌다'가 21%, '약간 나빠졌다'가 50%로 '흡연으로 인하여 건강이 나빠졌다'고 응답한 응답자가 71%에 달했다. '그다지 나빠지지 않았다'는 28%, '전혀 나빠지지 않았다'는 1%로 10명 중 3명에 불과했다.

4. 김 연구원은 A백화점에서 쇼핑을 하고 난 후 고객들의 지불방법에 대한 다음의 연구를 하고자 한다.

> 1. 지불방법에는 현금, 수표, 신용카드, 상품권, 전화화폐가 있다.
> 2. 가장 선호하는 지불방법은 무엇인가?
> 3. 성별, 연령별, 직업별로 선호하는 지불방법에 차이가 있는가?
> 4. 사적인 구매와 공적인 구매에 대한 지불방법에 차이가 있는가?

위의 연구를 수행하기 위한 조사유형을 탐색조사, 기술조사, 인과조사 중에서 선택하여 개념을 제시하고, 그렇게 선택한 이유를 서술하시오.

모범답안

1. 좋은 질문지는 첫째, 응답 가능한 항목이 모두 제시되어 있어야 하며(포괄성), 둘째, 응답 항목들 간의 내용이 중복되지 않아야 하고(상호배타성), 셋째, 질문항목과 응답범주는 연구자의 임의적인 가정 또는 주관이 개입되어 어느 한쪽으로 치우치거나 특정 응답을 유도해서는 안 된다(가치중립성).

2. 위 질문에 사용된 척도는 리커트 척도(총화평정척도)로 응답자가 여러 질문항목에 대해 응답한 값들을 합산하여 결과를 얻는 척도이며, 만족도 조사의 리커트 5점 척도가 확인된다. 리커트 척도의 장점은 첫째, 응답자가 각 문항에 대해 일정한 방향으로 의견이나 태도 등을 답하기 때문에 일관성이 있어 결과에 대한 신뢰도가 높고, 둘째, 평가자가 직접 관여하지 않기 때문에 평가자의 주관을 배제할 수 있어 객관적으로 측정이 가능하다.

3. 위 기사에서 모집단은 전국의 흡연자인데 표본은 4개 이동통신사 사용자 중 18세 이상 흡연자로 제한하였으므로 모집단에는 있지만 표집틀에는 없는 표본 요소들로 인해 일어나는 오차가 발생될 수 있다. 따라서 '4개 이동통신사 사용자 중 18세 이상 흡연자'를 '전국의 흡연자 중'으로 수정하여 재조사해야 한다.

4. 위의 연구를 수행하기 위해 사용되는 조사유형은 '기술조사'이다. 이때, 기술조사란 현상을 정확하게 기술하는 것을 주목적으로 발생빈도와 비율을 파악하기 위해 실시하며 두 개 이상 변수 간의 상관관계를 기술할 때 적용하는 연구이다.

   기술조사를 선택한 이유는 가장 선호하는 지불방법은 변수별 빈도분석으로 분석할 수 있고, 성별, 연령별, 직업별로 선호하는 지불방법에 차이가 있는지는 분산분석으로 분석할 수 있으며, 사적인 구매와 공적인 구매에 대한 지불방법에 차이가 있는지는 평균비교분석으로 분석할 수 있기 때문이다.

CHAPTER

4

자료의 정리

1. 도표/그래프를 이용한 자료의 정리
2. 수치를 이용한 자료의 정리
3. 이변량 자료의 정리
4. SPSS에서 빈도분석 시행하기
5. SPSS에서 기술통계 시행하기

Health Statistics

잘 준비된 측정도구로부터 자료를 수집하면, 자료를 정리하고 요약하여 해석하는 과정이 뒤따른다. 이처럼 자료수집, 자료정리, 자료해석의 과정을 통하여 관찰된 자료를 쉽고 편리하게 서술하여 모집단의 특성을 규명하는 분야를 기술통계학(descriptive statistics)이라 한다. 이때, 연구자는 수집된 자료의 특성을 효율적으로 정리하고 요약하기 위하여 도표, 그림, 그래프나 평균, 최빈값, 표준편차 등을 이용하게 된다.

도표/그래프	수리
• 점도표, 선그래프 • 막대그래프 • 줄기와 잎그림 • 상자그림 • 도수분포표 • 히스토그램, 도수분포다각형	• 중심경향값 : 평균, 중앙값, 최빈값 • 산포도 : 범위, 분산, 표준편차 • 상대적 위치 : 사분위수, 백분위수, Z-값

1 도표/그래프를 이용한 자료의 정리

1.1. 점도표와 선그래프

점도표는 모든 자료를 수직선 위에 점으로 표시한 것이다. 그리고 선그래프는 시계열 자료(시간 간격으로 기록된 자료)를 정리한 것으로 미래에 대하여 예측이 가능하다.

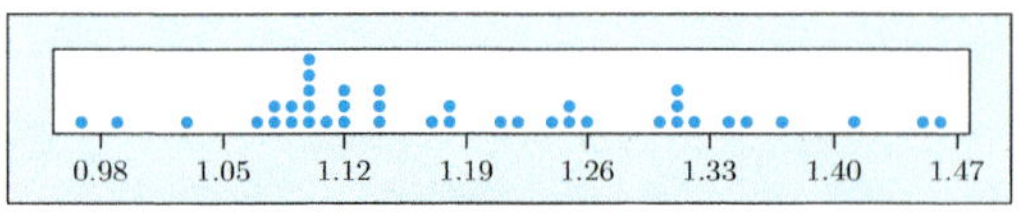

점도표

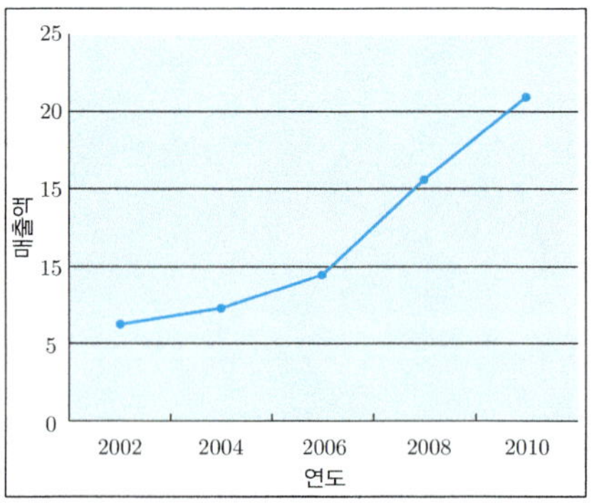

선그래프

1.2. 막대그래프

막대그래프는 범주형(질적) 자료의 도수분포 상황을 쉽게 알아보기 위하여 수직선상에 상대도수와 같은 높이의 막대를 그린 그래프이다. 가장 큰 값부터 순서대로 정렬한 막대그래프를 파레토 그래프(pareto graph)라고 한다. 파레토 그래프는 원인이 되는 인자들을 중요도 순으로 나열하기 때문에 중요한 원인들과 집중적으로 분석, 개선할 대상으로 다루어질 요인들이 무엇인지를 보여 준다.

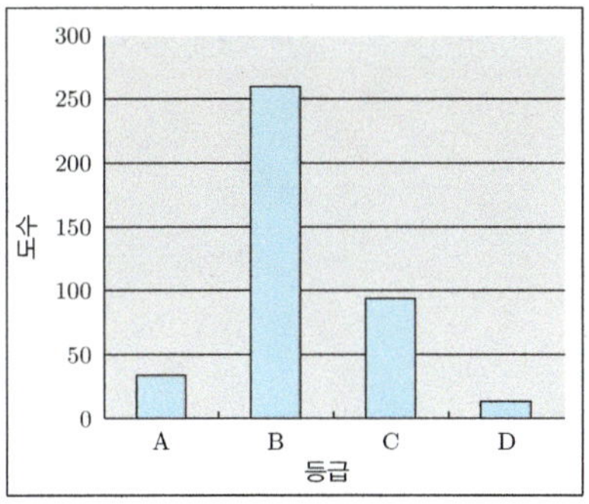

〈막대그래프〉

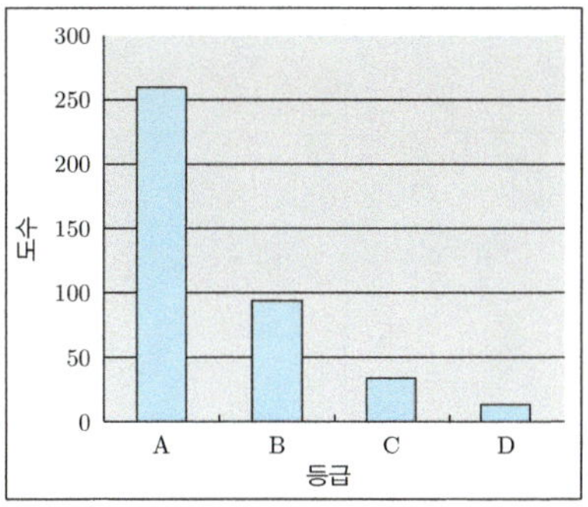

〈파레토 그래프〉

1.3. 줄기와 잎그림

줄기와 잎그림은 세로선의 왼쪽을 줄기, 오른쪽을 잎으로 하여 자료를 정리한 표이며, 자료의 값을 그대로 보존하므로 자료의 분포 상태를 확인할 수 있다.

동물의 평균 수명

줄기	잎
0	8 6 8
1	6 5 5 2 0 7 5 0 5 8
2	5 1 6 5 0 3 5 1
3	5 0
4	0
5	
6	3

1.4. 상자그림

상자그림은 자료의 분포에 대한 정보를 사분위수(제1사분위수 Q_1, 중앙값, 제3사분위수 Q_3)를 이용하여 나타내 주는 그림이다. 이때, 사분위수 범위(IQR)의 1.5배까지 수염(whisker)을 그리며, 상자 양쪽의 수염을 벗어나는 데이터가 이상점(outlier)이다.

예를 들어, 앞의 동물의 평균 수명에서 $Q_1 = 13.50$, 중앙값$= 18.00$, $Q_3 = 25.00$에 대한 상자그림은 다음과 같다. 이때, 60.00 위쪽으로 *표시가 이상점을 의미한다.

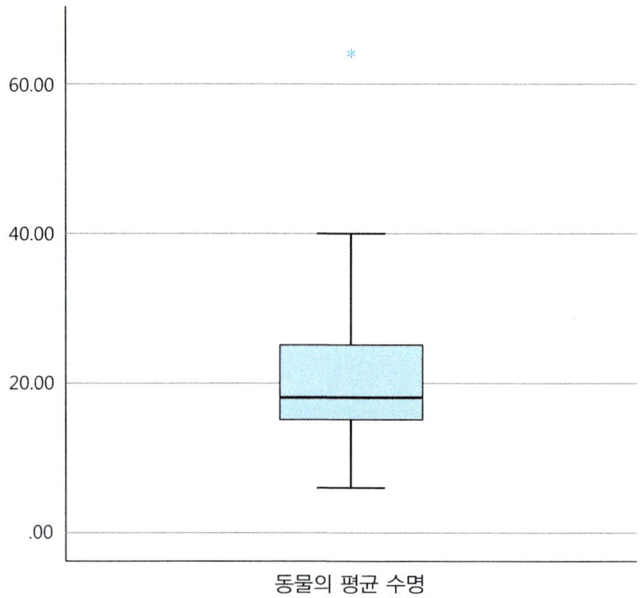

1.5. 도수분포표

도수분포표는 자료를 몇 개의 계급으로 나누고 각 계급의 도수를 조사하여 나타낸 표이다. 도수분포표에는 변량, 계급, 계급값, 도수 등의 용어가 확인된다.

㉠ 변량이란 어떤 집단의 특성을 수량화한 것이다.

㉡ 계급이란 변량을 일정한 간격으로 나눈 구간이다.

㉢ 계급의 크기란 구간의 너비이다.

㉣ 계급값이란 각 계급을 대표하는 값으로 그 계급의 가운데 값이다.

$$(\text{계급값}) = \frac{(\text{계급의 양 끝값의 합})}{2}$$

ⓜ 도수란 각 계급에 속하는 자료의 수이다.

ⓑ 계급구간이란 각 계급의 폭이다.

$$(\text{계급구간}) = \frac{(\text{자료의 최댓값} - \text{자료의 최솟값})}{\text{계급의 수}}$$

ⓢ 계급의 수는 보통 6~20개 정도가 바람직하다.

다음은 학생 40명의 한 달 용돈 지출 금액(단위: 만원)에 대하여 도수분포표를 작성한 것이다.

33	8	11	22	12	9	8	33	32	30
22	12	24	21	26	12	15	37	30	16
18	9	28	18	25	37	16	25	28	25
16	24	31	25	28	26	15	12	35	38

계급	도수
5~9	4
10~14	5
15~19	7
20~24	5
25~29	9
30~34	6
34~39	4
합 계	40

1.6. 히스토그램과 도수분포다각형

히스토그램은 변수가 양적이고 연속일 때, 직교좌표의 횡축상에 도수분포표의 각 계급을 나타내는 구간을 밑변으로 하고 계급에 대응하는 도수를 높이로 하는 직사각형을 모든 계급에 대해 만들어 연결한 그래프이다. 도수분포다각형은 히스토그램에서 각 직사각형의 윗변의 중점을 차례로 선분으로 연결한 그래프이며, 2개 이상 자료의 분포 상태를 동시에 나타내어 비교하는 데 편리하다.

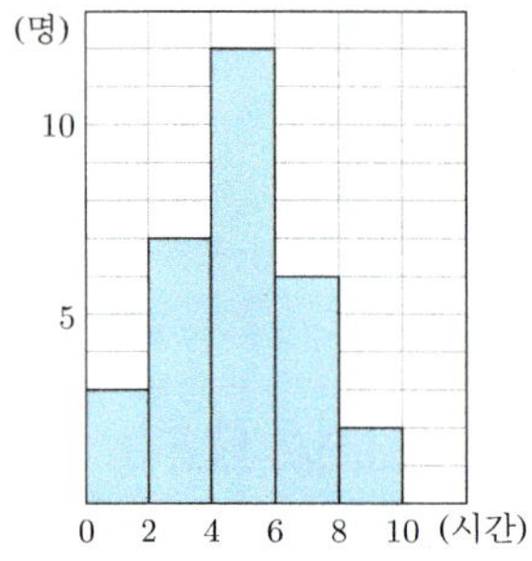

히스토그램

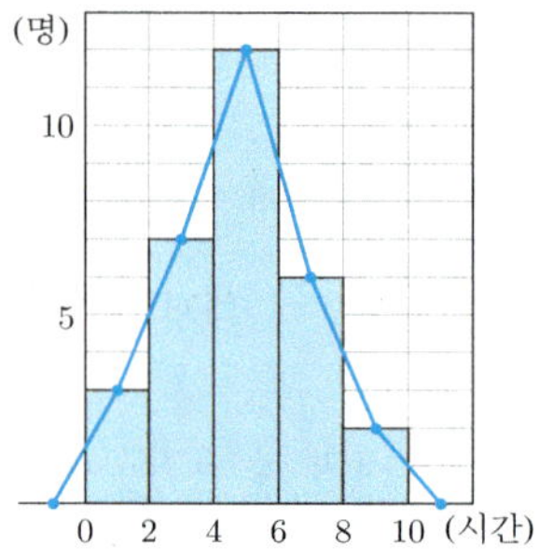

도수분포다각형

【참고】 그래프 사용과 해석 시 유의점

① 그래프 도식의 일반 규칙인 세로축이 가로축 길이의 2/3~3/4이 되게 하였는지 확인한다.

② 막대그래프나 히스토그램의 경우 막대의 폭이 동일한지 확인한다.

③ 집단 간의 차이나 변화의 폭을 그래프로 나타낼 때 수적 차이와 수적 변동 폭을 고려한다.

2 수치를 이용한 자료의 정리

2.1. 중심경향값

중심경향(central tendency)이란 자료에서 얻어진 모든 값들이 어떤 값을 중심으로 몰리는 경향을 의미하며, 중심경향값(measure of central tendency)은 자료를 대표하는 값으로 평균, 중앙값, 최빈값 등이 있다.

(1) 평균

평균은 관측된 n개 자료의 총합을 자료의 개수 n으로 나눈 산술평균을 의미하며, 가장 보편적으로 사용한다. 모집단 전체의 평균을 모평균(population mean)이라 하며 보통 그리스 문자 μ[1]로 표기한다. 그리고 모집단에서 추출된 표본의 평균을 표본평균(sample mean)이라 하며 보통 $\overline{X}$나 $\overline{Y}$ 등으로 표기한다.

1) '뮤'라 읽는다.

예를 들어, 6개의 수집된 자료 15, 5 10, 20, 17, 7의 평균은

$$\frac{15+5+10+20+17+7}{6} \fallingdotseq 12.3$$

이다.

(2) 중앙값

중앙값은 자료를 크기 순서로 나열하였을 때 전체의 50%가 되는 중앙의 위치에 해당하는 값이며, $\widehat{M}$, M_e, M_d로 표기하고, 중위수라고도 한다. 자료의 개수가 홀수개이면 $\frac{n+1}{2}$번째 값이 중앙값이고, 자료의 개수가 짝수개이면 $\frac{n}{2}$번째와 $\frac{n}{2}+1$번째 값의 평균이 중앙값이다.

예를 들어, 6개의 자료 15, 5 10, 20, 17, 7에 대한 중앙값을 구하면 다음과 같다.

㉠ 크기순으로 나열하기: 5, 7, 10, 15, 17, 20

㉡ 자료의 개수가 짝수개이므로 $\frac{6}{2}=3$번째 자료와 $3+1=4$번째 자료의 평균 구하기: $\frac{10+15}{2}=12.5$

(3) 최빈값

최빈값은 전체 자료 중 가장 빈도가 높은 값이며, M_o로 표기한다. 모든 사례가 각기 다른 값을 가지면 최빈값은 존재하지 않으며 도수가 많은 값이 여러 개이면 최빈값이 여러 개 존재할 수 있다.

예를 들어, 10문항을 10명의 대학생에게 질문하여 맞힌 문항 수가

8, 7, 9, 4, 8, 10, 9, 9, 3, 5

일 때, 도수가 가장 많은 3명의 점수인 9점이 최빈값이다.

최빈값은 도수가 가장 많은 수의 값을 알고자 할 때만 사용한다. 그리고 최빈값이 1개일 때 단봉분포(unimodal distribution), 2개일 때 이봉분포(bimodal distribution), 3개 이상일 때 다봉분포(multimodal distribution)라고 한다.

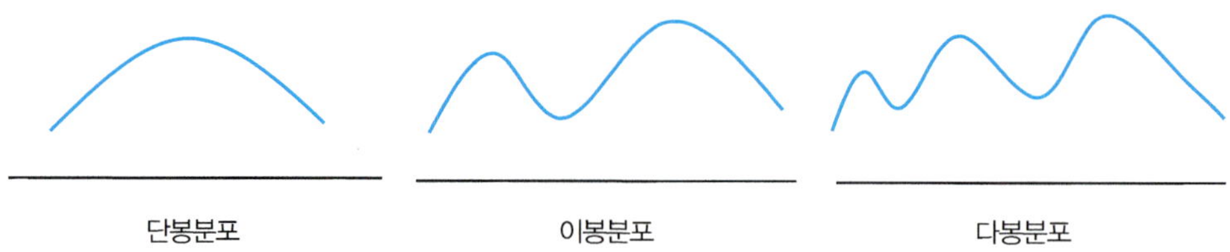

【참고】 평균, 중앙값, 최빈값의 관계

① 좌우대칭 분포(perfectly symmetrical distribution)

: 평균 = 중앙값 = 최빈값

[예] 정규분포

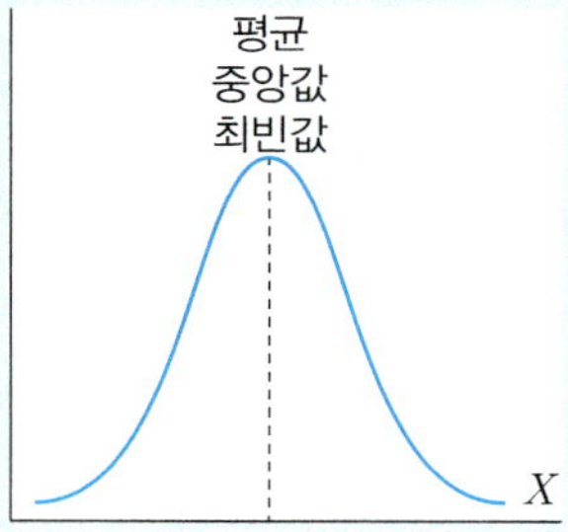

② 부적편포(negatively skewed distribution)

: 평균 < 중앙값 < 최빈값

[예] 평소보다 시험이 쉬워 높은 점수대에 많은 학생이 몰린 경우

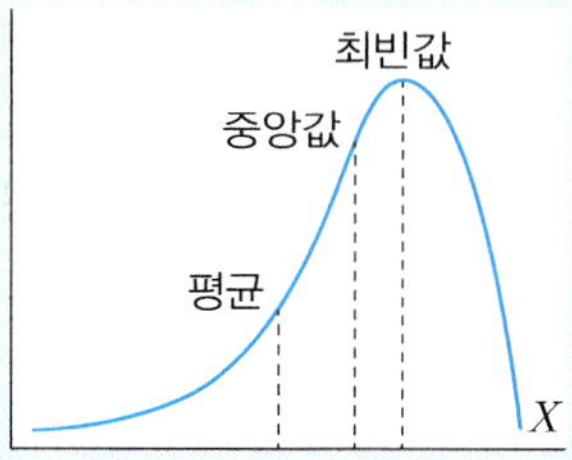

③ 정적편포(positive skewed distribution)

: 최빈값 < 중앙값 < 평균

[예] 평소보다 시험이 어려워 낮은 점수대에 많은 학생이 몰린 경우

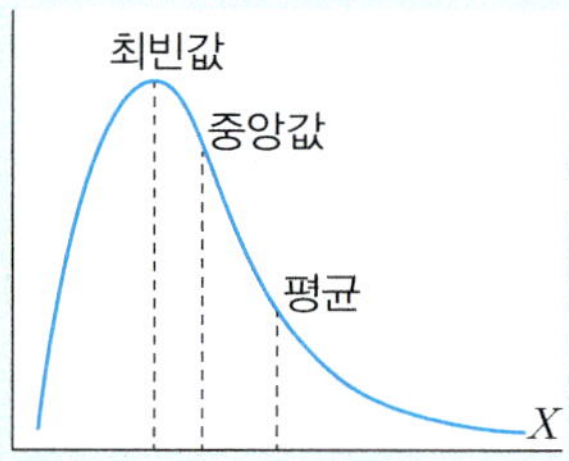

2.2. 산포도

자료의 흩어진 정도를 알면 자료의 특성을 파악하기 용이하다. 특히 중심경향값이 같더라도 넓은 범위에 흩어진 분포가 있을 수 있고 좁은 범위에 흩어진 분포가 있을 수 있어 그 흩어진 정도를 고려해야 한다. 이와 같이 개개의 관찰값이 흩어져 있는 정도를 하나의 수로 나타낸 값이 산포도이다. 산포도가 클수록 그 분포의 흩어진 폭이 넓고, 산포도가 작

을수록 분포의 흩어진 폭은 좁다. 산포도에는 대표적으로 범위, 분산, 표준편차 등이 있다.

(1) 범위

범위는 자료의 최댓값과 최솟값의 차이이다. 예를 들어, 신생아 체중 자료의 관측값이 5.6에서 9.4 사이일 때 범위는

$$R = 9.4 - 5.6 = 3.8$$

이다. 범위는 산포도 중에서 계산과 설명이 쉬워 적은 자료의 변동에 적당하다. 그러나 자료의 두 극단적인 값의 차이만을 나타내기 때문에 이상점(outlier)이 있을 경우에 올바른 산포의 측도가 되지 못한다는 단점이 있다. 범위의 이러한 단점을 일부 보완한 것이 사분위수 범위(IQR)이다.

(2) 분산과 표준편차

분산과 표준편차는 모든 자료를 각각 고려하여 분포의 흩어진 정도를 나타낸 통계량이며, 분산은 관측값에서 평균을 뺀 값을 제곱하고 그것을 모두 더한 후 전체 개수로 나눈 값이며, 표준편차는 분산의 음이 아닌 제곱근이다.

$$(\text{분산}) = \frac{(\text{편차})^2\text{의 총합}}{(\text{도수})\text{의 총합}} \qquad (\text{표준편차}) = \sqrt{(\text{분산})}$$

예를 들어, 학생 8명의 충치 수가 2, 5, 3, 1, 3, 4, 0, 6(개)일 때, 평균, 분산, 표준편차를 구하면 다음과 같다.

㉠ $(\text{평균}) = \frac{2+5+3+1+3+4+0+6}{8} = 3(\text{개})$

㉡ $(\text{분산}) = \frac{1}{8}\{(2-3)^2 + (5-3)^2 + (3-3)^2 + (1-3)^2$

$\quad + (3-3)^2 + (4-3)^2 + (0-3)^2 + (6-3)^2\}$

$\quad = \frac{7}{2} = 3.5$

㉢ $(\text{표준편차}) = \sqrt{3.5} \fallingdotseq 1.87(\text{개})$

분산 또는 표준편차가 크면 클수록 그 분포를 구성하는 요소들이 이질적(heterogeneous)이라 할 수 있으며, 분산 또는 표준편차가 작으면 작을수록 그 분포를 구성하는 요소들이 동질적(homogeneous)이라 할 수 있다.

2.3. 상대적 위치

많은 양의 자료들에 대해 특정 자료값이 전체 자료에서 어떤 위치에 있는가를 나타내기 위해 사분위수, 백분위수 그리고 Z-값 등을 사용한다.

(1) 사분위수와 백분위수

사분위수는 크기 순서에 따라 늘어놓은 자료를 사등분할 때 각각 사등분되는 위치의 값이다.

㉠ 제1사분위수(first quartile) Q_1; 전체 자료의 1/4 값보다 작거나 같게 되는 값
㉡ 제2사분위수(second quartile) Q_2; 자료의 중앙값
㉢ 제3사분위수(third quartile) Q_3; 전체 자료의 3/4 값보다 작거나 같게 되는 값

제1사분위수 Q_1과 제3사분위수 Q_3는 가운데 50% 자료값의 하한과 상한이며, $Q_3 - Q_1$을 사분위수 범위(IQR)라고 한다. 계산한 Q_1, Q_3가 정수가 아니면 사분위수는 인접한 두 개 값을 사용하여 보간법으로 구한다.

p백분위수(p-th percentile)는 사분위수 개념을 확대한 것으로 자료를 순서대로 나열했을 때 백분율로 나타낸 특정 위치의 값이다. 예를 들어, 100개의 값을 가진 어떤 자료의 20 백분위수는 그 자료의 값들 중 20번째로 작은 값을 뜻하며, 50 백분위수는 중앙값과 같다.

㉠ 25 백분위수 (제1사분위수 Q_1) $= 0.25 \times (n+1)$번째 자료값
㉡ 50 백분위수 (제2사분위수 Q_2) $= 0.50 \times (n+1)$번째 자료값
㉢ 75 백분위수 (제3사분위수 Q_3) $= 0.75 \times (n+1)$번째 자료값

예를 들어, 자료 16, 25, 4, 18, 11, 13, 20, 8, 11, 9에 대하여 IQR을 구하면 다음과 같다.

㉠ 크기 순서로 나열한다: 4, 8, 9, 11, 11, 13, 16, 18, 20, 25

㉡ Q_1의 위치는 $0.25(n+1) = 0.25(10+1) = 2.75$번째의 값이다.

㉢ Q_3의 위치는 $0.75(n+1) = 0.75(10+1) = 8.25$번째의 값이다.

㉣ Q_1과 Q_3의 위치가 정수가 아니므로 보간법을 사용하여 Q_1과 Q_3를 구한다. 즉,

$$Q_1 = 8 + 0.75(9-8) = 8 + 0.75 = 8.75$$

$$Q_3 = 18 + 0.25(20-18) = 18 + 0.5 = 18.5$$

이다.

㉤ 따라서 $\text{IQR} = Q_3 - Q_1 = 18.5 - 8.75 = 9.75$이다.

(2) Z-값

Z-값$= \dfrac{X-\mu}{\sigma}$(μ = 평균, σ = 표준편차)은 개별 자료값들이 그들의 평균으로부터 표준편차의 몇 배만큼 떨어져 있는가를 나타내는 통계량이다. 예를 들어, 아래 자료의 Z-값을 구하면 다음과 같다.

85, 89, 107, 109, 110, 129, 144, 161, 187, 193, 194, 196, 202, 203, 224

순위	1	2	3	4	5	6	7	8	9
점수	85	89	107	109	110	129	144	161	187
Z-값	−1.487	−1.403	−1.023	−0.981	−0.960	−0.559	−0.243	0.116	0.665

순위	10	11	12	13	14	15
점수	193	194	196	202	203	224
Z-값	0.791	0.812	0.854	0.981	1.002	1.445

3 이변량 자료의 정리

연구를 위해 수집된 자료가 두 개 이상인 경우에는 산점도, 공분산, 상관계수 등을 이용하여 자료를 정리하여 기술한다.

3.1. 도표/그래프를 이용한 이변량 자료의 정리

(1) 막대그래프

막대그래프는 두 가지 범주형(질적) 자료들의 도수분포 상황을 쉽게 알아보기 위하여 수직선상에 도수와 같은 높이의 막대를 그린 그래프이다. 이때, 수평배열과 수직누적 두 가지로 막대그래프를 그릴 수 있다.

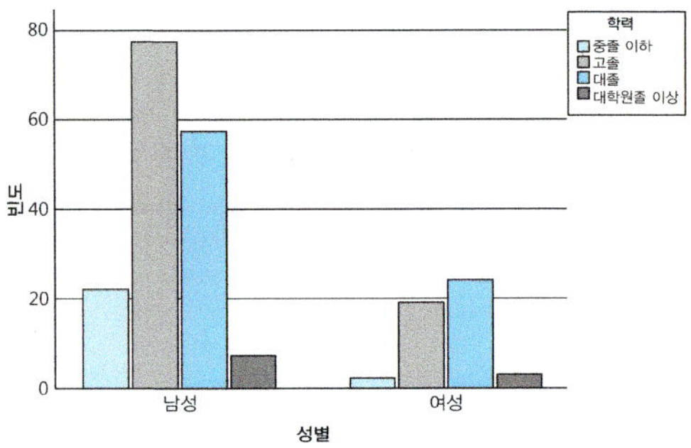

〈수평배열 막대그래프〉

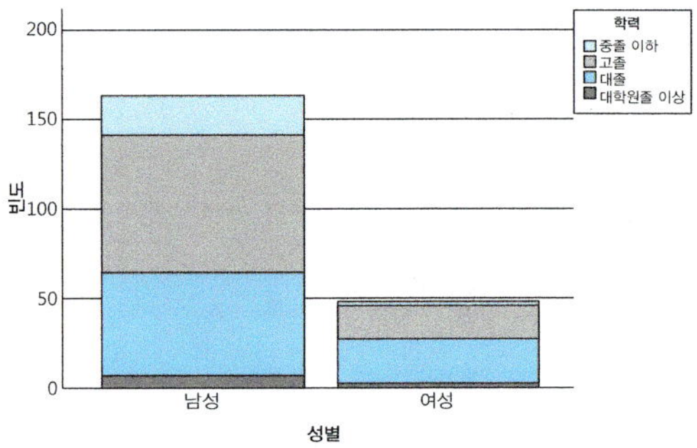

〈수직누적 막대그래프〉

(2) 산점도

산점도(scatter plot)는 한 양적변수를 수평축(x축)으로 잡고 다른 양적변수를 수직축(y축)으로 잡은 뒤 각 관측값 $(x,\ y)$을 좌표평면 위에 점으로 나타낸 그림이다. 두 변수 사이의 관계가 다음과 같은지를 기술할 때 사용한다.

㉠ 두 변수 사이에 보이는 경향은 어떠한가?

㉡ 두 변수가 직선 경향을 따라 일정하게 증가 또는 감소하는가?

㉢ 두 변수가 곡선의 경향을 보이는가?

㉣ 두 변수 사이에 상관성이 강한가? 상관성이 약해 보이는가?

㉤ 이상점이 있는가? 이상점들이 그룹을 형성하는가?

예를 들어, A지역에 거주하는 6가구에 대해 가구원 수를 x(단위: 가구), 주당 식료품비 지출액을 y(단위: 천원)라 하면 다음의 산점도를 그릴 수 있다.

X	Y
2	95.75
2	110.19
3	118.33
4	150.92
1	75.86
5	180.62
2	165

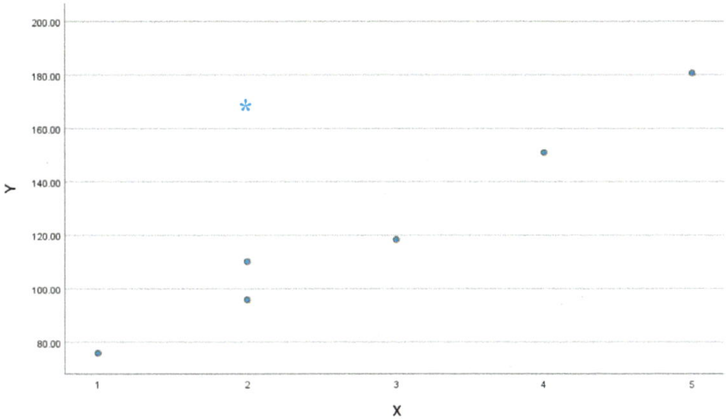

이때, 가구원 수가 2이고 식료품비 지출액이 165인 가구(*표시)는 6개의 점이 직선적인 경향을 가진 것과 적합하지 않아 이상점으로 간주한다.

3.2. 수치를 이용한 이변량 자료의 정리

(1) 공분산

공분산(covariance)은 두 변수 X와 Y가 동시에 변하는 정도를 나타내며, 두 변수의 평균점인 $\overline{X}$, $\overline{Y}$를 중심으로 변하는 정도를 계산한다. n개 표본의 공분산은 표준편차의 계산처럼 $n-1$로 나누어 계산한다.

$$Cov(X,\ Y) = \frac{1}{n-1}\sum_{i=1}^{n}\left(X_i - \overline{X}\right)\left(Y_i - \overline{Y}\right)$$

$$= \frac{1}{n-1}\left[\sum_{i=1}^{n} X_i Y_i - \frac{\left(\sum_{i=1}^{n} X_i\right)\left(\sum_{i=1}^{n} Y_i\right)}{n}\right]$$

(2) 상관계수

상관(correlation)이란 두 변수가 변하는 정도이며, 상관계수(correlation coefficient)는 두 변수가 관계된 정도, 즉 두 변수가 동시에 함께 변하는 정도를 나타낸다. 모집단의 상관계수는 ρ[2)]라 표기하고, 표본의 상관계수는 r로 표기한다.

$$\rho_{XY} = \frac{Cov(X,\ Y)}{\sqrt{\mathrm{V}(X)}\sqrt{\mathrm{V}(Y)}} = \frac{\sigma_{XY}}{\sigma_X \sigma_Y}$$

(σ_X: X의 표준편차, σ_Y; Y의 표준편차, σ_{XY}; X와 Y의 공분산)

상관관계는 -1에서 1 사이의 값을 가지며, 산점도를 그려 두 변수 사이의 상관관계를 확인할 수 있다.

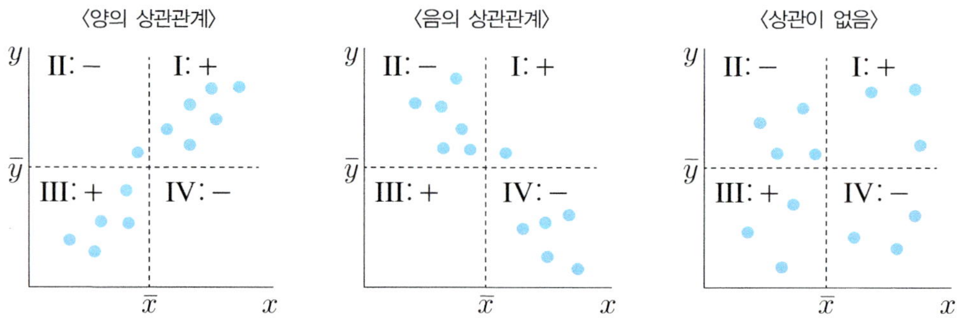

㉠ Ⅰ과 Ⅲ에 있을 때 공분산과 상관계수의 부호는 양수이다.

㉡ Ⅱ과 Ⅳ에 있을 때 공분산과 상관계수의 부호는 음수이다.

㉢ 점들이 네 영역에 흩어져 있을 때 공분산과 상관계수는 0에 가깝다.

X와 Y에 대하여 n쌍의 표본이 주어졌다면, 표본공분산(sample covariance) S_{XY}로부터 표본상관계수(sample correlation coefficient) r_{XY}를 계산할 수 있다.

$$r_{XY} = \frac{S_{XY}}{S_X S_Y} = \frac{\sum_{i=1}^{n}(X_i - \overline{X})(Y_i - \overline{Y})}{\sqrt{\sum_{i=1}^{n}(X_i - \overline{X})^2}\sqrt{\sum_{i=1}^{n}(Y_i - \overline{Y})^2}}$$

(S_X: 표본 X의 표준편차, S_Y: 표본 Y의 표준편차)

2) ‘로우’라 읽는다.

(3) 회귀직선

모든 점 $(X,\ Y)$가 직선 위에 존재하지는 않지만 직선적인 경향이 보인다면 이 점들을 관통하는 최선의 직선을 선정하여 자료를 설명할 수 있다. 이처럼 X에 대한 Y의 최적적합직선을 최소제곱직선이라 하며, 산점도에 있는 모든 점들이 자료를 대표하는 직선 쪽으로 회귀한다고 하여 회귀직선(regression line)이라 부른다.

회귀직선의 방정식 $Y = a + bX$에서 점 $(X,\ Y)$와 직선과의 차의 제곱의 합이 최소가 되도록 하여 y절편 a와 기울기 b를 구한다. 이때, 회귀선은 X값의 평균 $\overline{X}$와 Y값의 평균 $\overline{Y}$인 $(\overline{X},\ \overline{Y})$를 반드시 지난다.

㉠ 기울기 $b = r_{XY} \times \left(\dfrac{S_Y}{S_X}\right) = \dfrac{Cov(X,\ Y)}{\mathrm{V}(X)}$

㉡ Y절편 $a = \overline{Y} - b\overline{X}$

예를 들어, 근무경력 X(단위: 년)와 시간당 초기임금 Y(단위: 천원)에 관한 자료가 다음과 같을 때, 최적의 회귀직선의 방정식은 $Y = 1.590 + 1.943X$이다.

X	2	3	4	5	6	7
Y	6.00	7.50	8.00	12.00	13.00	15.50

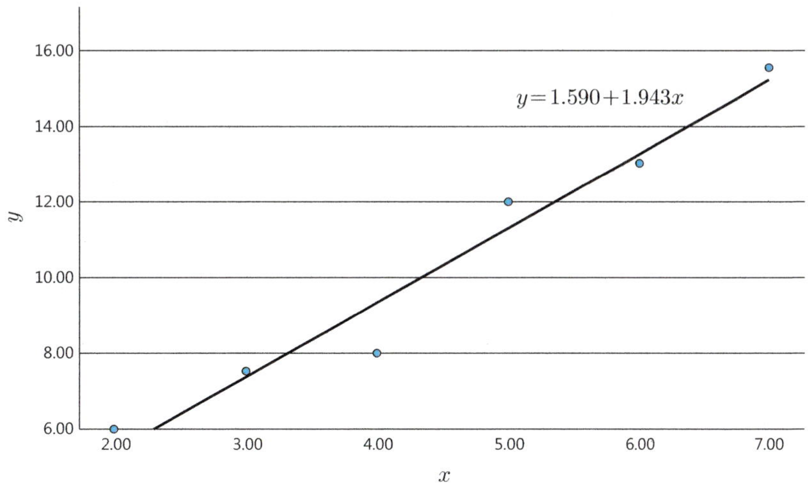

4 SPSS에서 빈도분석 시행하기

빈도분석은 한 변수 내의 각 범주들에 속해 있는 사례 수가 얼마인지와 이들 각 사례 수가 전체 응답자 중에서 차지하는 비율이 얼마인지를 알려준다. SPSS 프로그램을 이용하여 『알코올 사용장애자의 단주에 대한 임파워먼트 탐색 연구』에서 확인한 요인들에 대한 빈도분석 과정은 다음과 같다.

① 주 메뉴에서 분석(A)→ 기술통계량(E) → 빈도분석(F)의 순서대로 클릭을 하면 [그림 1]과 같이 빈도분석 대화상자가 나타난다.

② [그림 1]에서 [그림 2]와 같이 분석할 변수를 선정한 후 를 클릭하여 오른쪽 변수(V) 상자로 이동시킨다.

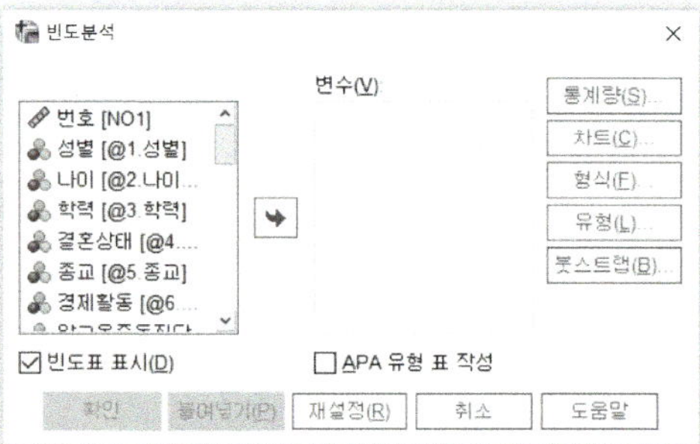

[그림 1] 기술통계 대화상자

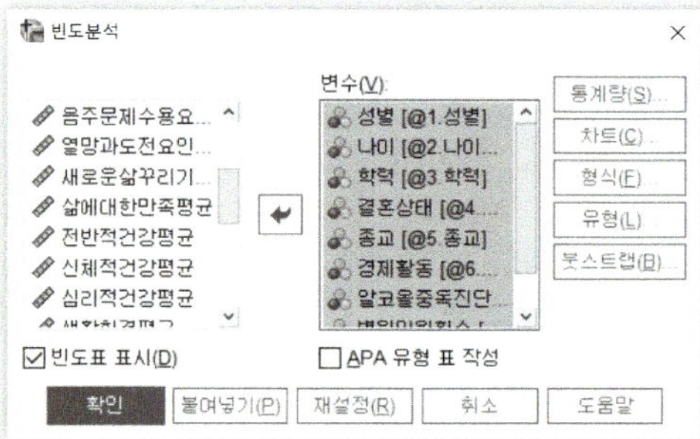

[그림 2] 분석 대상 변수 선정

③ [그림 2]에서 확인을 누르면 [표 1]과 같이 빈도분석의 결과가 나타난다.

[표 1] 빈도분석의 결과

성별

		빈도	퍼센트	유효 퍼센트	누적 퍼센트
유효	남성	163	77.3	77.3	77.3
	여성	48	22.7	22.7	100.0
	전체	211	100.0	100.0	

나이

		빈도	퍼센트	유효 퍼센트	누적 퍼센트
유효	20대	6	2.8	2.8	2.8
	30대	19	9.0	9.0	11.8
	40대	65	30.8	30.8	42.7
	50대	71	33.6	33.6	76.3
	60대	45	21.3	21.3	97.6
	70대 이상	5	2.4	2.4	100.0
	전체	211	100.0	100.0	

학력

		빈도	퍼센트	유효 퍼센트	누적 퍼센트
유효	중졸 이하	24	11.4	11.4	11.4
	고졸	96	45.5	45.5	56.9
	대졸	81	38.4	38.4	95.3
	대학원졸 이상	10	4.7	4.7	100.0
	전체	211	100.0	100.0	

결혼상태

		빈도	퍼센트	유효 퍼센트	누적 퍼센트
유효	기혼	65	30.8	30.8	30.8
	미혼	78	37.0	37.0	67.8
	이혼	53	25.1	25.1	92.9
	별거 및 사별	15	7.1	7.1	100.0
	전체	211	100.0	100.0	

종교

		빈도	퍼센트	유효 퍼센트	누적 퍼센트
유효	있다	146	69.2	69.2	69.2
	없다	65	30.8	30.8	100.0
	전체	211	100.0	100.0	

경제활동

		빈도	퍼센트	유효 퍼센트	누적 퍼센트
유효	한다	117	55.5	55.5	55.5
	안 한다	94	44.5	44.5	100.0
	전체	211	100.0	100.0	

알코올중독 진단나이

		빈도	퍼센트	유효 퍼센트	누적 퍼센트
유효	10대	2	.9	.9	.9
	20대	30	14.2	14.2	15.2
	30대	59	28.0	28.0	43.1
	40대	71	33.6	33.6	76.8
	50대	43	20.4	20.4	97.2
	60대 이후	6	2.8	2.8	100.0
	전체	211	100.0	100.0	

병원입원횟수

		빈도	퍼센트	유효 퍼센트	누적 퍼센트
유효	0–1회	72	34.1	34.1	34.1
	2–5회	88	41.7	41.7	75.8
	6–10회	28	13.3	13.3	89.1
	10–20회	14	6.6	6.6	95.7
	20회 이상	9	4.3	4.3	100.0
	전체	211	100.0	100.0	

단주기간

		빈도	퍼센트	유효 퍼센트	누적 퍼센트
유효	3년 미만	112	53.1	53.1	53.1
	3년 이상	99	46.9	46.9	100.0
	전체	211	100.0	100.0	

④ 논문표 작성 시에는 [표 1]의 각 항목에서 빈도와 퍼센트를 이용하면 된다. 예를 들어 [표 2]에서 성별의 경우, 전체 연구대상자 중 남성이 163명, 여성이 48명으로 전체 연구대상자의 77.3%가 남성이며, 22.7%가 여성임을 알 수 있다. 퍼센트는 전체

연구대상자 중 각각의 빈도가 차지하는 비율을 의미하며, 유효 퍼센트는 무응답자를 제외하고 응답자들만 대상으로 각각의 빈도가 차지하는 비율을 의미한다. 성별 변수에 대한 결과표에서 퍼센트와 유효 퍼센트의 값이 동일한 것은 모든 연구대상자가 응답하였기 때문이다. 누적 퍼센트는 유효 퍼센트의 누적 값이다.

[표 2] **연구대상자의 인구사회학적 특성**

항목		빈도	백분율(%)
성별	남성	163	77.3
	여성	48	22.7
나이	20대	6	2.8
	30대	19	9.0
	40대	65	30.8
	50대	71	33.6
	60대	45	21.3
	70대 이상	5	2.4
학력	중졸 이하	24	11.4
	고졸	96	45.5
	대졸	81	38.4
	대학원졸 이상	10	4.7
결혼상태	기혼	65	30.8
	미혼	78	37.0
	이혼	53	25.1
	별거 및 사별	15	7.1
종교	있다	146	69.2
	없다	65	30.8
경제활동	한다	117	55.5
	안 한다	94	44.5
알코올중독 진단나이	10대	2	0.9
	20대	30	14.2
	30대	59	28.0
	40대	71	33.6
	50대	43	20.4
	60대 이후	6	2.8
병원입원횟수	0–1회	72	34.1
	2–5회	88	41.7
	6–10회	28	13.3
	10–20회	14	6.6
	20회 이상	9	4.3
단주기간	3년 미만	112	53.1
	3년 이상	99	46.9

5 SPSS에서 기술통계 시행하기

자료의 평균과 표준편차 등의 통계량을 구하기 위해 기술통계 분석을 시행할 수 있다. SPSS 프로그램을 이용하여 『알코올 사용장애자의 단주에 대한 임파워먼트 탐색 연구』에서 확인한 요인들에 대한 기술통계 분석을 하는 과정은 다음과 같다.

① 주 메뉴에서 분석(A) → 기술통계량(E) → 기술통계(D)의 순서대로 클릭을 하면 [그림 1]과 같이 기술통계 대화상자가 나타난다.

② [그림 1]에서 [그림 2]와 같이 분석할 변수를 선정한 후 ➡를 클릭하여 오른쪽 변수(V) 상자로 이동시킨다.

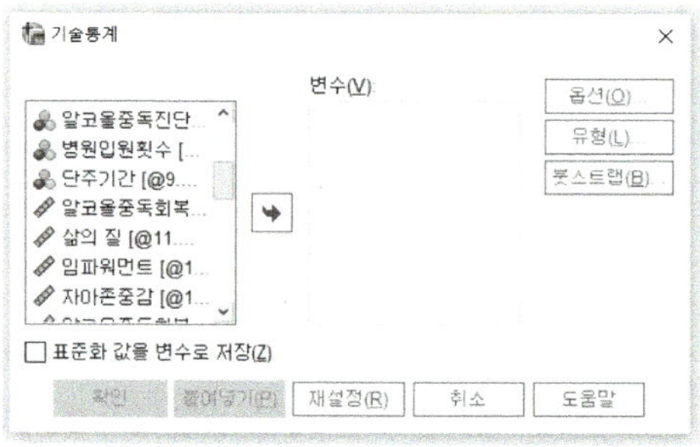

[그림 1] 기술통계 대화상자

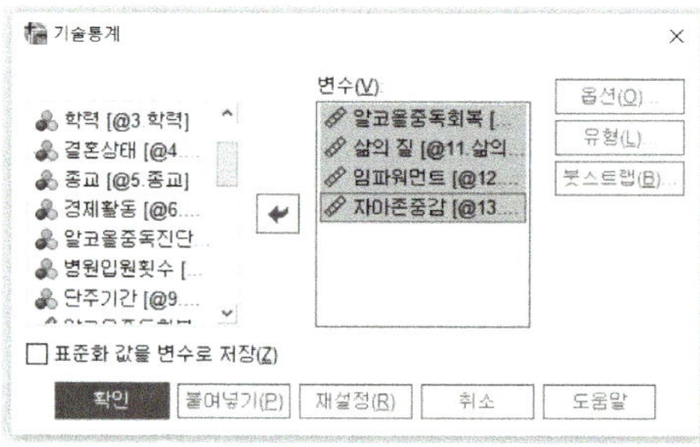

[그림 2] 분석 대상 변수 선정

③ [그림 2]에서 옵션(O)을 클릭하면 [그림 3]과 같이 기술통계: 옵션 대화상자가 나타난다. 평균(M), 표준편차(T), 최소값(N), 최대값(X), 평균의 표준오차(E)를 선택한 후 계속(C)을 누른다.

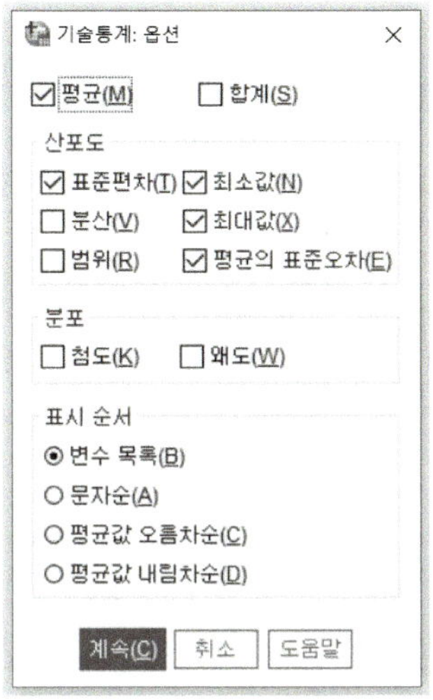

[그림 3] **기술통계: 옵션 대화상자**

④ [그림 2]에서 확인을 누르면 [표 3]과 같이 기술통계 분석의 결과가 나타난다.

[표 3] **기술통계 분석의 결과**

기술통계량

	N	최소값	최대값	평균		표준편차
	통계량	통계량	통계량	통계량	표준오류	통계량
알코올중독회복	211	2.71	5.00	4.0316	.03627	.52682
삶의 질	211	1.32	5.00	3.4011	.04341	.63051
임파워먼트	211	2.02	5.00	3.5942	.03399	.49370
자아존중감	211	1.20	3.80	2.8673	.03336	.48464
유효 N(목록별)	211					

⑤ 논문표 작성 시에는 [표 3]의 기술통계량 중에 평균과 표준편차를 이용하면 된다. 논문표에서 평균과 표준편차는 M±SD로 표시한다. 예를 들어, 전체 211명의 연구대상자의 알코올중독회복, 삶의 질, 임파워먼트, 자아존중감에 대한 평균과 표준편차를 분석한 [표 4]에서, 알코올중독회복의 평균은 4.03, 표준편차는 0.53이고, 삶의 질의 평균은 3.40, 표준편차는 0.63이다. 임파워먼트의 평균은 3.59, 표준편차는 0.49이며, 자아존중감의 평균은 2.87, 표준편차는 0.49로 나타났다.

[표 4] 변수에 대한 기술통계량(n=211)

변수	M±SD
알코올중독회복	4.03±.53
삶의 질	3.40±.63
임파워먼트	3.59±.49
자아존중감	2.87±.49

M: 평균, SD: 표준편차

연습문제

1. 다음 자료는 A대학교 보건학과 학생 11명으로부터 얻은 한 달 자기관리비(단위: 만원)에 대한 자료이다.

58 54 54 81 56 81 75 55 41 40 20

위 자료에 대한 설명이 다음과 같을 때 각 설명이 옳은지 판단하시오.
(1) 중앙값은 55이다.
(2) 표본평균은 중앙값보다 작다.
(3) 최빈값은 54와 81 두 개이다.
(4) 자료의 범위는 61이다.

2. 다음은 20개로 이루어진 자료를 순서대로 나열한 것이다.

29 32 33 34 37 39 39 39 40 40
42 43 44 44 45 45 46 47 49 55

위 자료의 중앙값과 사분위수 범위(IQR)를 구하고 상자그림을 그리시오.

3. A리서치에서 고등학생 500명을 대상으로 키를 조사하여 분석한 결과로 다음을 발표하였다. 각 분석이 옳은지 여부를 판정하시오.

(가) 고등학교 1학년 남학생들의 키를 조사한 결과, 중앙값과 평균이 172cm로 같았다. 이는 남학생들의 키에 대한 자료에 이상점(outlier)이 존재하지 않음을 뜻한다.
(나) 고등학교 1학년 여학생들의 키를 조사한 결과, 평균은 163cm, 중앙값은 161.2cm, 표준편차는 2.0cm였다. 이는 여학생들의 키에 대한 자료들이 왼쪽으로 긴 꼬리를 갖는 비대칭분포임을 뜻한다.

4. 다음 자료는 A병원과 B병원에서 각각 6명의 외래환자에게 '병원에 도착하여 진료서비스를 받기까지의 대기시간(단위: 분)'을 조사한 것이다.

A병원	17	32	5	19	20	9
B병원	10	15	17	17	23	20

두 병원의 진료서비스 대기시간에 대하여 평균과 분산을 구하여 비교하시오.

모범답안

1. (1) 중앙값을 구하기 위해 자료를 크기순으로 나열하면

20 40 41 54 54 55 56 58 75 81 81

이고, 자료의 개수가 11개, 즉 홀수이므로 중앙값은

$\frac{n+1}{2}=\frac{12}{2}=6$번째 값인 55이다. 따라서 옳은 설명이다.

(2) 표본평균은

$$\overline{X}=\frac{58+54+\cdots+20}{11}\fallingdotseq 55.91$$

이다. 따라서 표본평균이 중앙값 55보다 크므로 틀린 설명이다.

(3) 최빈값은 출현 도수가 가장 많은 54와 81이다. 따라서 옳은 설명이다.

(4) 범위는 자료의 최댓값에서 최솟값을 뺀 값이므로 81−20=61이다. 따라서 옳은 설명이다.

2. SPSS의 빈도분석과 그래프 그리기를 이용하면

통계량

		자료
N	유효	20
	결측	0
중위수		41.00
백분위수	25	37.50
	50	41.00
	75	45.00

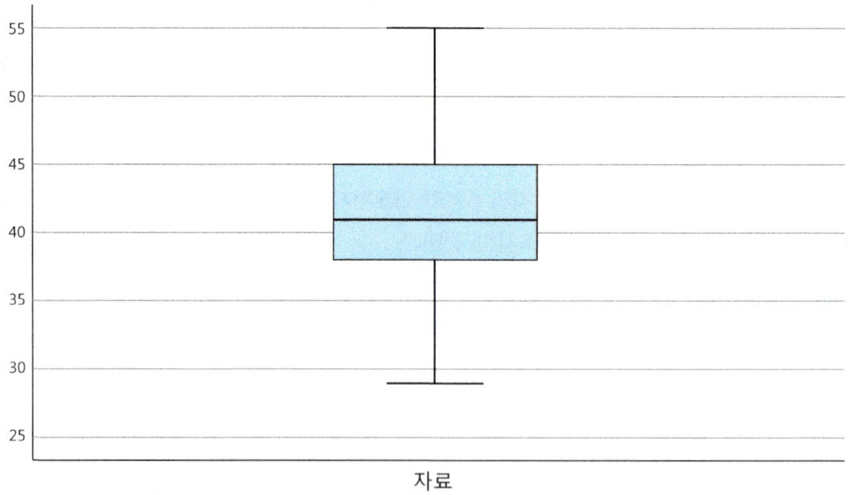

따라서 중앙값은 41이고, 사분위수 범위(IQR)는 45−37.5=7.5이다.

3. (가) 자료의 평균은 관측값의 절대 크기의 중앙이며, 모든 관측값을 더한 후 관측값 개수로 나눈 값이다. 그리고 중앙값은 자료의 순서의 중심이다. 그러므로 자료의 관측값 중 아주 크거나 아주 작은 이상점이 존재하는 경우 순서의 중심인 중앙값과는 달리 크기의 중심인 평균은 이상점이 존재하는 쪽으로 치우치게 된다. 그러나 자료에 이상점이 존재하지 않으면 중앙값과 평균이 거의 일치하게 된다. 따라서 위의 설명은 옳다.

(나) 평균과 중앙값을 비교하여 평균이 중앙값보다 작으면 왼쪽으로 긴 꼬리를 갖는 비대칭분포(우측 비대칭분포)를 이룬다. 그런데 평균이 163cm이고 중앙값이 161.2cm로 중앙값<평균이므로 위 자료들은 평균이 중앙값보다 큰 오른쪽으로 긴 꼬리를 갖는 비대칭분포(좌측 비대칭분포)를 이루게 된다. 따라서 위의 설명은 틀렸다.

4. A병원과 B병원의 대기시간에 대한 평균을 구하면

$$\text{A병원의 대기시간 평균} = \frac{17+32+5+19+20+9}{6} = \frac{102}{6} = 17$$

$$\text{B병원의 대기시간 평균} = \frac{10+15+17+17+23+20}{6} = \frac{102}{6} = 17$$

으로 대기시간의 평균이 동일하다. 그러나 A병원과 B병원의 대기시간에 대한 분산을 구하면

$$\text{A병원의 대기시간 분산} = \frac{(17-17)^2+(32-17)^2+(5-17)^2+(19-17)^2+(20-17)^2+(9-17)^2}{6-1} = 89.2$$

$$\text{B병원의 대기시간 분산} = \frac{(10-17)^2+(15-17)^2+(17-17)^2+(17-17)^2+(23-17)^2+(20-17)^2}{6-1} = 19.6$$

으로 A병원의 대기시간에 대한 분산이 B병원의 대기시간에 대한 분산보다 크다. 따라서 B병원보다 A병원에서 대기시간에 대한 편차가 크다고 할 수 있다.

CHAPTER

5

확률분포와 중심극한정리

1. 확률변수와 확률분포
2. 정규분포
3. 정규분포와 관련된 표본의 분포
4. 표집분포와 중심극한정리

Health Statistics

1 확률변수와 확률분포

1.1. 확률변수

확률변수(random variable)는 어떤 시행에서 표본공간의 각 원소에 하나의 실숫값을 대응시켜 주는 함수이다.

[예] 동전의 앞면이 나올 때까지 동전을 던지는 시행을 반복한다고 하면 표본공간은

$S = \{H, TH, TTH, TTTH, \cdots\}$

이고, 동전의 앞면이 처음 나올 때까지의 시행 횟수를 Y라 하면

$Y(H) = 1$

$Y(TH) = 2$

$Y(TTH) = 3$

$\cdots$

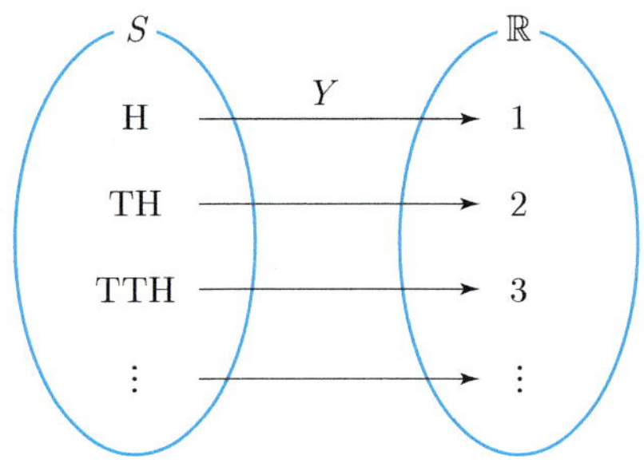

이므로 확률변수는 1, 2, 3, ⋯ 이다.

확률변수는 크게 이산확률변수와 연속확률변수로 구분된다.

이산확률변수	연속확률변수
㉠ 확률변수가 가질 수 있는 값이 유한개이거나 자연수와 같이 셀 수 있는 경우 ㉡ 주머니에서 바둑돌을 꺼낼 때 흰 돌의 개수, K대학교 농구 대표 선수가 다음 경기에서 자유투를 넣는 횟수	㉠ 확률변수가 어떤 범위에 속하는 임의의 실숫값을 가지는 경우 ㉡ T과수원에서 생산되는 사과 한 개의 당도(Brix), A지역의 작년 강수량(mm)

1.2. 확률분포

확률분포(probability distribution)는 확률변수 X가 취하는 값에 그 각각의 확률을 대응시킨 관계로 $P(X=x)$ 또는 $f(x)$로 나타낸다. 확률변수에 대하여 정의된 실수를 구간 [0, 1] 사이의 확률에 대응시키는 함수를 확률함수라 하며, 이산확률변수에 대한 함수를 확률질량함수(probability mass function), 연속확률변수에 대한 함수를 확률밀도함수(probability density function)라 한다.

이산확률변수	연속확률변수
확률질량함수 $\mathrm{P}(X=x_i)$	확률밀도함수 $f(x)$
㉠ $0 \le \mathrm{P}(X=x_i) \le 1$ (단, $i=1,\ 2,\ \cdots\cdots,\ n$) ㉡ $\sum_{i=1}^{n}\mathrm{P}(X=x_i)=1$ ㉢ $\mathrm{P}(x_i \le X \le x_j)=\sum_{k=i}^{j}\mathrm{P}(X=x_k)$	㉠ $0 \le f(x) \le 1$ ㉡ $\int_{-\infty}^{\infty} f(x)dx=1$ ㉢ $\mathrm{P}(a \le X \le b)=\int_a^b f(x)\,dx$

그리고 모든 확률변수는 나름대로 고유한 확률분포를 가지며 통계 분석은 이러한 확률분포를 근거로 행해진다.

이산확률분포	연속확률분포
이산형 균등분포, 이항분포, 음이항분포, 기하분포, 초기하분포, 푸아송분포 등	연속형 균등분포, 정규분포, 표준정규분포, 지수분포, t-분포, F-분포, 카이제곱분포 등

㉠ 이산형 균등분포(discrete uniform distribution)

이산형 확률변수 X가 n개의 가능한 값 $x_1,\ x_2,\ x_3,\ \cdots,\ x_n$을 가지며 이들의 확률이 모두 $\frac{1}{n}$로 균등한 확률분포이다. $X \sim \mathrm{Uni}(n)$으로 표기하며 확률질량함수는

$$\mathrm{P}(X=x_i)=\frac{1}{n} \qquad (i=1,\ 2,\ 3,\ \cdots,\ n)$$

이다.

㉡ 이항분포(binomial distribution)

표본공간이 오직 두 가지의 배타적인 원소로 구성된 베르누이 시행을 독립적으로 n번 시행한 결과로 얻는 성공 횟수 X에 대한 확률분포이다. $X \sim \mathrm{B}(n,\ p)$로 표기하며 확률질량함수는

$$\mathrm{P}(X=x)={}_n\mathrm{C}_x\, p^x q^{n-x} \qquad (x=0,\ 1,\ 2,\ \cdots,\ n,\ p+q=1)$$

이다.

㉢ 음이항분포(negative binomial distribution)

성공률 p인 베르누이 시행을 r회의 성공이 일어날 때까지 시행하는 횟수 X에 대한 확률분포이다. $X \sim \mathrm{NB}(r,\ p)$로 표기하며 확률질량 함수는

$$\mathrm{P}(X=x)={}_{x-1}\mathrm{C}_{r-1}\, p^r q^{x-r} \qquad (x=r,\ r+1,\ \cdots,\ p+q=1)$$

이다.

㉣ **기하분포(geometric distribution)**

음이항분포에서 $r=1$인 특별한 경우로, 성공률 p인 베르누이 시행에 대해 처음으로 성공이 일어날 때까지 시행하는 횟수 X에 대한 확률분포이다. $X \sim \mathrm{Geo}(p)$로 표기하며 확률질량함수는

$$\mathrm{P}(X=x)=pq^{x-1} \qquad (x=1,\ 2,\ \cdots,\ p+q=1)$$

이다.

㉤ **초기하분포(hypergeometric distribution)**

비복원추출에서 N개(M개는 정상품, $N-M$개는 불량품) 중에 n번 추출했을 때 원하는 것을 뽑을 성공 횟수 X에 대한 확률분포이다. $X \sim \mathrm{HG}(N,\ M,\ n)$로 표기하며 확률질량함수는

$$\mathrm{P}(X=x)=\frac{{}_M\mathrm{C}_x \times {}_{N-M}\mathrm{C}_{n-x}}{{}_N\mathrm{C}_n} \qquad (x=0,\ 1,\ 2,\ \cdots,\ n)$$

이다.

㉥ **푸아송분포(Poisson distribution)**

단위 구간 또는 단위 시간 내에 어떤 사건이 평균 λ회 일어난다고 할 때, 그 구간(시간) 내에서 일어나는 사건의 횟수 X에 대한 확률분포이다. $X \sim \mathrm{Poi}(\lambda)$로 표기하며 확률질량함수는

$$\mathrm{P}(X=x)=\frac{e^{-\lambda}\lambda^x}{x!} \qquad (x=0,\ 1,\ 2,\ \cdots)$$

이다.

㉦ **연속형 균등분포(continuous uniform distribution)**

연속확률변수 X가 실수 구간 $[a,b]$에서 일어날 가능성이 균등한 확률분포이다. $X \sim \mathrm{Uni}(a,\ b)$로 표기하며 확률밀도함수는

$$f(x)=\frac{1}{b-a} \qquad (a \le x \le b)$$

이다.

㉧ **정규분포(normal distribution)**

연속확률변수 X가 실수 구간 $(-\infty,\ \infty)$에서 평균 μ를 중심에 두고 좌우 대칭이며 평균 μ에서 가장 높게 솟아오른 종 모양을 이루는 확률분포이다. 평균 μ와 분산 σ^2인 정규분포를 $X \sim \mathrm{N}(\mu,\ \sigma^2)$로 표기하고 확률밀도함수는

$$f(x) = \frac{1}{\sqrt{2\pi}\,\sigma} e^{-\frac{(x-\mu)^2}{2\sigma^2}} \quad (-\infty < x < \infty)$$

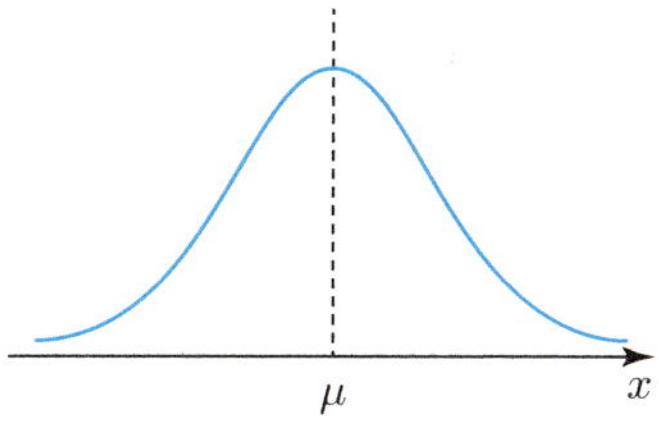

이다. 정규분포의 확률밀도함수는 드무아브르(A. de Moivre; 1667~1754)가 처음 발표하였으나, 비슷한 시기에 독일의 수학자 가우스(K. F. Gauss; 1777~1855)가 물리학 실험에 수반되는 측정오차의 분포에 정규분포를 활발히 적용하였다. 이러한 가우스의 이름을 따서 가우스 분포라고도 한다.

ⓙ 표준정규분포(standard normal distribution)

평균이 $\mu = 0$이고 분산이 $\sigma^2 = 1$인 정규분포를 표준정규분포라고 하고, 표준정규분포에 따르는 확률변수를 Z로 표시하여 $Z \sim \mathrm{N}(0, 1)$로 표기한다. 표준정규분포의 확률밀도함수는

$$f(z) = \frac{1}{\sqrt{2\pi}} e^{-\frac{z^2}{2}} \quad (-\infty < z < \infty)$$

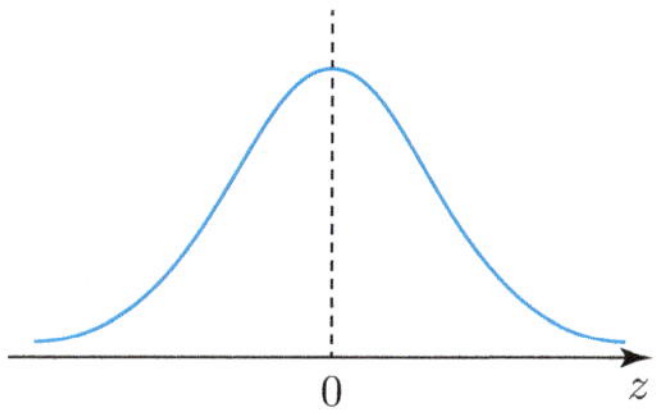

이다.

ⓚ 지수분포(exponential distribution)

어떤 정해진 시간 간격 동안 발생하는 사건의 개수가 평균 λ인 푸아송분포를 따를 때, 첫 번째 사건이 발생할 때까지의 시간 혹은 사건과 사건 사이의 경과시간 X에 대한 확률분포이다. 즉 지수분포는 어떤 사건이 발생할 때까지 걸리는 시간 혹은 사건과 사건 사이의 경과 시간을 설명해주는 확률분포이다. 평균이 $\frac{1}{\lambda}$인 지수분포를 $X \sim \mathrm{Exp}(\lambda)$로 표기하고 확률밀도함수는

$$f(x) = \lambda e^{-\lambda x} \quad (x \ge 0)$$

이다.

2 정규분포

2.1. 정규분포의 확률밀도함수

연속확률변수 X가 모든 실숫값을 취하고, 그 확률밀도함수가

$$f(x)=\frac{1}{\sqrt{2\pi}\,\sigma}e^{-\frac{(x-\mu)^2}{2\sigma^2}} \qquad (-\infty < x < \infty,\ e=2.718281\cdots\cdots)$$

일 때, X의 확률분포를 정규분포라고 한다. 정규분포는 평균 μ와 분산 σ^2를 이용해 $X\sim \mathrm{N}(\mu, \sigma^2)$로 표기한다.

2.2. 정규분포 그래프의 성질

① 직선 $x=\mu$에 대하여 대칭이다.

② $x=\mu$일 때 최댓값 $\frac{1}{\sqrt{2\pi}\,\sigma}$을 갖는다.

③ x축을 점근선으로 한다.

④ 곡선과 x축 사이의 넓이는 1이다.

⑤ μ과 σ의 값에 따라 모양이 정해진다.

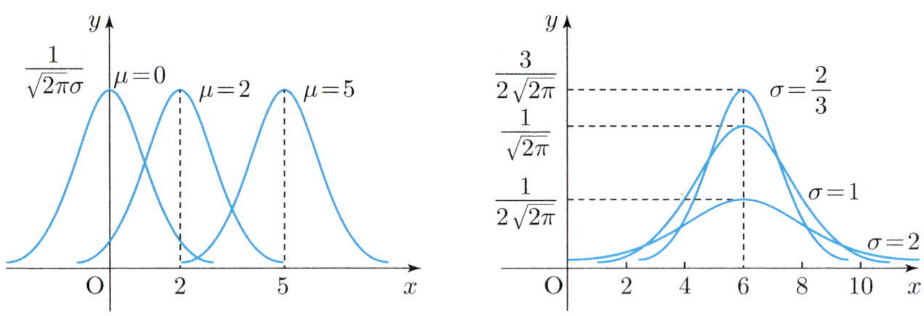

2.3. 확률 구하기

확률변수 X가 정규분포를 따를 때, X가 a 이상 b 이하의 값을 취할 확률은

$$P(a \leq X \leq b) = \int_a^b f(x)dx$$

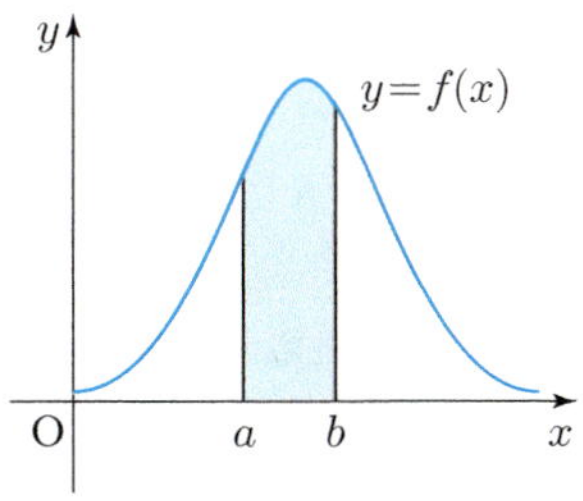

이다.

예를 들어, 어느 회사의 초콜릿 한 봉지의 무게가 평균 200g, 표준편차 10g인 정규분포를 따른다고 할 때 $X \sim N(200, 10^2)$라고 표시하며, 초콜릿 한 봉지의 무게가 210g 이하일 확률은

$$P(X \leq 210) = \int_{-\infty}^{210} f(x)dx$$

이며 정규분포 곡선상에 나타내면 다음과 같다.

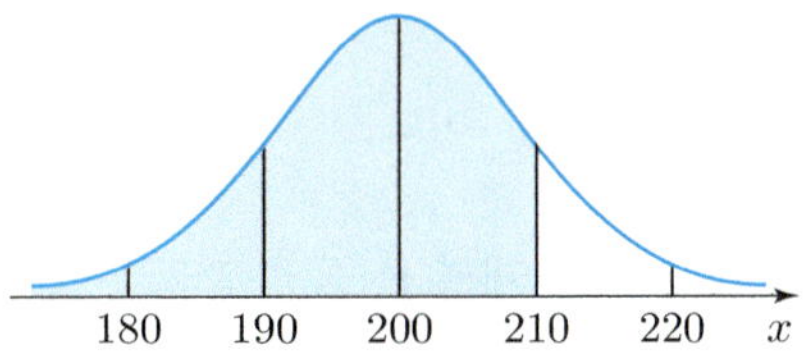

2.4. 중요한 확률계산

정규분포에서 68%, 95%, 99%일 때의 확률계산이 많이 활용된다.

㉠ $P(\mu - \sigma < X < \mu + \sigma) = 0.6826$

㉡ $P(\mu - 2\sigma < X < \mu + 2\sigma) = 0.9544$

㉢ $P(\mu - 3\sigma < X < \mu + 3\sigma) = 0.9974$

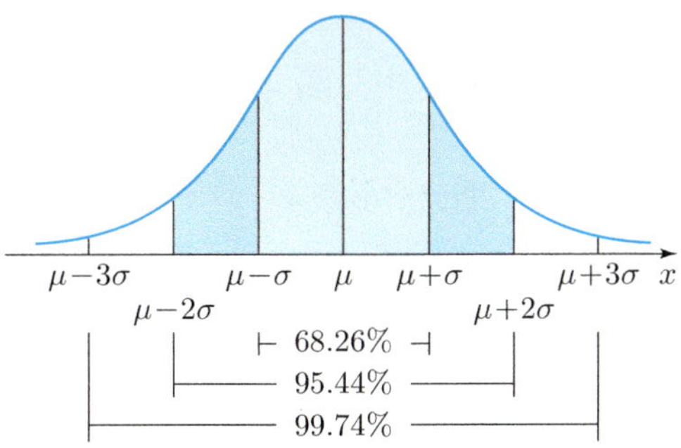

2.5. 표준정규분포

평균이 $\mu = 0$이고 분산이 $\sigma^2 = 1$인 정규분포를 표준정규분포라 하고, 표준정규분포를 따르는 확률변수 Z의 확률밀도함수는

$$f(z) = \frac{1}{\sqrt{2\pi}} e^{-\frac{z^2}{2}} \qquad (-\infty < z < \infty)$$

이다. 표준정규분포는 평균 0, 분산 1을 이용해 $X \backsim N(0,\ 1)$로 표기한다. 표준정규분포의 그래프는

㉠ $z = 0$에 대하여 좌우대칭이다.
㉡ $P(Z \geq 0) = P(Z \leq 0) = 0.5$이다.
㉢ $P(0 \leq Z \leq a) = P(-a \leq Z \leq 0)$이다.

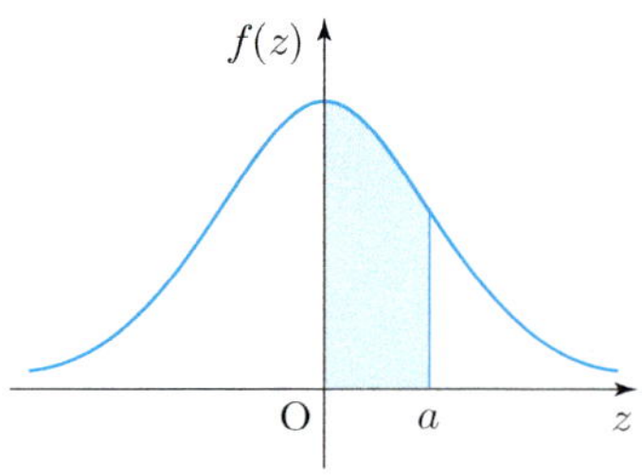

예를 들어, 표준정규분포 $Z \sim N(0,\ 1)$에서 $P(Z \leq 1.32)$와 $P(-0.56 \leq Z \leq 1.95)$를 구하면 다음과 같다.

㉠ $P(Z \leq 1.32) = P(Z \leq 0) + P(0 \leq Z \leq 1.32)$
$= 0.5 + 0.4066 = 0.9066$

㉡ $P(-0.56 \leq Z \leq 1.95)$
$= P(-0.56 \leq Z \leq 0) + P(0 \leq Z \leq 1.95)$
$= P(0 \leq Z \leq 0.56) + P(0 \leq Z \leq 1.95)$
$= 0.2123 + 0.4744 = 0.6867$

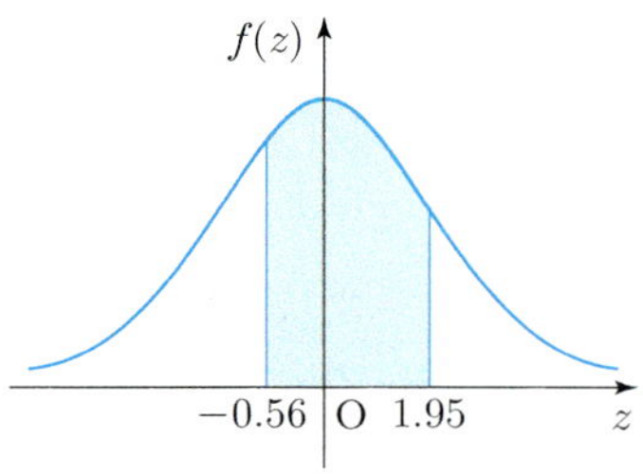

2.6. 정규분포의 표준화

정규분포를 표준정규분포로 변환하는 과정을 표준화(standarizing)라고 하며, 표준화 수식 $Z = \frac{X - \mu}{\sigma}$를 이용하면 다음과 같이 변환과정을 거친다.

$X \sim N(\mu,\ \sigma^2)$		$Z \sim N(0, 1)$
X		$Z = \dfrac{X-\mu}{\sigma}$
㉠ $E(X) = \mu$	표준화 ⇒	㉠ $E(Z) = E\left(\dfrac{X-\mu}{\sigma}\right) = E\left(\dfrac{1}{\sigma}X - \dfrac{\mu}{\sigma}\right) = \dfrac{1}{\sigma}E(X) - \dfrac{\mu}{\sigma} = \dfrac{\mu}{\sigma} - \dfrac{\mu}{\sigma} = 0$
㉡ $V(X) = \sigma^2$		㉡ $V(Z) = V\left(\dfrac{X-\mu}{\sigma}\right) = \left(\dfrac{1}{\sigma}\right)^2 V(X) = \dfrac{1}{\sigma^2} \cdot \sigma^2 = 1$

확률변수 X가 정규분포 $N(\mu,\ \sigma^2)$을 따를 때 $P(X_1 \le X \le X_2)$는

$$
\begin{aligned}
P(X_1 \le X \le X_2) &= P\left(\frac{X_1-\mu}{\sigma} \le \frac{X-\mu}{\sigma} \le \frac{X_2-\mu}{\sigma}\right) \\
&= P\left(\frac{X_1-\mu}{\sigma} \le Z \le \frac{X_2-\mu}{\sigma}\right)
\end{aligned}
$$

이다. 예를 들어, $X \sim N(30,\ 4^2)$일 때, $P(34 \le X \le 38)$는

$$
\begin{aligned}
P(34 \le X \le 38) &= P\left(\frac{34-30}{4} \le \frac{X-30}{4} \le \frac{38-30}{4}\right) \\
&= P(1 \le Z \le 2) \\
&= P(0 \le Z \le 2) - P(0 \le Z \le 1) \\
&= 0.4772 - 0.3413 = 0.1359
\end{aligned}
$$

이다.

[예 1] 어느 도시의 고등학교 학생들의 통학 거리는 평균이 4km이고, 표준편차가 0.6km인 정규분포를 따른다고 할 때, 통학 거리가 4.6km 이상인 학생들은 전체의 몇 %인지 구하시오.

[풀이] 통학 거리 X는 정규분포 $N(4,\ 0.6^2)$를 따르며, 확률변수 $Z = \dfrac{X-4}{0.6}$는 표준정규분포 $N(0,\ 1)$을 따르므로,

$$P(X \ge 4.6) = P\left(Z \ge \frac{4.6-4}{0.6}\right) = P(Z \ge 1) = 0.5 - 0.3413 = 0.1587$$

이다. 따라서 통학 거리가 4.6km 이상인 학생들은 전체의 약 15.9%이다.

[예 2] 아이들이 좋아하는 A사의 H젤리는 자동포장기를 사용하여 봉지에 담는다고 한다. H젤리는 봉지당 97~103g이 담겨 있으며, 각 봉지에 담겨 있는 젤리의 양이 이 범위 내에 들어야 판매가능하다고 한다. H젤리의 봉지당 무게를 조사한 결과, 평균 102g, 표준편차 2g의 정규분포를 따르는 것으로 밝혀졌다. 자동포장기에서 포장된 H젤리 봉지 중 몇 %가 판매가능한지 구하시오.

[풀이] 정규분포 $N(102,\ 2^2)$에 대하여

$$
\begin{aligned}
P(97 < X < 103) &= P\left(\frac{97-102}{2} \leq Z \leq \frac{103-102}{2}\right) \\
&= P(-2.5 \leq Z \leq 0.5) \\
&= P(0 \leq Z \leq 2.5) + P(0 \leq Z \leq 0.5) \\
&= 0.4938 + 0.1915 = 0.6853
\end{aligned}
$$

즉, 68.53%가 판매가능하다.

3 정규분포와 관련된 표본의 분포

표준정규분포(Z-분포)를 사용하여 통계적으로 의사결정을 하면, 이를 Z-검정이라 한다. 그러나 모든 통계적 검정방법이 표준정규분포에 의하여 의사결정이 이루어지는 것은 아니다. 실제 통계분석에서 주로 활용되는 분포로는 카이제곱(χ^2)분포, t-분포, F-분포 3가지가 검정을 하는 상황에 따라 활용된다.

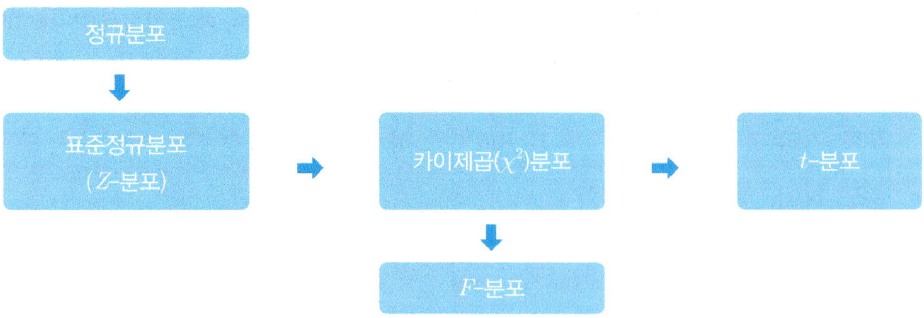

3.1. 카이제곱(χ^2)분포

χ^2분포에서 카이(χ)는 X의 그리스 알파벳으로 평균 0, 분산 1인 표준정규분포를 의미한다. 따라서 카이제곱이라는 이름에는 표준정규분포를 제곱한다는 의미가 내포되어 있다. 즉, χ^2분포는 데이터들이 흩어져 있는 정도인 분산이 퍼져있는 모습을 분포로 만들었으며, 분산의 제곱된 값을 다루기 때문에 카이제곱(χ^2)분포라고 불린다. 따라서 χ^2분포는 Z-분포의 표준점수를 제곱하여 만들어진 분포이다.

표준정규분포 $\mathrm{N}(0,\ 1)$을 따르는 n개의 독립된 확률변수 $Z_1,\ Z_2,\ \cdots\ Z_n$의 제곱합

$$\chi^2 = \sum_{i=1}^{n} Z_i^2$$

를 자유도가 ν[3] $= n-1$인 χ^2분포라고 하며, 이때의 확률밀도함수는

$$f(\chi^2) = \frac{1}{2^{\frac{\nu}{2}}\Gamma\left(\frac{\nu}{2}\right)}(\chi^2)^{\frac{\nu}{2}-1}e^{-\frac{\chi^2}{2}} \qquad (0 \le \chi^2 < \infty)$$

이고, 평균은 $\mathrm{E}(\chi^2) = \nu$, 분산 $\mathrm{V}(\chi^2) = 2\nu$이다.

χ^2분포는 자유도 ν에 따라 그 형태가 달라지는 가족분포(family distribution)이다. 예를 들어, $\nu = 2$인 χ^2분포는 평균이 2인 지수분포와 동일하다.

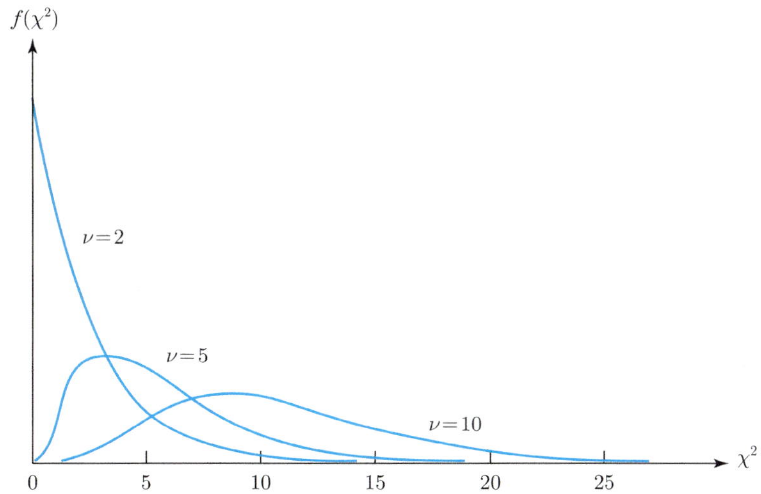

3) '누'라고 읽는다.

그리고 제곱된 값을 다루기 때문에 양수 값만 존재하며, 일반적으로 정적편포(positively skewed distribution)의 형태이고, 자유도가 무한대로 증가하면 정규분포의 형태를 나타낸다.

χ^2분포는 연속확률분포이면서 표본분포이며, 직접 확률을 구할 때 사용하는 분포가 아니라 모집단의 분산에 대한 추정과 검정, 적합도 검정, 동질성 검정, 독립성 검정 등에 사용하는 분포이다. 즉, 정규분포 $\mathrm{N}(\mu,\ \sigma^2)$으로부터 사례 수가 n인 표본 $X_1,\ X_2,\ \cdots,\ X_n$을 추출하고 각각을 표준화하여 제곱한 후 더하여 만들어진 분포는 자유도(degree of freedom) $\nu = n-1$인 χ^2분포가 된다.

$$\sum_{i=1}^{n}\left(\frac{X_i-\overline{X}}{\sigma}\right)^2 = \frac{1}{\sigma^2}\sum_{i=1}^{n}\left(X_i-\overline{X}\right)^2 = \frac{(n-1)s^2}{\sigma^2} \sim \chi^2_{n-1}$$

따라서 카이제곱 검정통계량은 $\chi^2 = \dfrac{(n-1)S^2}{\sigma^2}$이다.

$\chi^2_{\alpha,\ \nu}$은 χ^2분포에서 오른쪽 꼬리부분의 확률이 α가 되는 χ^2값을 나타낸다. 즉, $\mathrm{P}\left[\chi^2_\nu \geq \chi^2_{\alpha,\ \nu}\right] = \alpha$이다. 그러므로 χ^2분포의 오른쪽 면적이 α일 때 왼쪽 면적은 $1-\alpha$이다.

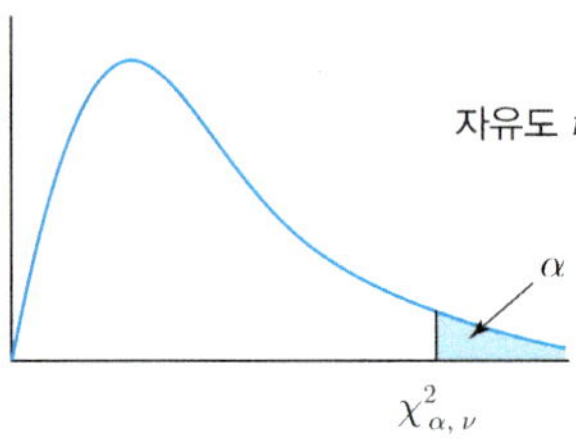

확률

자유도 $\nu(=n-1)$

ν \ α	0.995	0.99	0.975	0.95
1	0.00004	0.0002	0.001	0.004
2	0.01	0.02	0.05	0.10
3	0.07	0.11	0.22	0.35
4	0.21	0.30	0.48	0.71
5	0.41	0.55	0.83	1.15
6	0.68	0.87	1.24	1.64
7	0.99	1.24	1.69	2.17
8	1.34	1.65	2.18	2.73
9	1.73	2.09	2.70	3.33

$1-\alpha$ α

ν \ α	0.995	0.99	0.975	0.95	0.9	0.5	0.1	0.05	0.025	0.01	0.005
1	0.00004	0.0002	0.001	0.004	0.02	0.45	2.71	3.84	5.02	6.63	7.88
2	0.01	0.02	0.05	0.10	0.21	1.39	4.61	5.99	7.38	9.21	10.60
3	0.07	0.11	0.22	0.35	0.58	2.37	6.25	7.81	9.35	11.34	12.84
4	0.21	0.30	0.48	0.71	1.06	3.36	7.78	9.49	11.14	13.28	14.86
5	0.41	0.55	0.83	1.15	1.61	4.35	9.24	11.07	12.83	15.09	16.75
6	0.68	0.87	1.24	1.64	2.20	5.35	10.64	12.59	14.45	16.81	18.55
7	0.99	1.24	1.69	2.17	2.83	6.35	12.02	14.07	16.01	18.48	20.28
8	1.34	1.65	2.18	2.73	3.49	7.34	13.36	15.51	17.53	20.09	21.95
9	1.73	2.09	2.70	3.33	4.17	8.34	14.68	16.92	19.02	21.67	23.59

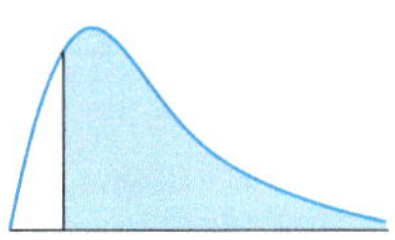

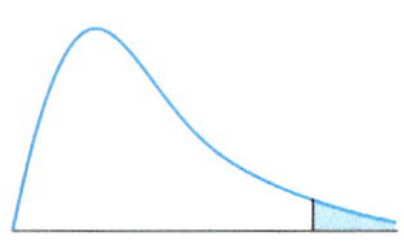

예를 들어, 자유도가 5, $\alpha = 0.95$인 χ^2값은 $\chi^2_{0.95,\ 5} = 1.15$이고, 자유도가 9, $\alpha = 0.05$인 χ^2값은 $\chi^2_{0.05,\ 9} = 16.92$이다.

양쪽 임계값을 구해 가설검정을 할 때, α가 양쪽으로 나뉘기 때문에 $\alpha/2$를 이용한다.

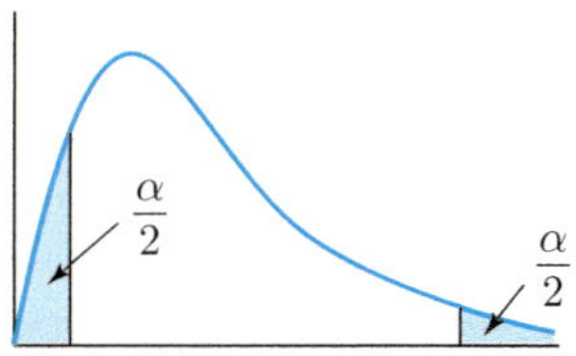

[예 1] 어떤 철강재의 인장 강도는 정규분포를 따른다고 한다. 이 철강재의 모집단에서 $n = 10$개의 표본을 추출하여 표본분산 S^2을 산출할 때, $\mathrm{P}(\sigma^2 < kS^2) = 0.90$이 되는 k값을 구하시오.

[풀이] $\mathrm{P}(\sigma^2 < kS^2) = 0.90$에서

$$\mathrm{P}\left(\frac{S^2}{\sigma^2} > \frac{1}{k}\right) = 0.90, \quad \mathrm{P}\left(\frac{(10-1)S^2}{\sigma^2} > \frac{10-1}{k}\right) = 0.90$$

$$\mathrm{P}\left(\chi^2_9 > \frac{9}{k}\right) = 0.90, \quad \chi^2_{0.90,\,9} = \frac{9}{k} = 4.17$$

이다. 따라서, $k = \dfrac{9}{4.17} \fallingdotseq 2.6$이다.

[예 2] 자동차 배터리 제조업자는 자신들의 배터리의 수명은 분산이 0.9년이라고 주장한다. 그러나 이들 배터리 10개를 추출하여 분산을 구한 결과 1.2년이었다. $\sigma^2 > 0.9$라고 주장할 수 있는지 유의수준 0.05로 검정하시오.

[풀이] ㉠ $\mathrm{H}_0 : \sigma^2 = 0.9 \qquad \mathrm{H}_1 : \sigma^2 > 0.9$

㉡ 검정통계량은 $\chi^2 = \dfrac{(n-1)S^2}{\sigma^2}$이고 χ^2분포를 따른다.

㉢ 단측검정, $\alpha = 0.05$, 자유도$= 9$이므로 임계값은 $\chi^2_{0.05,\ 9} = 16.919$이다.

따라서 검정통계량의 관측값이 16.919보다 크면 H_0를 기각한다.

㉣ 검정통계량의 관측값이 $\chi^2 = \dfrac{(n-1)S^2}{\sigma^2} = \dfrac{(10-1)(1.2)}{0.9} = 12$이다.

㉤ 검정통계량의 관측값이 $12 < 16.919$이므로 H_0에 속하지 않는다. 즉, 유의수준 0.05하에서 모분산 σ^2이 0.9년보다 크다고 할 수 없다.

3.2. t-분포

영국의 화학자이자 통계학자인 고셋(W. S. Gosset; 1876~1937)이 술의 질을 관리하기 위하여 소표본에 적합한 t-검정을 발견하였고 Monte-Carlo 방법을 응용하여 t-분포를 발견하였다. 즉, 고셋은 모집단의 표준편차를 알지 못하여 표본의 표준편차로 모집단의 표준편차를 대신할 때 표본의 크기가 작을수록, 즉 자유도가 낮을수록 Z-분포에서 벗어나는 확률분포를 나타낸다는 사실을 발견하였다.

자유도 ν인 t-분포란 표준정규분포 $\mathrm{N}(0,\ 1)$을 따르는 확률변수 Z와 자유도 ν의 카이제곱분포를 따르는 확률변수 χ^2가 서로 독립일 때, $T=\dfrac{Z}{\sqrt{\chi^2/\nu}}$가 이루는 분포이다. 이때, 자유도 ν인 t-분포의 확률밀도함수는

$$f(t)=\frac{\Gamma\left(\frac{\nu+1}{2}\right)}{\Gamma\left(\frac{\nu}{2}\right)\sqrt{\nu\pi}}\left(1+\frac{t^2}{\nu}\right)^{-\frac{\nu+1}{2}}\quad(-\infty<t<\infty)$$

이며 $\mathrm{E}(T)=0,\ \mathrm{V}(T)=\dfrac{\nu}{\nu-2}\ (\nu>2)$이다.

t-분포는 자유도에 따라 형태가 다른 가족분포이며, 평균이 0이고 표준편차가 1보다 크다. 그리고 $t=0$을 중심으로 좌우 대칭이며, 표준정규분포의 형태와 비슷하나 좌우 꼬리부분의 확률이 좀 더 두텁다.

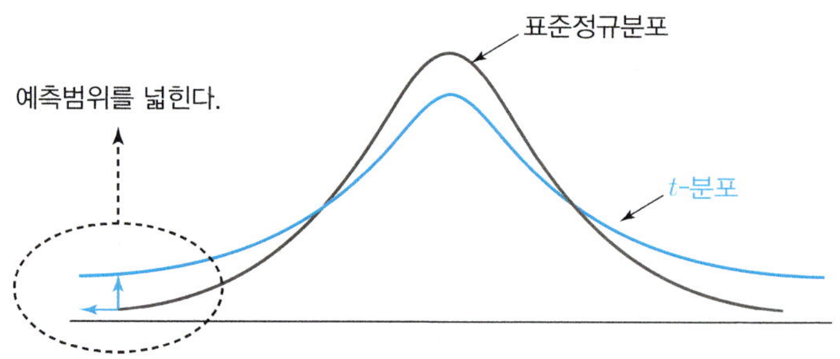

그러나 자유도 ν가 커짐에 따라 표준정규분포에 접근한다.

$t_\alpha(\nu)$는 자유도 ν인 t-분포에서 오른쪽 꼬리부분의 확률이 α가 되는 t값이다.

예를 들어, $\alpha=0.05,\ \nu=5$인 t-분포에서 $t_{0.05}(5)=2.015$이다. 또는 한 정규분포로부터 $n=10$인 표본을 추출하였을 때, t값들의 영역의 넓이가 1%가 되는 t값을 구하면 다

음과 같다.

㉠ 자유도 $\nu = 10-1 = 9$인 t-분포 곡선에서, t값들의 영역이 0.01인 t값은 왼쪽 영역의 넓이가 0.01인 t값이 된다.

㉡ t-분포는 0에 대하여 대칭이기 때문에, 이 값은 오른쪽 꼬리 영역의 넓이가 0.01인 t값에 음의 부호를 붙이면 된다. 즉, $-t_{0.01}(9) = -2.821$이다.

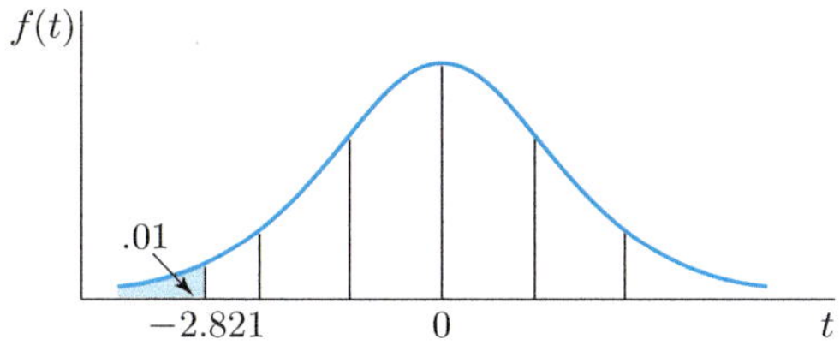

df	$t_{.100}$	$t_{.050}$	$t_{.025}$	$t_{.010}$	$t_{.005}$	df
1	3.078	6.314	12.706	31.821	63.657	1
2	1.886	2.920	4.303	6.965	9.925	2
3	1.638	2.353	3.182	4.541	5.841	3
4	1.533	2.132	2.776	3.747	4.604	4
5	1.476	2.015	2.571	3.365	4.032	5
6	1.440	1.943	2.447	3.143	3.707	6
7	1.415	1.895	2.365	2.998	3.499	7
8	1.397	1.860	2.306	2.896	3.355	8
9	1.383	1.833	2.262	2.821	3.250	9
:	:	:	:	:	:	:
26	1.315	1.706	2.056	2.479	2.779	26
27	1.314	1.703	2.052	2.473	2.771	27
28	1.313	1.701	2.048	2.467	2.763	28
29	1.311	1.699	2.045	2.462	2.756	29
inf.	1.282	1.645	1.960	2.326	2.576	inf.

모분산 σ^2이 알려져 있지 않은 모집단의 평균 μ에 대하여 검정을 할 때, $Z = \dfrac{\overline{X}-\mu}{\sigma/\sqrt{n}}$의 분포를 이용할 수 없다. 혹시 표본의 크기가 클 때($n \ge 30$)에 σ^2 대신 표본분산 S^2을 사용하여도 근사적으로 $\dfrac{\overline{X}-\mu}{S/\sqrt{n}} \sim \mathrm{N}(0,\ 1)$임이 알려져 있으나, 표본의 크기가 작은 경우 ($n < 30$)이면 정규분포를 따르지 않는다. 이때는, 자유도 $\nu = n-1$인 t-분포를 사용해야 한다.

정규분포 $\mathrm{N}(\mu,\ \sigma^2)$으로부터 사례 수가 n인 표본 $X_1,\ X_2,\ \cdots,\ X_n$을 추출하였을 때, $T = \dfrac{\overline{X}-\mu}{S/\sqrt{n}}$는 자유도 $n-1$인 t-분포를 이룬다. 즉, 표준정규분포 $\mathrm{N}(0,\ 1)$을 따르는 확률변수 $Z = \dfrac{\overline{X}-\mu}{\sigma/\sqrt{n}}$와 자유도 $n-1$의 χ^2_{n-1}가 서로 독립일 때, t-분포의 정의로부터

$$T = \frac{Z}{\sqrt{\dfrac{\chi^2}{n-1}}} = \frac{\dfrac{\overline{X}-\mu}{\sigma/\sqrt{n}}}{\sqrt{\dfrac{\dfrac{(n-1)S^2}{\sigma^2}}{n-1}}} = \frac{\overline{X}-\mu}{S/\sqrt{n}}$$

이다.

[예] 청소년 지루성 두피 보호를 위한 사춘기샴푸가 시중에 500g 용량으로 판매되고 있다. 소비자 보호단체는 청소년 샴푸의 용량을 확인하기 위해 임의로 25개 제품을 추출하여 무게를 확인하였다. 그리고 확인결과로 계산된 t값이 $-t_{0.05}$와 $t_{0.05}$ 사이에 있으면 500g인 것으로 정하였다. 25개의 무게를 확인한 결과, 표본평균은 518g이고 표준편차는 40g이었다면 어떤 결과를 낼 수 있겠는가? (단, 모집단은 근사적으로 정규분포를 따른다고 가정 $t_{0.05}(24) = 1.711$)

[풀이] ㉠ 시험결과로부터 t값을 계산하면

$$t = \frac{518 - 500}{40/\sqrt{25}} = 2.25$$

이다.

㉡ 자유도가 24이므로 $t_{0.05} = 1.711$이다.

㉢ 계산된 t값이 1.711보다 크므로 청소년 샴푸의 용량이 500g보다 크다고 할 수 있다.

3.3. F-분포

F-분포는 피셔(R. A. Fisher; 1890~1962)가 고안하였으며 피셔의 이름을 기리기 위하여 F-분포라고 불린다. F-분포는 정규분포를 이루는 모집단에서 독립적으로 추출한 표본들의 분산비율이 나타내는 연속확률분포이다. 따라서 두 가지 이상의 표본집단의 분산을 비교하거나 모집단의 분산을 추정할 때 쓰인다. 즉, 2개 이상의 표본평균들이 동일한 모평균을 가진 집단에서 추출되었는지 아니면 서로 다른 모집단에서 추출된 것인지를 판단하기 위하여 이용한다.

F-분포는 서로 독립인 두 카이제곱 확률변수(자유도가 각각 ν_1, ν_2)의 비율이 이루는 분포이며 $F(\nu_1, \nu_2) = \frac{{\chi_1}^2}{(\nu_1)} / \frac{{\chi_2}^2}{(\nu_2)}$로 표기한다. 이때, 두 개의 집단 중에서 분산이 더 큰 집단이 분자, 상대적으로 분산이 작은 집단이 분모가 된다. 그리고 확률밀도함수는 자유도 ν_1, ν_2에 대하여

$$f(x) = \frac{\Gamma\left(\frac{\nu_1+\nu_2}{2}\right)\left(\frac{\nu_1}{\nu_2}\right)^{\frac{\nu_1}{2}} x^{\frac{\nu_1}{2}-1}}{\Gamma\left(\frac{\nu_1}{2}\right)\Gamma\left(\frac{\nu_2}{2}\right)\left[\left(\frac{\nu_1}{\nu_2}\right)x+1\right]^{\frac{\nu_1+\nu_2}{2}}} \qquad (0 < x < \infty)$$

이며, 평균과 분산은 각각

$$E(X) = \frac{\nu_2}{\nu_2 - 2}\ (\nu_2 > 2), \qquad V(X) = \frac{2\nu_2^{\,2}(\nu_1 + \nu_2 - 2)}{\nu_1(\nu_2 - 2)^2(\nu_2 - 4)} \qquad (\nu_2 > 4)$$

이다.

카이제곱 확률변수들이 제곱값으로 항상 양수이므로 F값 역시 양수이다. 그리고 자유도 ν_1, ν_2가 무한히 커지지 않는 한 정적편포를 나타내며, 자유도 ν_1, ν_2에 따라 변화하는 가족분포이다.

F-분포는 두 집단의 분산을 검정할 때 그리고 3개 이상 집단의 분산을 비교하는 분산분석에서도 사용된다.

$$P[F \geq F_\alpha(\nu_1,\ \nu_2)] = \alpha:\ F_\alpha(\nu_1,\ \nu_2)$$

은 F-분포에서 오른쪽 꼬리부분의 확률이 α가 되는 F값을 나타낸다.

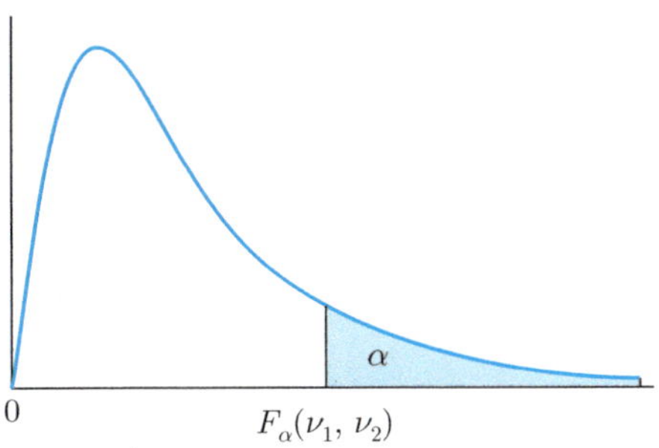

$\alpha = 0.1$

ν_2 \ ν_1	1	2	3	4	5	6
1	39.86	49.50	53.59	55.83	57.24	58.20
2	8.53	9.00	9.16	9.24	9.29	9.33
3	5.54	5.46	5.39	5.34	5.31	5.28
4	4.54	4.32	4.19	4.11	4.05	4.01
5	4.06	3.78	3.62	3.52	3.45	3.40
6	3.78	3.46	3.29	3.18	3.11	3.05
7	3.59	3.26	3.07	2.96	2.88	2.83
8	3.46	3.11	2.92	2.81	2.73	2.67
9	3.36	3.01	2.81	2.69	2.61	2.55
10	3.29	2.92	2.73	2.61	2.52	2.46
11	3.23	2.86	2.66	2.54	2.45	2.39
12	3.18	2.81	2.61	2.48	2.39	2.33
13	3.14	2.76	2.56	2.43	2.35	2.28

F값

예를 들어 두 집단 A와 B에 대하여 집단 A(9개)의 표본분산 $S_A^{\,2} = 2$, 집단 B(6개)의 표본분산 $S_B^{\,2} = 3$이라고 한다. 이때 유의수준 0.1에 해당하는 F값을 구하면 다음과 같다.

$\alpha = 0.1$

ν_2 \ ν_1	1	2	3	4	5	6
1	39.86	49.50	53.59	55.83	57.24	58.20
2	8.53	9.00	9.16	9.24	9.29	9.33
3	5.54	5.46	5.39	5.34	5.31	5.28
4	4.54	4.32	4.19	4.11	4.05	4.01
5	4.06	3.78	3.62	3.52	3.45	3.40
6	3.78	3.46	3.29	3.18	3.11	3.05
7	3.59	3.26	3.07	2.96	2.88	2.83
8	3.46	3.11	2.92	2.81	2.73	2.67
9	3.36	3.01	2.81	2.69	2.61	2.55

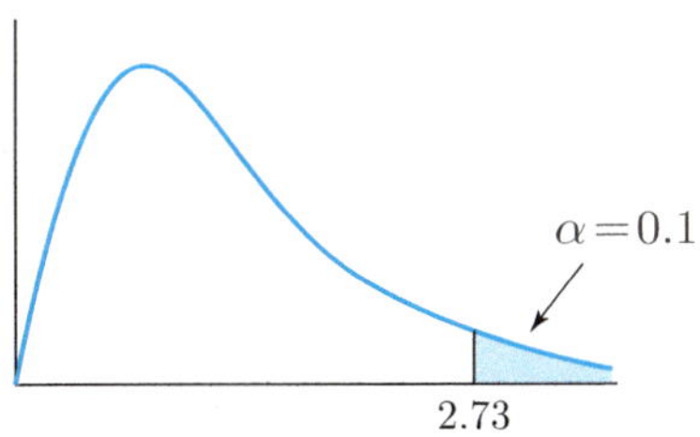

㉠ 집단 B의 분산이 더 크므로, B가 분자가 되고 A가 분모가 되며 A의 자유도는 5, B의 자유도는 8이다.

㉡ 따라서 유의수준 0.1에 해당하는 F값은 2.73이다.

확률변수 F가 자유도 $(\nu_1,\ \nu_2)$인 F-분포를 따른다면, $F_\alpha(\nu_1,\ \nu_2)$에 대하여 $F_{1-\alpha}(\nu_1,\ \nu_2)$는 $F_{1-\alpha}(\nu_1,\ \nu_2)=\dfrac{1}{F_\alpha(\nu_2,\ \nu_1)}$이다.

예를 들어, 집단 A($n=6$)의 표본분산이 23이고 집단 B($n=5$)의 표본분산이 15일 때, 유의수준 0.05에서 왼쪽 F값을 구하면

$$F_{0.95}(5,\ 4)=\frac{1}{F_{0.05}(4,\ 5)}=\frac{1}{5.19}=0.19$$

이다.

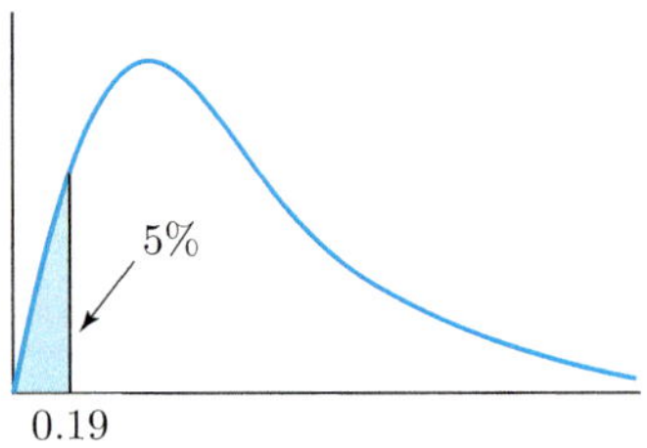

$\alpha=0.1$

ν_2 \ ν_1	1	2	3	4	5
1	161.5	199.5	215.7	224.6	230.2
2	18.51	19.00	19.16	19.25	19.30
3	10.13	9.55	9.28	9.12	9.01
4	7.71	6.94	6.59	6.39	6.26
5	6.61	5.79	5.41	5.19	5.05
6	5.99	5.14	4.76	4.53	4.39
7	5.59	4.74	4.35	4.12	3.97

따라서 신뢰구간 추정에서 양쪽 F값을 구하는 경우

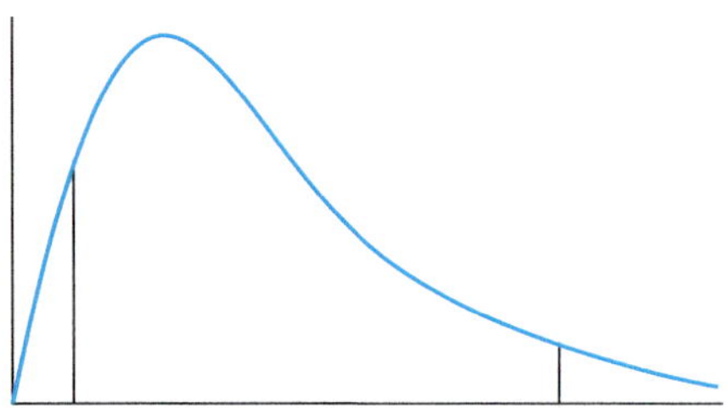

왼쪽 F값은 역수를 취하며, 분자와 분모의 자유도가 서로 바뀐다.

서로 독립이며 정규분포를 따르는 두 모집단 $X_1 \sim \mathrm{N}(\mu_1,\ \sigma_1^2)$과 $X_2 \sim \mathrm{N}(\mu_2,\ \sigma_2^2)$에서 각각 크기 $n_1,\ n_2$의 확률표본에 대한 표본분산이 $S_1^2,\ S_2^2$일 때, $\dfrac{S_1^2/\sigma_1^2}{S_2^2/\sigma_2^2}$는 $F(n_1-1,$

n_2-1)을 따른다. 즉,

$$F=\frac{S_1^2/\sigma_1^2}{S_2^2/\sigma_2^2} \sim F(n_1-1,\ n_2-1)$$

이다. 왜냐하면 모집단 1과 모집단 2가 서로 독립이므로

$$\frac{\frac{S_1^2}{\sigma_1^2}}{\frac{S_2^2}{\sigma_2^2}}=\frac{\frac{\sum_{i=1}^{n_1}(X_i-\mu_1)^2}{n_1-1}\times\frac{1}{\sigma_1^2}}{\frac{\sum_{j=1}^{n_2}(Y_j-\mu_2)^2}{n_2-1}\times\frac{1}{\sigma_2^2}}=\frac{\frac{\sum_{i=1}^{n_1}(X_i-\mu_1)^2}{\sigma_1^2}\times\frac{1}{n_1-1}}{\frac{\sum_{j=1}^{n_2}(Y_j-\mu_2)^2}{\sigma_2^2}\times\frac{1}{n_2-1}}=\frac{\frac{\chi^2_{(n_1-1)}}{n_1-1}}{\frac{\chi^2_{(n_2-1)}}{n_2-1}}$$

$$\sim F(n_1-1,\ n_2-1)$$

이기 때문이다.

F-분포는 회귀분석과 분산분석 등에서 주로 사용된다. 두 집단의 모분산이 같다고 가정하면($\sigma_1^2=\sigma_2^2$), 두 표본분산의 비 $F=\frac{S_1^2/\sigma_1^2}{S_2^2/\sigma_2^2}=\frac{S_1^2}{S_2^2}$로 단순화되기 때문에 표본분산으로 분산의 크기를 비교 분석하는 데 유용하게 사용된다.

[예] 서로 독립인 정규분포 $X_1 \sim \mathrm{N}(\mu_1,\ \sigma_1^2)$, $X_2 \sim \mathrm{N}(\mu_2,\ \sigma_2^2)$에서 각각 10개의 확률표본을 추출했다. 이때 각 집단의 표본분산에 차이가 있어 두 표본분산비가 6.56으로 계산이 되었다. 두 집단의 분산이 같을 때, 이와 같이 두 집단의 표본분산비가 6.56 이상 나올 확률을 구하시오.

[풀이] $\sigma_1^2=\sigma_2^2$이고 $F(9,9)$에서, 구하고자 하는 확률은

$$\mathrm{P}\left(\frac{S_1^2}{S_2^2}\geq 6.56\right)=\mathrm{P}\left(\frac{S_1^2/\sigma_1^2}{S_2^2/\sigma_2^2}\geq 6.56\frac{\sigma_2^2}{\sigma_1^2}\right)=\mathrm{P}(F\geq 6.56)=0.00495$$

이다.

4 표집분포와 중심극한정리

모집단을 구성하는 모든 자료들의 분포와 모집단을 대표하기 위하여 추출된 표본의 분포는 직접 자료를 수집하여 얻을 수 있는 분포이다. 그러나 추리통계의 가설검정을 위해 사용되는 분포는 이론에 근거한 가상적 분포로 표집분포(sampling distribution)라고 한다. 특히 모집단으로부터의 충분한 여러 표집(sampling)에서 얻게 되는 표본들의 표본평균들은 표집분포를 이루며 이 표집분포는 중심극한정리에 의해 모집단의 분포에 수렴하게 된다.

4.1. 표집분포

표집분포를 이해하기 위해 모집단분포와 표본분포를 함께 비교해볼 수 있다.

(1) 모집단분포

모집단(population)이란 연구대상이 되는 사람 혹은 사물의 전체 집합이다. 모집단의 속성은 평균이 μ이고 표준편차가 σ인 모수(parameter)로 대표되며 이를 모집단분포(population distribution)라 한다. 그러나 많은 경우에 모집단의 방대함과 역동성 때문에 모수를 아는 것이 쉽지 않다.

(2) 표본분포

표본(sample)이란 모집단의 속성을 알기 위하여 모집단으로부터 추출된 요소이며, 표본의 속성으로 모집단의 속성을 추정한다. 모집단을 대표할 수 있게 추출된 표본의 평균 $\overline{X}$와 표준편차 S를 통계량(statistics) 혹은 추정량(estimates)이라 하며, 이를 표본분포(sample distribution)라 한다. 모집단분포는 일반적으로 정규분포라 가정하나 표본분포는 항상 정규분포는 아니다. 표본의 크기가 작으면 표집에 따라 좌측이나 우측으로 치우친 편포가 될 수 있다. 예를 들어, S지역에 사는 전체 대학생의 영화 관람 횟수를 조사하기 위해 임의로 대학생 10명을 선택하여 1, 3, 1, 9, 0, 1, 2, 1, 5, 2(단위: 번)를 얻었다면, 표본평균과 표본분산은 각각

$$\text{표본평균} = \frac{1+3+1+9+1+2+1+5+2}{10} = 2.5$$

$$\text{표본분산} = \frac{(1-2.5)^2+(3-2.5)^2+\cdots+(2-2.5)^2}{10-1} = 7.661$$

이고 좌측으로 치우친 편포이다.

(3) 표집분포

표집(sampling)이란 모집단에서 표본을 추출하는 것이다. 크기가 n인 표본을 무한번 반복 표집할 때, 각각의 표본들로부터 계산된 통계량의 분포를 표집분포(sampling distribution)라 한다. 특히 표본으로부터 계산된 통계량 중 평균($\overline{X}$)을 가장 많이 사용하는데, 무한 번 표집으로부터 무한개의 평균($\overline{X}_i$)을 얻게 되며, 이 무한개의 표본평균($\overline{X}_i$)을 가지고 그린 분포는 다음과 같은 특징을 갖는다.

㉠ 무한개의 표본평균($\overline{X}_i$)의 평균은 모평균과 같다.

㉡ 무한개의 표본평균($\overline{X}_i$)의 표준편차는 모표준편차를 표본크기의 제곱근으로 나눈 것과 같다.

표집분포는 추측통계의 의사결정을 위한 이론적 분포(theoretical distribution)로 추측통계의 가설검정을 위한 판단의 기준을 제시하는 기각역과 채택역을 정해주며, 모집단의 분포가 정규분포가 아니더라도 정규분포의 형태를 나타낸다.

4.2. 중심극한정리

(1) 중심극한정리의 정의

중심극한정리(central limit theorem; CLT)는 수학자 피에르시몽 라플라스(P. S. Laplace; 1749~1827)가 1774~1786년 사이의 일련의 논문에서 발견 및 증명을 시도한 정리이다. 모집단의 분포가 어떤 형태이든지 간에 표집을 거의 무한에 가깝게 반복하면(또는 표본의 크기가 커질수록) 표본평균($\overline{X}$)의 분포가 정규분포에 가까워진다는 내용의 정리이다.

표본평균($\overline{X}$)의 분포에서 평균은 모집단의 평균과 같고, 표준편차는 모집단의 표준편차(σ)를 표본 크기의 제곱근($\sqrt{n}$)으로 나눈 것과 같다.

$$\overline{X} \sim N\left(\mu,\ \frac{\sigma^2}{n}\right)$$

㉠ 표집분포의 평균 $E(\overline{X})$은 모집단의 평균 μ과 같다.

㉡ 표집분포의 분산 $V(\overline{X})$은 모집단의 분산 σ^2을 표본의 크기 n으로 나눈 것과 같다.

㉢ 표본의 크기가 충분히 클 때($n \geq 30$) 모집단의 분포와 상관없이 정규분포가 된다.

표집분포의 평균이 모집단의 평균과 같음을 보이면 다음과 같다.

$$\begin{aligned} E(\overline{X}) &= E\left(\frac{\sum X_i}{n}\right) \\ &= E\left(\frac{X_1 + X_2 + \cdots + X_n}{n}\right) \\ &= E\left(\frac{1}{n}X_1\right) + E\left(\frac{1}{n}X_2\right) + \cdots + E\left(\frac{1}{n}X_n\right) \\ &= \frac{1}{n}E(X_1) + \frac{1}{n}E(X_2) + \cdots + \frac{1}{n}E(X_n) \\ &= \frac{1}{n}\mu + \frac{1}{n}\mu + \cdots + \frac{1}{n}\mu = \mu \end{aligned}$$

이다. 그리고 표집분포의 분산이 모집단의 분산을 표본의 크기로 나눈 것과 같음을 보이면 다음과 같다.

$$\begin{aligned} V(\overline{X}) &= V\left(\frac{X_1 + X_2 + \cdots + X_n}{n}\right) \\ &= V\left(\frac{1}{n}X_1\right) + V\left(\frac{1}{n}X_2\right) + \cdots + V\left(\frac{1}{n}X_n\right) \\ &= \frac{1}{n^2}V(X_1) + \frac{1}{n^2}V(X_2) + \cdots + \frac{1}{n^2}V(X_n) \\ &= \frac{1}{n^2}\sigma^2 + \frac{1}{n^2}\sigma^2 + \cdots + \frac{1}{n^2}\sigma^2 = \frac{1}{n}\sigma^2 \end{aligned}$$

이다. 그리고 표집분포의 표준오차는 분산의 제곱근이므로

$$SE(\overline{X}) = \frac{\sigma}{\sqrt{n}}$$

이다. 예를 들어, 치매가 발병했을 때부터 사망까지의 지속기간은 3년에서 20년에 이르며, 평균은 8년이고 표준편차는 3년이라고 할 때, A병원의 관계자가 병원의 자료로부터 36명의 치매환자를 임의로 표집하고 평균 생존기간을 계산하였다고 해보자.

[예 1] ㉠ 평균 생존기간이 7년 이하일 확률을 구하시오.

㉡ 평균 생존기간이 7년 이상일 확률을 구하시오.

㉢ 평균 생존기간이 모평균 8년에서 1년 이내에 있을 확률을 구하시오.

[풀이] 모집단의 정규분포 유무에 관계없이 표집분포는 평균 $\mu = 8$, 표준오차 $\frac{\sigma}{\sqrt{n}} = \frac{3}{\sqrt{36}} = 0.5$를 가지며, 표본의 크기가 $36(\geq 30)$이므로 중심극한정리에 의해 평균지속시간은 근사적으로 정규분포를 따른다.

㉠ $\overline{X} = 7$에 대응되는 Z값을 계산하면

$$Z = \frac{\overline{X} - \mu}{\sigma / \sqrt{n}} = \frac{7-8}{0.5} = -2$$

이며, $Z = -2$에 대응되는 누적면적을 구하면

$$P(\overline{X} \leq 7) = P(Z \leq -2) = 0.0228$$

이다. 따라서 2.28% 정도가 7년 정도 생존한다.

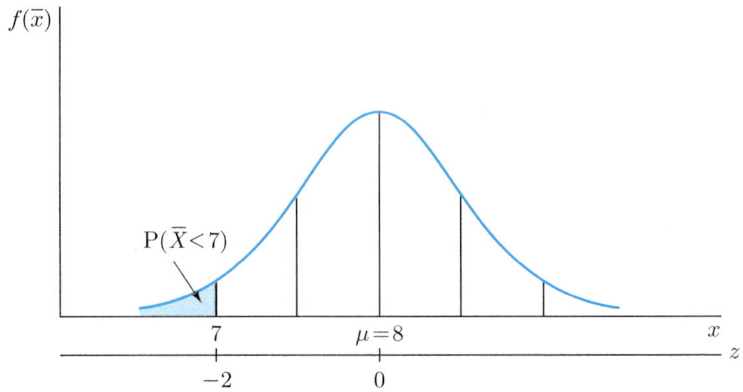

㉡ 7년 이상 생존할 확률은

$$P(\overline{X} \geq 7) = 1 - P(Z \leq -2) = 1 - 0.0228 = 0.9772$$

이다. 따라서 97.72% 정도가 7년 이상 생존한다.

㉢ 8년에서 1년 이내에 있을 확률은 7년부터 9년까지 생존할 확률이므로

$$P(7 < \overline{X} < 9) = P(-2 < Z < 2) = 0.9772 - 0.0228 = 0.9544$$

이다. 따라서 95.44% 정도가 8년에서 1년 이내에 생존한다.

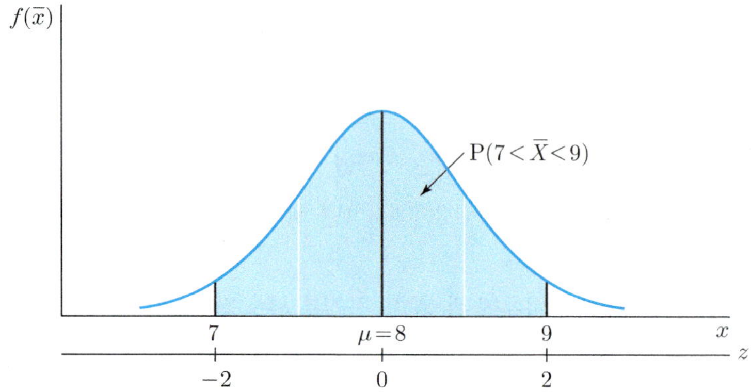

(2) 중심극한정리의 역할

> 중심극한정리는 통계적 유의성 검정을 위한 이론적 토대가 된다.

표집된 표본의 평균값이 어떤 특정한 값에 비해 통계적으로 유의한 정도로 더 큰지 혹은 더 작은지를 검토한다고 할 때, 표집분포가 대략 정규분포를 이룬다는 전제 즉, 중심극한정리에 따라 표집된 표본의 값이 이론적으로 전개된 표집분포에 비추어 봤을 때 나올 확률이 5%(유의수준 $\alpha=0.05$) 미만인지를 검토할 수 있다.

예를 들어, 박 연구원이 성인 30세 남자의 체중이 70kg, 표준편차 10kg이라는 잠정적 진술을 유의수준 0.05에서 검정하고자 30세 성인 남자 100명을 무작위 추출하고 체중을 측정하였다면, 이 잠정적 진술을 채택하거나 기각하는 기준이 표집분포에 그려지고 유의수준 0.05에서 얻어진 표본의 평균이 $70 \pm 1.96 \times \frac{10}{\sqrt{100}}$ 사이에 위치하면 귀무가설을 채택하고 그렇지 않으면 귀무가설을 기각한다.

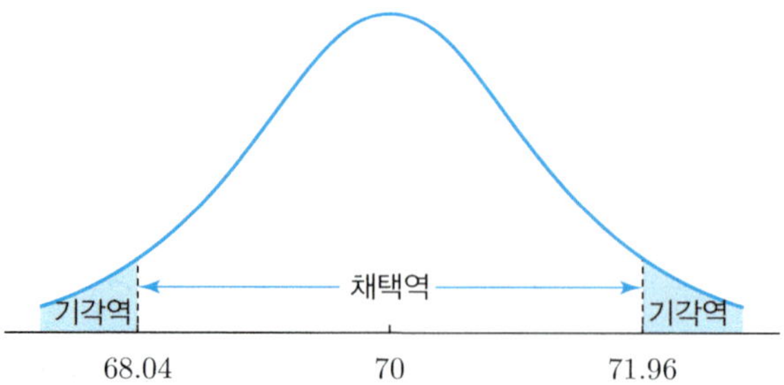

연습문제

1. 다음 각 문제를 해결하기 위해 선택해야 하는 확률분포를 쓰시오.

(1) A독감 예방주사에 의한 부작용이 일어날 확률은 개인당 0.001이라고 한다. 보건소에서 주민 5000명을 대상으로 예방접종을 하였을 때, 부작용을 일으킬 사람이 4명 이하일 확률을 구하시오. (단, 이항분포는 아님)

(2) 고객과 상담하여 계약을 체결할 확률이 0.08인 보험 설계사가 있다. 하루에 12명의 고객과 상담을 한다고 할 때 하루 동안 계약을 체결한 고객의 수를 X, 마지막 계약 후 다음 계약을 체결하기까지 상담한 고객의 수를 Y라 한다. 처음 계약을 체결하기까지 필요한 상담 수의 기댓값을 구하시오.

(3) K사고다발지역에서 일어나는 교통사고 발생 시간의 간격 X(단위: 년)의 확률밀도함수가 $f(x)=8e^{-8x}\ (x \geq 0)$이다. 이 지역에서 사고 발생 후 3개월 안에 다시 사고가 일어날 확률을 구하시오.

(4) G재활보조기구를 조립하는 데 동일한 M부품 8개가 필요하고 6개 이상의 M부품이 정상이면 이 재활보조기구가 작동한다고 한다. M부품은 40개들이 한 상자로 판매되며, 한 상자에는 정상품이 32개, 불량품이 8개 들어있다. 이 상자에서 8개의 부품을 선택할 때 G재활보조기구가 작동할 확률을 구하시오.

(5) P여론조사 기관에서 실시하는 우울증 관련 전화 설문에서 전화를 걸었을 때 설문에 대한 응답률은 0.24라고 한다. 이 기관에서 100개의 우울증 관련 설문 결과를 얻으려면 평균 몇 번의 통화를 시도해야 하는지 구하시오.

2. 20××년도 보건복지부 및 질병관리청 보건직 공무원 채용에서 시험 응시생 500명의 공중보건 성적의 평균점수는 70점이고, 표준편차는 10점이라고 한다. 공중보건 성적이 정규분포를 따른다고 할 때, 성적이 50점 이상 90점 이하인 응시생은 약 몇 명인지 설명하시오. (단, $\mathrm{P}(Z \leq 2)=0.9772$이다.)

3. 다음은 모평균과 모분산이 각각 μ, σ^2인 모집단으로부터 추출한 크기 n인 확률표본에 근거한 표본평균 $\overline{X}$의 확률분포에 대한 설명이다. 그 설명이 바르지 못한 것을 고르시오.

(가) 모집단의 확률분포가 정규분포이면 표본평균 $\overline{X}$의 확률분포 역시 정규분포이다.

(나) 모집단의 확률분포가 좌우 비대칭인 분포이면 표본평균 $\overline{X}$의 확률분포도 좌우비대칭인 분포이다.

(다) 표본평균 $\overline{X}$의 평균은 표본의 크기 n에 관계없이 항상 모평균 μ와 같으나 표본평균 $\overline{X}$의 표준편차는 표본의 크기 n이 커짐에 따라 점점 작아져 0으로 가까이 가게 된다.

4. S대학교 대학원 박OO 박사의 연구에 의하면 병원과 같은 기관에서 알코올 사용장애로 판정을 받은 후 단주를 유지하여 안정된 삶을 사는 알코올 사용장애자들의 평균 단주 기간은 약 5년이고 표준편차가 0.6년인 정규분포를 따르는 것으로 나타났다. 자신이 알코올 사용장애로부터 회복되었다고 확신하는 알코올 사용장애자 9명을 임의로 추출하여 그들의 단주 기간을 확인하였을 때, 평균 단주 기간이 4.6년 이하일 확률을 구하시오. (단, $\mathrm{P}(|Z|>2)=0.046$이다.)

모범답안

1. (1) 포아송분포, Poi(5)
   (2) 기하분포 Geo(0.08)
   (3) 지수분포, Exp(8)
   (4) 초기하분포 HG(40, 32, 8)
   (5) 음이항분포, NB(100, 0.25)

2. 전체 시험 응시생 500명의 공중보건 성적의 평균점수가 70점, 표준편차가 10점이므로 $\mu=70$, $\sigma=10$이고 정규분포의 표준화 공식 $Z=\dfrac{X-\mu}{\sigma}$를 이용하면

$$\begin{aligned}\mathrm{P}(50 \le X \le 90) &= \mathrm{P}\left(\frac{50-70}{10} \le \frac{X-\mu}{\sigma} \le \frac{90-70}{10}\right)\\ &= \mathrm{P}(-2 \le Z \le 2)\\ &= 2\times \mathrm{P}(0 \le Z \le 2)\\ &= 2\times(0.9772-0.5)\\ &= 0.9544\end{aligned}$$

이다. 따라서 성적이 50점 이상 90점 이하인 응시생은

$$500\times 0.9544 = 477.2(\text{명})$$

으로 약 477명이다.

3. 표본평균 $\overline{X}$의 확률분포에 대한 설명으로 (나)가 옳지 못하다. 왜냐하면 모집단의 분포가 정규분포가 아닐 경우에 모집단으로부터 뽑은 표본들은 정규분포를 따른다고 할 수 없다. 그러나 표본의 크기가 충분히 클 때는 중심극한정리에 의해 표본평균 $\overline{X}$의 분포는 정규분포를 따른다.

4. 모집단분포가 정규분포 $\mathrm{N}(\mu, \sigma^2)$을 따를 때, 표본평균의 분포는 정규분포 $\mathrm{N}\left(\mu, \dfrac{\sigma^2}{n}\right)$을 따른다. 그리고 주어진 모집단이 정규분포를 따르므로 표본평균은 정규분포 $\mathrm{N}\left(5, \dfrac{0.6^2}{9}\right)$를 따른다. 따라서 정규분포의 표준화 공식 $Z=\dfrac{X-\mu}{\sigma}$에 의해 평균 단주 기간이 4.6년 이하일 확률을 구하면

$$\begin{aligned}\mathrm{P}(\overline{X} \le 4.6) &= \mathrm{P}\left(\frac{\overline{X}-\mu}{\sigma/\sqrt{n}} \le \frac{4.6-5}{0.6/\sqrt{9}}\right) = \mathrm{P}(Z \le -2)\\ &= \frac{1}{2}\mathrm{P}(\,|\,Z\,|\, > 2) = \frac{1}{2}\times 0.046 = 0.023\end{aligned}$$

이다. 즉, 자신이 알코올 사용장애로부터 회복되었다고 확신하는 알코올 사용장애자 중에서 단주 기간이 4.6년 이하일 확률은 2.3%뿐이다.

CHAPTER

6

두 집단의 평균비교

1. 집단 평균비교
2. 독립표본 t-검정
3. 대응표본 t-검정

Health Statistics

1 집단 평균비교

집단의 특성을 가장 잘 나타내는 중심경향값이 평균이며, 평균은 실험연구에서 집단들을 비교할 때 가장 많이 사용된다. 이와 같이 집단 간의 평균을 비교할 때, 비교하려는 집단의 개수나 표본의 조건에 따라 Z-검정, t-검정, F-검정을 선택한다.

㉠ Z-검정은 두 모집단의 모분산을 알 때, 또는 두 모집단으로 뽑은 표본의 수가 많은 경우(30개 이상)에 활용한다.

㉡ t-검정은 두 모집단의 모분산을 모르지만 두 표본의 표본분산을 구한 경우 그리고 두 모집단으로부터 뽑은 표본의 수가 적은 경우(30개 미만)에 활용한다. 만약 모집단의 모분산을 모르지만 표본의 수가 30개 이상으로 많으면 Z-검정과 거의 동일한 결과를 얻는다.

㉢ F-검정은 3개 이상의 집단을 비교하는 분산분석(ANOVA)에서 활용한다.

두 모집단의 평균을 비교할 경우, 모분산이 알려지지 않은 경우가 일반적이므로 t-검정을 대부분 활용한다. 따라서 정규 모집단으로부터 추출된 표본의 개수가 30개 이하이면 t-검정을 사용해야 하며, 30개 이상이면 Z-검정과 t-검정 어느 것을 활용해도 무방하다. 그리고 t-검정 방법은 일표본 t-검정, 독립표본 t-검정, 대응표본 t-검정 3가지로 구분한다.

㉠ 일표본 t-검정은 한 집단의 평균값과 기준값의 차이를 검정할 때 사용한다.

㉡ 독립표본 t-검정은 독립된 두 집단의 평균값이 통계적으로 유의한 차이가 있는가를 검정할 때 사용한다.

㉢ 대응표본 t-검정은 동일한 표본에서 두 변수의 평균값에 차이가 있는가를 검정할 때 사용한다.

2 독립표본 t-검정

2.1. 독립표본 t-검정

독립표본 t-검정은 상호 독립적으로 구성된 두 표본집단 간 평균의 차이가 통계적으로 유의한지의 여부를 검증하기 위해 사용하는 통계 검정 방법이다. 이때, 통계에서 독립적이란 '상호 관련되어 있지 않음'을 뜻한다. 즉, 두 표본집단의 연구대상자가 서로 상이하게 구성되어 있을 때, '상호 독립적'이라고 한다.

독립표본 t-검정의 가설은

$$H_0 : \mu_1 = \mu_2 \qquad H_1 : \mu_1 \neq \mu_2$$

이며, 귀무가설은 "두 독립 표본 간의 평균 간 차가 통계적으로 유의하지 않다"이다. 즉, 두 집단 간 평균의 차가 모집단에서도 차이가 날 것이라고 할 수 있을 만큼 충분한 차이가 아니라는 의미이다.

독립표본 t-검정을 위한 가정은 다음과 같다.

㉠ 독립변수는 집단 범주 변수로 두 개의 집단이다.

㉡ 종속변수는 연속변수이다.

㉢ 각 집단의 연구대상자 수는 최소한 30명 이상이다.

㉣ 집단의 연구대상자 수의 비가 1: 1.5 이상이 되어서는 안 된다. 즉, 한 집단의 연구대상자가 30명인 경우, 다른 집단의 연구대상자는 45명 이상이 되지 않도록 한다. 만일 45명을 넘는 경우에는 연구대상자를 무작위로 선정하여 30명 정도로 맞춘 후에 분석을 실시하는 것이 바람직하다.

2.2. SPSS에서 독립표본 t-검정 시행하기

'단주기간(3년 전후)에 따라 알코올중독회복'에 차이가 있는지를 알아보기 위해 SPSS 프로그램의 독립표본 t-검정을 하는 과정은 다음과 같다.

① 주 메뉴에서 분석(A) → 평균비교(M) → 독립표본 T 검정(T)의 순서대로 클릭을 하면 [그림 1]과 같이 독립표본 T 검정 대화상자가 나타난다.

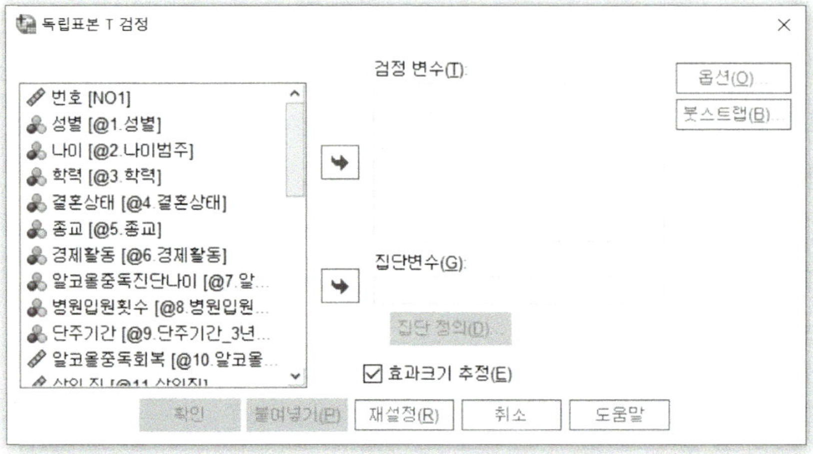

[그림 1] **독립표본 T 검정 대화상자**

② [그림 1]에서 [그림 2]와 같이 분석할 변수인 '알코올중독회복'를 클릭한 후 ➡를 클릭하여 오른쪽 검정 변수(T) 상자로 이동시킨다. 다음 집단변수인 '단주기간'을 클릭한 후 ➡를 클릭하여 오른쪽의 집단변수(G) 상자로 이동시키면 집단 정의(D)가 활성화된다.

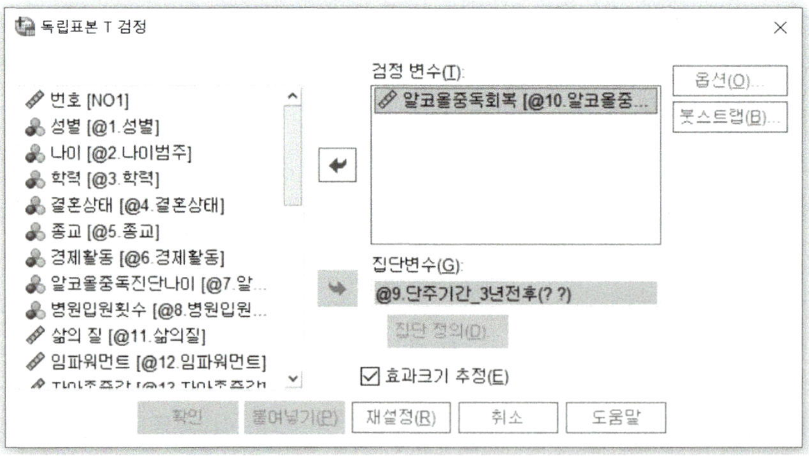

[그림 2] **독립표본 T 검정 변수의 선정**

③ [그림 2]에서 집단 정의(D)를 클릭하면 [그림 3]과 같이 집단 정의 대화상자가 나타난다. 지정값 사용(U)에서 집단 1에 1을, 집단 2에 2를 넣어 집단을 정의한다. 이는 단주기간 코딩 시 3년 전을 1로, 3년 후를 2로 자료 입력을 하였기 때문이다.

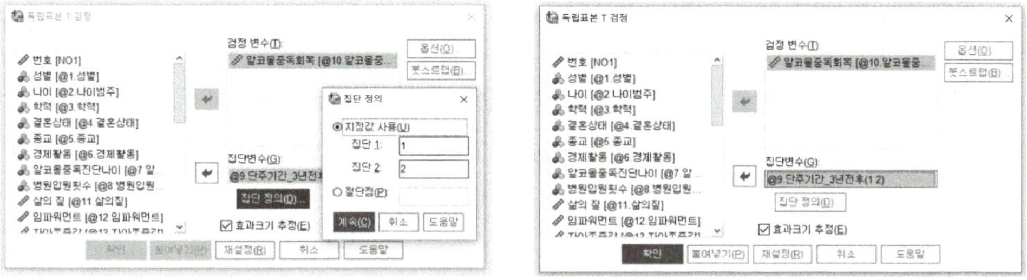

[그림 3] 집단 정의 대화상자

④ [그림 3]에서 계속(C)을 클릭한 후 확인을 누르면 [표 1]과 같이 독립표본 T 검정의 결과가 나타난다.

[표 1] 독립표본 T 검정의 결과

집단통계량

	단주기간	N	평균	표준화 편차	표준오차 평균
알코올 중독회복	3년 미만	112	3.95	.51	.048
	3년 이상	99	4.13	.53	.054

독립표본 검정

		Levene의 등분산 검정		평균의 동일성에 대한 T 검정						
		F	유의확률	t	자유도	유의확률(양측)	평균차이	표준오차차이	차이의 95% 신뢰구간 하한	차이의 95% 신뢰구간 상한
알코올 중독 회복	등분산을 가정함	1.259	.263	−2.484	209	.014	−.178	.07179	−.319	−.036
	등분산을 가정하지 않음			−2.477	203.010	.014	−.178	.07201	−.320	−.036

⑤ 논문표 작성 시에는 [표 1]의 집단통계량에서 평균과 표준화 편차를 이용하고, 독립표본 검정에서는 등분산을 가정함의 t와 유의확률(양쪽)을 이용한다. 여기서 Levene

등분산 검정의 유의확률이 0.05보다 크면 등분산이 가정되는 것으로 보고, 0.05보다 작으면 가정되지 않는 것으로 본다.

⑥ 이때, Levene의 등분산 검정이란 두 독립집단의 모집단 분산이 동일한지의 여부를 검정한 것이다. 귀무가설은 '두 집단의 모집단 분산이 동일하다'이며, 유의확률이 0.05보다 크면 두 집단의 모집단 분산이 동일하다는 귀무가설이 채택되기 때문에 등분산을 가정함의 결과로 해석한다. 만약 유의확률이 0.05보다 작으면 등분산을 가정하지 않음의 결과로 해석한다.

2.3. 논문표 작성 및 서술하기

'단주기간에 따른 알코올중독회복'을 정리한 [표 2]에서 3년 전은 3.95점, 3년 후는 4.13점으로 3년 후가 3년 전보다 알코올중독회복이 높게 나타났으며 통계적으로 유의한 차이가 있었다($p < .05$).

[표 2] 단주기간에 따른 알코올중독회복

일반적 특성	구분	알코올중독회복 M±SD	t	p-value
단주기간	3년 전(n=112)	3.95±.51	−2.484	.014
	3년 후(n=99)	4.13±.53		

M: 평균, SD: 표준편차

따라서 단주기간을 3년 기준으로 알코올중독회복의 평균을 분석한 결과 3년 전은 3.95, 3년 후는 4.13으로 3년 후가 높았으며, 유의확률 p-값이 0.014로 유의수준 0.05보다 작기 때문에 귀무가설을 기각한다. 즉, 유의수준 0.05하에서 단주 기간을 3년 기준으로 할 때 알코올중독회복에 차이가 나며, 통계적으로 유의한 차이가 있다고 볼 수 있다.

3 대응표본 t-검정

3.1. 대응표본 t-검정

대응표본 t-검정은 동일한 연구대상자를 상대로 반복 측정을 통해 측정값의 평균 간의 차이가 통계적으로 유의한지의 여부를 살펴보기 위해 사용하는 통계 검정 방법이다. 예를 들어 알코올중독회복 프로그램의 효과성을 살펴보기 위해 공식적으로 알코올중독진단을 받고 한 달 이상 입원하고 있는 대상자에게 알코올중독회복 척도로 사전검사를 실시한다. 일정기간 알코올중독회복 프로그램을 실시한 후, 동일한 척도로 사후검사를 실시하여 두 측정값의 평균 간 차이를 비교한다. 이때 평균 간 차가 통계적으로 유의하면, 알코올중독회복 프로그램이 효과적이었다고 결론지을 수 있다.

대응표본 t-검정의 가설은

$$\mathrm{H}_0 : \mu_{전} = \mu_{후} \qquad \mathrm{H}_1 : \mu_{전} \neq \mu_{후}$$

이며, 귀무가설은 "사전측정치와 사후측정치의 평균간 차가 통계적으로 유의하지 않다."이다. 즉, 측정치의 평균 간 차이가 모집단에서 차이가 있을 것이라고 할 수 있을 만큼 충분한 차이가 확인되지 않는다는 의미이다.

그리고 대응표본 t-검정을 위한 가정은 다음과 같다.

㉠ 종속변수는 연속변수이다.

㉡ 사전측정치와 사후측정치는 모두 30개 이상이다.

3.2. SPSS에서 대응표본 t-검정 시행하기

'알코올중독회복 프로그램 전후에 알코올중독회복'에 차이가 있는지를 알아보기 위해 SPSS 프로그램의 대응표본 t-검정을 하는 과정은 다음과 같다.

① 주 메뉴에서 분석(A) → 평균비교(M) → 대응표본 T 검정(P)의 순서대로 클릭을 하면 [그림 4]와 같이 대응표본 T 검정 대화상자가 나타난다.

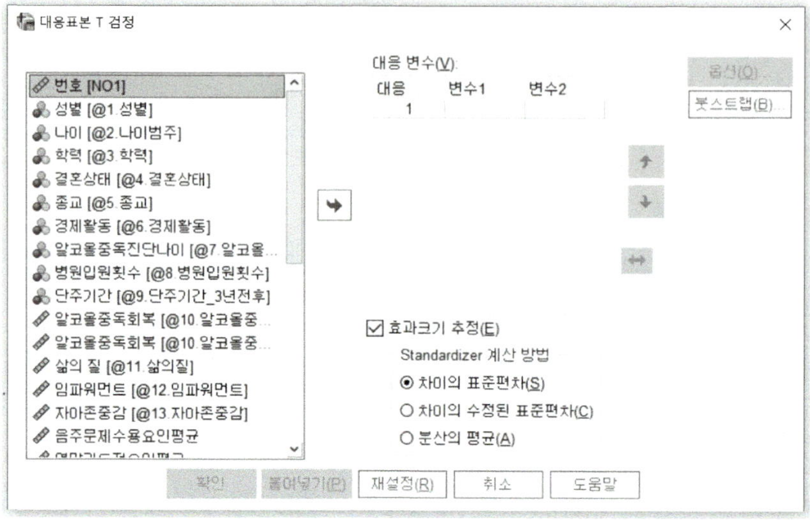

[그림 4] **대응표본 T 검정 대화상자**

② [그림 4]에서 [그림 5]와 같이 차이 검정을 할 변수인 '알코올중독회복 프로그램 전'과 '알코올중독회복 프로그램 후'를 변수1과 변수2에 차례로 선정한 후 ➡를 클릭하여 대응 변수(V) 상자로 이동시킨다.

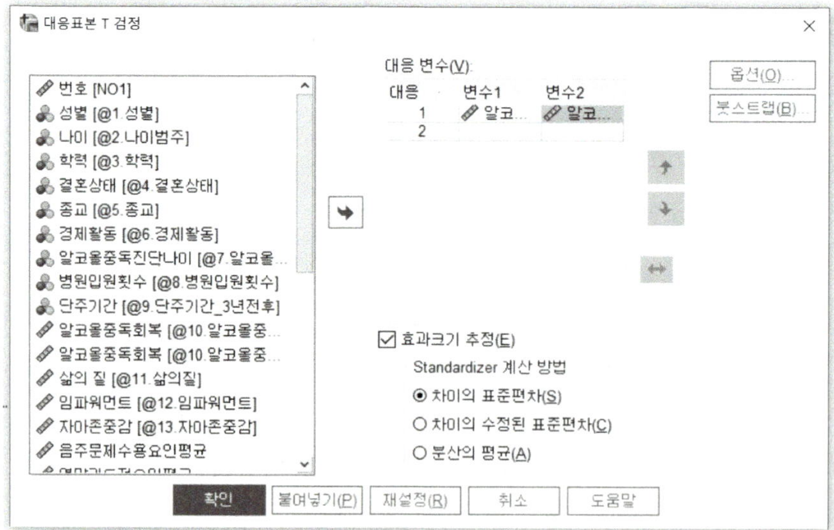

[그림 5] **대응 변수의 선정**

③ [그림 5]에서 확인을 누르면 [표 3]과 같이 대응표본 T 검정의 결과가 나타난다.

[표 3] **대응표본 T 검정의 결과**

대응표본 통계량

		평균	N	표준편차	평균의 표준오차
대응	알코올중독회복 프로그램 전	4.03	211	.53	.037
	알코올중독회복 프로그램 후	4.45	211	.48	.033

대응표본 상관계수

		N	상관관계	유의확률
대응	알코올중독회복 프로그램 전 & 알코올중독회복 프로그램 후	211	.71	.000

대응표본 검정

		대응차					t	자유도	유의확률(양측)
		평균	표준편차	평균의 표준오차	차이의 95% 신뢰구간				
					하한	상한			
대응	알코올중독회복 프로그램 전–알코올중독회복 프로그램 후	–.42	.39	.03	–.47	–.36	–15.57	210	.000

④ 논문표 작성 시에는 [표 3]의 대응표본 통계량에서 평균과 표준편차를, 대응표본 검정에서는 평균, t, 유의확률(양측)을 이용한다.

3.3. 논문표 작성 및 서술하기

알코올중독회복 프로그램 전후에 대한 알코올중독회복의 차이를 정리한 [표 4]에서 알코올중독 회복프로그램 전의 알코올중독회복은 4.03점, 알코올중독회복 프로그램 후의 알코올중독회복은 4.45점으로 프로그램 전과 후의 설명에 대한 알코올중독회복에 차이는 –0.42점이었고 통계적으로 유의한 차이가 있었다($p < .001$).

[표 4] 알코올중독회복 프로그램 전과 후에 대한 알코올중독 회복

구분	알코올중독회복 M±SD	차이 M	t	p-value
알코올중독회복 프로그램 전	4.03±.53	−0.42	−15.57	.000
알코올중독회복 프로그램 후	4.45±.48			

M: 평균, SD: 표준편차

따라서 알코올중독회복 프로그램 전후의 알코올중독회복 평균을 분석한 결과 알코올중독회복 프로그램 전은 4.03점, 알코올중독회복 프로그램 후는 4.45점으로 프로그램 후의 평균이 높았으며, 통계적으로도 유의한 차이를 보였다($p < .001$). 따라서 귀무가설을 기각한다. 결론적으로 유의수준 0.05하에서 알코올중독회복 프로그램 전후의 평균값은 차이가 나며, 통계적으로 유의한 차이가 있다고 볼 수 있다.

연습문제

1. K대학교 보건학과에서는 두 가지 서로 다른 체중조절약의 체중조절 효과를 분석하기 위해 각각 40명을 대상으로 1년간 임상실험한 결과 다음과 같은 자료를 얻었다. 체중조절약 I의 체중조절 효과가 체중조절약 II의 효과보다 더 크다고 할 수 있는지를 유의수준 0.05하에서 검정하시오.

체중조절약	표본크기	표본평균(체중평균감소량)	표본분산
I	40	10kg	4.3
II	40	8kg	5.7

2. 대도시에 위치한 보건대학교 남녀 대학생의 영어수준에 차이가 있는가를 알아보기 위해 남녀 대학생 각각 100명씩을 임의로 선발한 뒤 T기관에서 주관하는 영어시험을 실시해 다음과 같은 결과를 얻었다.

	평균	표준편차
남학생	82	20
여학생	78	18

두 집단의 모분산이 동일하다고 할 때 대도시에 위치한 보건대학교 남녀 대학생들의 영어시험 성적에 차이가 있는지를 유의수준 0.05하에서 검정하시오.

3. T생활의학센터에서 실시하는 다이어트 프로그램에 8명이 한 달 동안 참석한 결과, 처음 시작할 때와 한 달 후 다이어트 프로그램이 끝났을 때 측정한 체중이 다음과 같았다. 다이어트 프로그램이 체중을 줄이는 데 효과가 있는지를 유의수준 0.05하에서 검정하시오.

참여자	처음 체중(A)	한 달 후 체중(B)
1	110	95
2	95	91
3	87	85
4	105	98
5	70	68
6	123	110
7	77	74
8	99	95

4. 여덟 명의 고혈압 환자(수축기 혈압 160 이상, 이완기 혈압 100 이상)가 정상 혈압 되찾기 운동 프로그램에 한 달간 참여한 결과, 프로그램 참여 전과 후에 측정한 수축기 혈압이 다음과 같았다.

수축기 혈압 / 참여자	프로그램 참여 전	프로그램 참여 후
1	160	133
2	180	140
3	159	125
4	175	135
5	169	123
6	172	129
7	163	128
8	189	145

위의 자료에 의할 때 혈압 되찾기 운동 프로그램이 혈압을 낮추는 데 효과가 있는가에 대해 SPSS를 이용하여 유의수준 0.05하에서 검정하시오.

모범답안

1. 체중조절약 I과 II의 체중조절 효과의 평균을 각각 μ_1, μ_2라고 할 때, 체중조절약 I의 효과가 더 큰지 알고자 하므로 단측검정이고 귀무가설 H_0와 대립가설 H_1은 각각 다음과 같이 설정할 수 있다.

   $H_0 : \mu_1 = \mu_2$

   $H_1 : \mu_1 > \mu_2$

   두 체중조절약의 모분산이 같다는 조건이 주어지지 않았지만 표본의 크기가 80으로 30보다 충분히 크므로 귀무가설하에서의 검정통계량은 정규분포 N(0, 1)을 따르며, 유의수준 0.05하에서 단측검정에 대한 표준정규분포의 기각역은 $T > 1.645$이다. 그리고 검정통계량의 관측값 T는

   $$T = \frac{10-8}{\sqrt{\frac{4.3}{40} + \frac{5.7}{40}}} = 4.0$$

   이고 $T = 4.0 > 1.645$로 기각역에 속하므로 귀무가설 H_0은 기각된다. 즉, 체중조절약 I의 효과가 더 크다고 할 수 있다.

2. 남학생 집단의 평균 영어성적과 여학생 집단의 평균 영어성적 각각을 μ_1, μ_2라고 할 때, 두 집단의 평균 영어성적이 동일한가에 대한 검정을 하고자 하므로 양측검정을 해야 하며, 귀무가설 H_0와 대립가설 H_1은 각각 다음과 같이 설정할 수 있다.

   $H_0 : \mu_1 = \mu_2$

   $H_1 : \mu_1 \neq \mu_2$

   검정통계량 Z는 표본의 크기가 200으로 30보다 충분히 크므로 정규분포 N(0, 1)을 따른다고 할 수 있으며, 유의수준 0.05하에서 양측검정에 대한 표준정규분포의 기각역은 $|Z| > 1.96$이다. 그리고 두 집단의 평균 영어성적의 모분산이 같으므로 합동분산 S_p와 귀무가설하에서의 검정통계량 관측값은 각각

   $$S_p = \sqrt{\frac{99 \times 400 + 99 \times 324}{100 + 100 - 2}} = \sqrt{362} \fallingdotseq 19.026,$$

   $$Z = \frac{82-78}{19.026\sqrt{\frac{1}{100} + \frac{1}{100}}} \fallingdotseq 1.487$$

   이고 $Z = 1.487 < 1.96$로 기각역에 속하지 않으므로 귀무가설 H_0은 기각되지 않는다. 즉, 위의 표본관측 결과에 의할 때 대도시에 위치한 보건대학교의 남녀 대학생들의 영어수준은 유의수준 0.05하에서 차이가 있다고 볼 수 없다.

3. 다이어트 프로그램 전보다 끝난 후 체중이 줄어들었는지의 여부에 관심이 있으므로 다이어트 프로그램 전과 후의 몸무게 변화를 $\mu_D = \mu_{전} - \mu_{후}$라고 하면, 귀무가설 H_0와 대립가설 H_1은 각각 다음과 같이 설정할 수 있다.

$H_0 : \mu_D = 0$

$H_1 : \mu_D > 0$

귀무가설하에서의 검정통계량 T는 자유도 8–1=7인 t-분포를 따르고 유의수준 0.05하에서 자유도가 7인 t-분포의 오른쪽 단측 검정에 대한 기각역은 $T > 1.895$이다. 그리고 검정통계량 관측값 $T = 3.491 > 1.895$로 기각역에 속하므로 귀무가설 H_0은 기각된다. 즉, 다이어트 프로그램으로 체중이 줄어들었다고 할 수 있다.

4. SPSS를 이용하여 혈압 되찾기 운동 프로그램 전후의 수축기 혈압에 대한 대응표본 T검정을 실시한 결과는 다음과 같다.

대응표본 통계량

		평균	N	표준편차	평균의 표준오차
대응 1	프로그램 참여 전	168.38	8	12.983	4.590
	프로그램 참여 후	132.25	8	7.536	2.664

대응표본 상관계수

		N	상관관계	유의확률
대응 1	프로그램 참여 전 & 프로그램 참여 후	8	.910	.002

대응표본 검정

	대응차					t	자유도	유의확률(양측)
	평균	표준편차	평균의 표준오차	차이의 95% 신뢰구간				
				하한	상한			
대응 프로그램 참여 전 −프로그램 참여 후	36.125	6.875	2.431	30.377	41.873	14.862	7	.000

프로그램 참여 전의 수축기 혈압은 평균 168.38, 표준편차 12.99이고, 프로그램 참여 후의 수축기 혈압은 평균 132.25, 표준편차 7.53이며, 프로그램 참여 전과 후 사이의 수축기 혈압의 차의 평균은 36.13, 표준편차는 6.88이었다.

주어진 문제는 혈압 되찾기 운동 프로그램 과정 후의 결과가 과정 전보다 줄어들었는가에 관심이 있는 우측 단측검정 문제이지만 SPSS에서는 양측검정을 실시하며, 그에 대한 귀무가설 H_0와 대립가설 H_1은 각각 다음과 같이 설정할 수 있다.

$H_0 : \mu_D = 0$

$H_1 : \mu_D \neq 0$

분석 결과, 검정통계량 관측값 T는 14.862이고 $p < .001$이므로 귀무가설 H_0은 기각된다. 즉, 위의 자료에 의할 때 혈압 되찾기 운동 프로그램이 혈압을 낮추는 데 효과가 있다고 볼 수 있다.

CHAPTER

7

교차분석

1. 교차분석
2. 카이제곱분포의 가설검정
3. 적합성 검정
4. 독립성 검정

Health Statistics

1 교차분석

양적자료보다 질적자료 또는 범주형 자료에 대한 분석이 필요한 경우가 있다. 예를 들어 사람들을 5개 소득 계층으로 구분하여 특성을 검정하거나 공장 생산 품목을 우량품, 보통, 불량품으로 분류하여 품질에 대해 검정하는 것이다.

이때, 관측된 질적자료 또는 범주형 자료의 도수인 관측도수(observed value)가 특정한 이론이나 가설하에서 나타날 것으로 기대되는 기대도수(expected value) 또는 이론도수와 차이가 있는지 없는지를 검정할 때 교차분석을 이용한다. 교차분석은 카이제곱분포를 이용하므로 카이제곱검정이라고 한다.

2 카이제곱분포의 가설검정

카이제곱분포를 사용하여 통계적 검정을 실시할 때 기본 가정은 다음과 같다.

㉠ 종속변수가 명목척도에 의한 질적변수이거나 최소한 범주형 자료여야 한다. 예를 들어, 성별, 인종, 자동차 유형 등이다. 또는 연속형 자료를 비연속형 자료로 변환한 범주형 자료여야 한다. 예를 들어 지능지수를 우수아, 보통아, 저능아로 범주화하거나 수입을 고소득자, 중산층, 저소득자로 범주화한다.

㉡ 관측도수(연구과정에서 얻은 각 범주에 포함되어 있는 도수)와 기대도수(귀무가설하에서 얻어질 것이라 기대되는 도수)가 5보다 작은 칸(cell)이 전체 칸 수의 20% 이하여야 한다.

㉢ 각 칸의 사례들은 서로 독립적 관계여야 한다. 예를 들어, 인종별로 분류하고 눈동자의 색으로 분류할 때 동일인이 각기 중복되는 일이 없어야 한다.

그리고 카이제곱분포의 가설 검정은 관측도수(O_i)와 기대도수(E_i) 사이의 차이를 비교하여 가설을 검정한다. 이때, Pearson의 카이제곱 검정통계량은

$$\chi^2 = \sum_{i=1}^{k} \frac{(O_i - E_i)^2}{E_i} \quad (E_i = np_i)$$

이다. 만약 가설에 따른 기대도수의 값이 정확하면 $(O_i - E_i)$가 작게 되어 χ^2값이 0에 가깝게 되며, 가설에 따른 기대도수의 값이 부정확하면 $(O_i - E_i)$가 크게 되어 χ^2값이 큰 값을 갖게 된다.

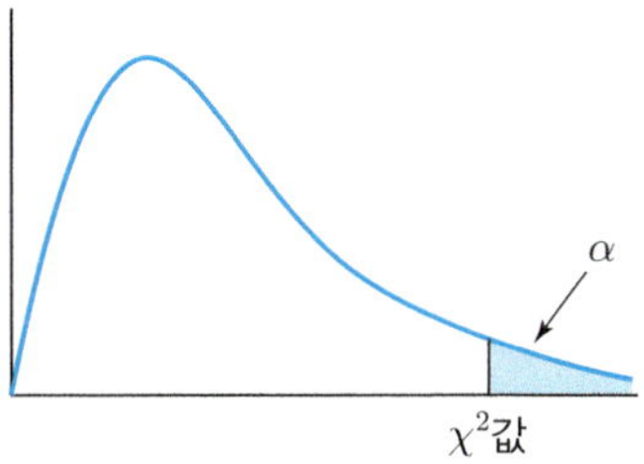

n이 클 때 χ^2값은 반복 표본에서 근사 카이제곱분포를 이룬다. 그리고 우측 꼬리 검정(right-tailed statistical test)을 사용하여 χ^2값이 임계값보다 큰 값을 갖는지를 확인한다.

교차분석은 적합성 검정, 독립성 검정 그리고 동질성 검정으로 구분된다.

㉠ 적합성 검정(goodness of fit)

범주형 자료에 대해 얻어진 관측값과 이론적으로 계산된 기댓값과의 차이를 검정한다.

예		
	완두콩 관측	완두콩이 9 : 3 : 3 : 1을 따르는지 검정
	멘델의 유전자 법칙 9 : 3 : 3 : 1	

H_0: 관측한 완두콩이 9:3:3:1을 따른다.

H_1: 관측한 완두콩이 9:3:3:1을 따르지 않는다.

㉡ 독립성 검정(test for independence)

두 범주형 자료의 독립/종속을 검정한다.

예		
	연령: 20대, 30대, 40대, 50대, 60대 이상	연령과 자주 마시는 음료수의 독립/종속성 검정
	자주 마시는 음료수: 커피, 녹차, 탄산, 우유	

H_0: 연령과 자주 마시는 음료수는 독립적이다.

H_1: 연령과 자주 마시는 음료수는 독립적이지 않다.

㉢ 동질성 검정(test for homogeneity)

두 개 이상의 범주형 자료가 동일한 분포를 갖는 모집단에서 추출된 것인지를 검정한다.

예		
	남자대학생 250명, 여자대학생 300명	남녀 대학생의 생활환경에 대한 동일한 분포 검정
	생활환경: 기숙사, 아파트, 부모님 집, 그 외	

H_0: 남녀 대학생의 생활환경이 동일하다.

H_1: 남녀 대학생의 생활환경이 동일하지 않다.

3 적합성 검정

3.1. 적합성 검정

적합성 검정은 특정 표본의 관측빈도가 기대빈도와 적합한지의 여부를 검정하는 것이다. 예를 들어, 정형외과의사 200명을 대상으로 4가지 수술방법에 대한 선호도를 조사하는 연구에서 각 수술방법에 대해 46, 73, 29, 52명이 선호하였을 때, 수술방법에 대한 선호도에 차이가 있는지 검정할 수 있다.

적합성 검정을 위한 가설은

H_0: 관측빈도와 기대빈도는 같다.

H_1 : 관측빈도와 기대빈도는 같지 않다.

이다. 그리고 적합성 검정에 대한 가정은 다음과 같다.

㉠ 각 사례는 하나의 범주에만 속하며, 서로 독립적이다.

㉡ 각 사례는 빈도로 측정된다.

㉢ 각 범주의 기대빈도는 5보다 크다. 기대 빈도가 5보다 작은 범주가 있으면 다른 범주와 합해서 기대빈도가 5보다 크도록 한다.

3.2. SPSS에서 교차분석(적합성 검정) 시행하기

SPSS 프로그램을 이용하여 '결혼상태'의 관측빈도가 기대빈도와 적합한지의 여부를 알아보기 위해 교차분석을 하는 과정은 다음과 같다.

① 주 메뉴에서 분석(A) → 비모수검정(N) → 레거시 대화상자(L) → 카이제곱(C)의 순서대로 클릭을 하면 [그림 1]과 같이 카이제곱 검정 대화상자가 나타난다.

② [그림 1]에서 [그림 2]와 같이 분석할 변수 '결혼상태'를 선택한 후 를 클릭하여 오른쪽 검정 변수(T) 상자로 이동시킨다.

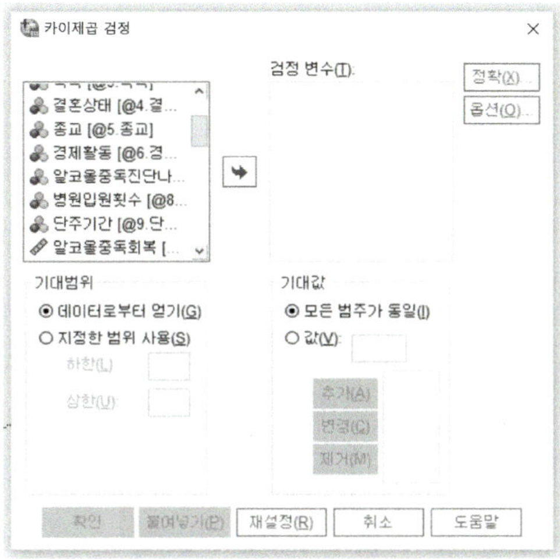

[그림 1] **카이제곱 검정 대화상자**

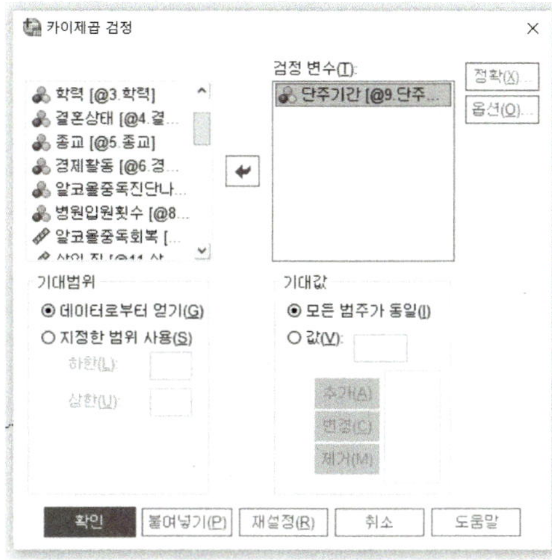

[그림 2] **검정 변수 선정**

③ [그림 2]에서 확인을 누르면 [표 1]과 같이 카이제곱 검정의 결과가 나타난다.

[표 1] **카이제곱 검정의 결과**

결혼상태

	관측빈도	기대빈도	잔차
기혼	65	52.8	12.3
미혼	78	52.8	25.3
이혼	53	52.8	.3
별거 및 사별	15	52.8	−37.7
전체	211		

검정 통계량

	결혼상태
카이제곱	41.948[a]
자유도	3
유의확률	.000

a. 0개의 셀(0.0%)은(는) 5보다 작은 기대빈도를 가집니다. 기대빈도 셀 값 중 최소값은 52.8입니다.

④ 논문표 작성 시에는 [표 1]의 결혼상태에서 각 변수값에 대한 관측빈도와 기대빈도 그리고 관측빈도와 기대빈도 간의 차이(잔차)를 이용하고, 검정통계량의 카이제곱값 χ^2과 유의확률 p-값을 이용한다. 카이제곱값은 $\chi^2 = 41.948$이고 유의확률은 $p < 0.001$으로 관측빈도와 기대빈도 간의 차가 통계적으로 유의하지 않다는 귀무가설이 기각된다.

3.3. 논문표 작성 및 서술하기

전체 211명을 대상으로 결혼상태에 대한 카이제곱 검정 결과를 나타낸 [표 2]에서 미혼이 78명으로 가장 많았고, 기혼이 65명, 이혼이 53명, 별거 및 사별이 15명의 순이었다. 관측빈도와 기대빈도 간의 차의 통계적 유의성을 살펴본 결과, 통계적으로 유의한 차($\chi^2 = 41.95$, $df = 3$, $p < 0.001$)를 보여 미혼에 대한 선호도가 높은 것으로 나타났다.

[표 2] **결혼상태에 대한 카이제곱 검정**

결혼상태	관측빈도	기대빈도
기혼	65	52.8
미혼	78	52.8
이혼	53	52.8
별거 및 사별	15	52.8
전체	211	

$\chi^2 = 41.95$, $df = 3$, $p < .001$

따라서 분석 결과, Pearson 카이제곱 검정통계량 값이 41.95이고, 유의확률 p-값이 유의수준 0.05보다 작기 때문에, 귀무가설을 기각한다. 즉, 유의수준 0.005하에서 결혼상태에 통계적으로 유의한 차이가 있다고 볼 수 있다.

4 독립성 검정

4.1. 독립성 검정

독립성 검정은 두 범주형 변수가 독립적인지를 검정 하는 것이며, 통계적으로 독립적이라는 것은 특정 변수에 대한 정보가 다른 변수에 영향을 미치지 않는다는 것을 뜻한다.

두 변수가 독립적이면 특정 변수의 출현확률이 다른 변수의 출현확률에 영향을 미치지 않는다. 예를 들어, 시험의 성공과 실패가 성별(남자, 여자)에 관계없이 동일하면 시험의 성패와 성별은 독립적이라고 할 수 있다. 그리고 독립성 검정을 위한 가설은

H_0 : 두 변수는 독립적이다.

H_1 : 두 변수는 독립적이지 않다(관련이 있다).

이다. χ^2값은 관측빈도와 기대빈도가 비슷할수록 작아지고, 차이가 날수록 커지므로 표본에서 구한 χ^2값이 클수록 귀무가설을 기각할 수 있는 확률이 높아진다.

두 변수의 독립성 검정에 대한 가정은 다음과 같다.

㉠ 각 사례는 하나의 범주에만 속하며, 서로 독립적이다.

㉡ 각 사례는 빈도로 측정된다.

㉢ 각 범주의 기대빈도는 5보다 크다. 기대빈도가 5보다 작은 범주가 있으면 다른 범주와 합해서 기대빈도가 5보다 크도록 한다.

독립성 검정에서 귀무가설이 기각되면 두 변수 간에 상관이 있다는 것을 의미하기 때문에 두 변수 간에 상관의 정도를 구할 수 있으며, Cramer의 상관계수나 파이계수를 이용할 수 있다.

4.2. SPSS에서 교차분석(독립성 검정) 시행하기

SPSS 프로그램을 이용하여 '단주기간과 결혼상태' 간에 관련성이 있는지(독립적인지)를 알아보기 위해 교차분석을 하는 과정은 다음과 같다.

① 주 메뉴에서 분석(A) → 기술통계량(E) → 교차분석(C)의 순서대로 클릭을 하면 [그림 3]과 같이 교차분석 대화상자가 나타난다.

② [그림 3]에서 [그림 4]와 같이 분석할 변수 '단주기간'을 선택한 후 를 클릭하여 오른쪽 행(O) 상자로 이동시킨다. 그리고 변수 '결혼상태'를 선정한 후 를 클릭하여 오른쪽 열(C) 상자로 이동시킨다.

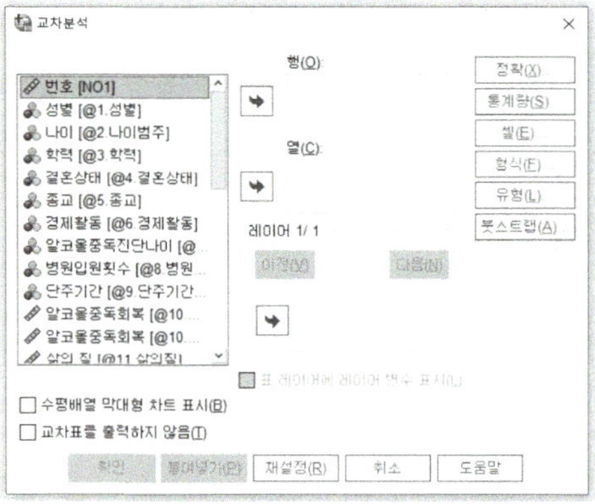

[그림 3] **교차분석 대화상자**

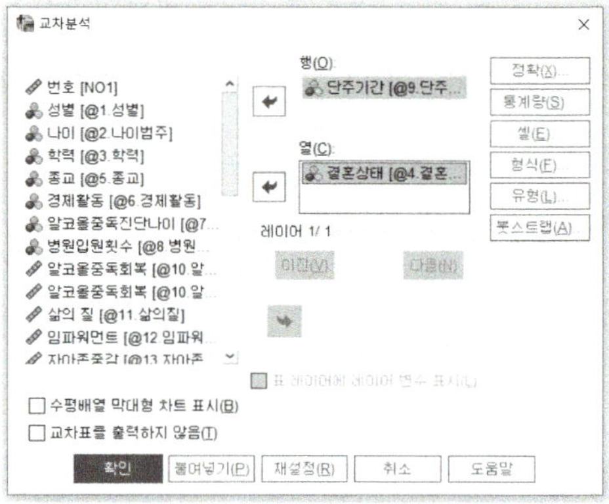

[그림 4] **행과 열에 분석할 변수 선정**

③ [그림 4]에서 통계량(S)을 클릭하여 [그림 5]와 같이 카이제곱(H)을 선택하고 계속(C)을 누른다.

④ [그림 4]에서 셀(E)을 클릭하여 [그림 6]과 같이 빈도(T)에서 관측빈도(O), 기대빈도(E) 그리고 퍼센트에서 행(R), 열(C), 전체(T)를 선택하고 계속(C)을 누른다.

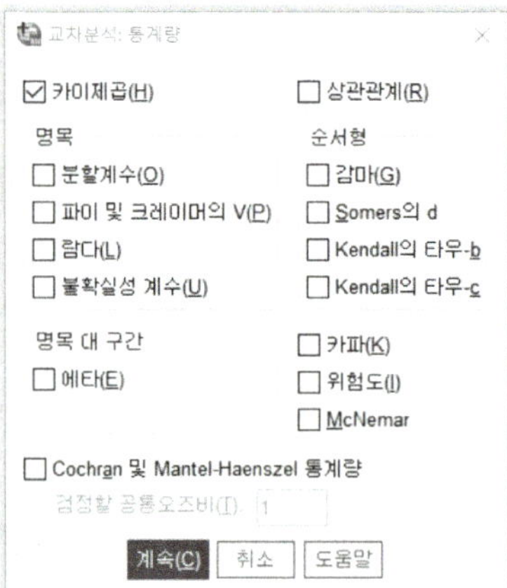

[그림 5] **통계량 대화상자**

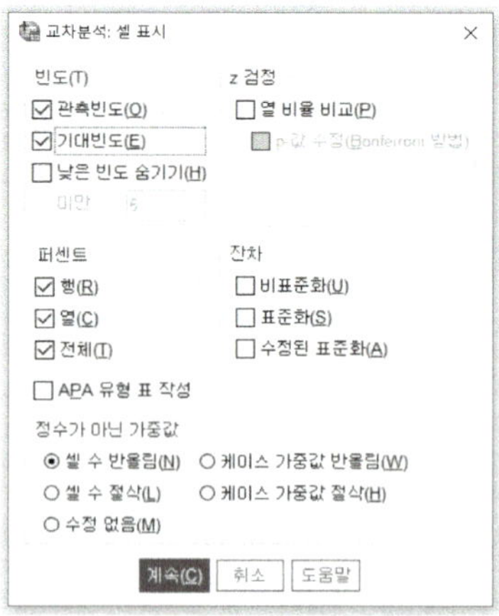

[그림 6] **셀 표시 대화상자**

⑤ [그림 4]에서 확인을 누르면 [표 3]과 같이 교차분석의 결과가 나타난다.

[표 3] **교차분석의 결과**

케이스 처리 요약

	케이스					
	유효		결측		전체	
	N	퍼센트	N	퍼센트	N	퍼센트
단주기간 * 결혼상태	211	100.0%	0	0.0%	211	100.0%

단주기간 * 결혼상태 교차표

			결혼상태				전체
			기혼	미혼	이혼	별거 및 사별	
단주기간	3년 미만	빈도	24	55	25	8	112
		기대빈도	34.5	41.4	28.1	8.0	112.0
		단주기간 중 %	21.4%	49.1%	22.3%	7.1%	100.0%
		결혼상태 중 %	36.9%	70.5%	47.2%	53.3%	53.1%
		전체 중 %	11.4%	26.1%	11.8%	3.8%	53.1%
	3년 이상	빈도	41	23	28	7	99
		기대빈도	30.5	36.6	24.9	7.0	99.0
		단주기간 중 %	41.4%	23.2%	28.3%	7.1%	100.0%
		결혼상태 중 %	63.1%	29.5%	52.8%	46.7%	46.9%
		전체 중 %	19.4%	10.9%	13.3%	3.3%	46.9%
전체		빈도	65	78	53	15	211
		기대빈도	65.0	78.0	53.0	15.0	211.0
		단주기간 중 %	30.8%	37.0%	25.1%	7.1%	100.0%
		결혼상태 중 %	100.0%	100.0%	100.0%	100.0%	100.0%
		전체 중 %	30.8%	37.0%	25.1%	7.1%	100.0%

카이제곱 검정

	값	자유도	유의확률(양측검정)
Pearson 카이제곱	17.075[a]	3	.001
우도비	17.457	3	.001
선형 대 선형결합	1.255	1	.263
유효 케이스 수	211		

a. 0셀(0.0%)은(는) 5보다 작은 기대빈도를 가지는 셀입니다. 최소 기대빈도는 7.04입니다.

⑥ 논문표 작성 시에는 [표 3]의 단주기간 * 결혼상태 교차표에서 전체 빈도와 전체 %를 이용하고, 단주기간 중 %를 이용한다. 이때 %는 횡으로 합해서 100%가 되는 것을 이용하면 된다. 카이제곱 검정에서는 Pearson 카이제곱값, 자유도, 점근 유의확률(양측검정)을 이용한다.

4.3. 논문표 작성 및 서술하기

'단주기간과 결혼상태'를 나타낸 [표 4]에서 미혼이 37.0%로 가장 많았고, 다음으로 기혼이 30.8%, 이혼이 25.1%, 별거 및 사별이 7.1%순이었으며, 단주기간으로는 3년 미만은 미혼이 49.1%로 가장 많았으며 3년 이상은 기혼이 41.4%로 가장 많았고 통계적으로 유의한 관련성이 보였다($p < .05$).

[표 4] 단주기간과 결혼상태

단위: %(명)

		결혼상태				전체 100.0(211)
		기혼 30.8(65)	미혼 37.0(78)	이혼 25.1(53)	별거 및 사별 7.1(15)	
단주기간	3년 미만	21.4	49.1	22.3	7.1	100.0(112)
	3년 이상	41.4	23.2	28.3	7.1	100.0(99)

$\chi^2 = 17.075,\ df = 3,\ p < .05$

따라서 분석 결과, Pearson 카이제곱 검정통계량 값이 17.075이고, 유의확률 p-값이 0.001로 유의수준 0.05보다 작기 때문에, 귀무가설을 기각한다. 즉, 유의수준 0.05하에서 단주기간과 결혼상태 간에는 통계적으로 유의한 관련성이 있다고 할 수 있다.

연습문제

1. 최근에 병원에서 실시하는 외과수술에는 A, B, C, D의 네 가지 수술방법이 선호되고 있다. 이 네 가지 수술방법에 대하여 외과의사들의 선호도에 차이가 있는가를 분석하기 위해 외과의사 200명에게 선호하는 수술방법을 조사한 결과가 다음과 같다.

수술방법	A	B	C	D
외과의사	48	68	45	39

네 가지 수술방법에 대한 선호도가 동일한가에 대해 유의수준 0.05하에서 검정하시오.

2. 의학통계에 의할 때 자연사하는 사람들은 A, B, C, D 네 가지 주요한 사망원인에 의한 사망률(%)이 각각 15, 21, 18, 14라고 한다. 한 병원에서 관측한 사망자 308명의 사망원인별 분포가 다음과 같을 때, 이 병원의 사망원인별 사망률이 의학통계의 결과와 같다고 볼 수 있는가에 대해 유의수준 0.05하에서 검정하시오.

사망원인	A	B	C	D	기타
사망자 수	43	76	85	21	83

3. 비만이 유전인가를 분석하기 위해 비만판정을 받은 어린이와 정상판정을 받은 어린이 각 50명씩을 추출해 부모의 비만 여부를 조사한 결과가 다음과 같다.

부모 \ 어린이	비만	정상	합계
비만	34	29	63
정상	16	21	37
합계	50	50	100

부모와 자녀의 비만이 서로 관계가 있다고 볼 수 있는가를 유의수준 0.05하에서 검정하시오.

모범답안

1. 네 가지 수술방법에 대한 선호도가 동일한가에 대해 검정하기 위해 가설을 세우면 다음과 같다.

H_0 : $P(A)=P(B)=P(C)=P(D)=\frac{1}{4}$

(즉, A, B, C, D 네 수술방법에 대한 선호도가 동일하다.)

H_1 : H_0가 사실이 아니다.

H_0에 따라서 각 방법의 기대도수는 모두 $200\times\frac{1}{4}=50$이므로 관측도수와 기대도수를 정리하면 다음과 같다.

수술방법		A	B	C	D
외과의사	관측도수	48	68	45	39
	기대도수	50	50	50	50

검정통계량의 관측값 χ^2을 구하면

$$\chi^2=\frac{1}{50}\left[(48-50)^2+(68-50)^2+(45-50)^2+(39-50)^2\right]=9.48$$

이다. χ^2은 자유도가 4–1=3인 카이제곱분포를 따른다. 그리고 자유도가 3인 카이제곱분포에서 $P(\chi^2>7.81473)=0.05$이며 $\chi^2=9.48>7.81473$이므로 귀무가설을 기각한다. 즉, 네 방법에 대한 선호도가 동일하다고 볼 수 없다.

2. 이 병원의 사망원인별 사망률이 의학통계의 결과와 같다고 볼 수 있는가에 대한 검정을 위해 가설을 세우면 다음과 같다.

H_0 : $P(A)=0.15$, $P(B)=0.21$, $P(C)=0.18$, $P(D)=0.14$, $P(\text{기타})=0.32$

H_1 : H_0가 사실이 아니다.

H_0에 따라서 각 칸의 기대도수를 구하면

A : $308\times0.15=46.2$　　B : $308\times0.21=64.68$

C : $308\times0.18=55.44$　　D : $308\times0.14=43.12$

기타 : $308\times0.32=98.56$

이므로 관측도수와 기대도수를 정리하면 다음과 같다.

사망원인		A	B	C	D	기타
사망자 수	관측도수	43	76	85	21	83
	기대도수	46.2	64.68	55.44	43.12	98.56

검정통계량의 관측값 χ^2을 구하면

$$\chi^2 = \frac{(43-46.2)^2}{46.2} + \frac{(76-64.68)^2}{64.68} + \cdots + \frac{(83-98.56)^2}{98.56} \fallingdotseq 31.768$$

이다. χ^2은 자유도가 5−1=4인 카이제곱분포를 따른다. 그리고 자유도가 4인 카이제곱분포에서 $P(\chi^2 > 9.4877) = 0.05$이며 $\chi^2 = 31.768 > 9.4877$이므로 귀무가설을 기각한다. 즉, 이 병원의 원인별 사망률은 의학통계의 결과와 동일하다고 볼 수 없다.

3. 부모와 자녀의 비만이 서로 관계가 있다고 볼 수 있는가를 검정하기 위해 가설을 세우면 다음과 같다.

H_0 : 부모와 자녀의 비만 여부는 서로 상관이 없다.

H_1 : 부모와 자녀의 비만 여부는 서로 상관이 있다.

H_0에 따라서 각 칸의 기대도수를 구하여 정리하면 다음과 같다.

관측도수(기대도수)

부모 \ 어린이	비만	정상
비만	34 (31.5)	29 (31.5)
정상	16 (18.5)	21 (18.5)

검정통계량의 관측값이 $\chi^2 = 1.0725$이며 p-값은 0.30038로 0.05보다 크므로 귀무가설을 기각할 수 없다. 즉, 부모와 자녀의 비만 여부는 서로 상관이 있다고 볼 수 없다.

CHAPTER

8

분산분석

1. 분산분석
2. 일원배치 분산분석
3. SPSS에서 일원배치 분산분석 시행하기
4. SPSS에서 이원배치 분산분석 시행하기
5. SPSS에서 다변량 분산분석 시행하기

Health Statistics

1 분산분석

독립적인 두 집단의 모평균에 차이가 있는지 검정하기 위해 독립표본 t-검정을 사용한다. 그러나 3개 이상의 집단 간 평균의 차이를 비교해야 할 경우, 예를 들어 식생활 습관에 따른(육식, 균형식, 채식의 세 집단) 혈중 콜레스테롤의 차이를 연구할 경우에는 분산분석(analysis of variance; ANOVA)을 사용한다.

분산분석은 3개 이상의 집단 간 평균의 차이가 통계적으로 유의한가를 검정하는 분석방법이다. 즉, 분산의 원인이 어디에 있는가를 알아보는 통계적 방법이다. 예를 들어 10대, 20대, 30대에 각기 다른 처치를 가하여 집단에 차이가 있는가를 분석한 결과, 처치효과가 있었다면 세 집단은 서로 다른 평균을 가지며 집단 간 분산이 클 것이고, 처치효과가 없었다면 집단 간 차이가 없으며 집단 간 분산은 적을 것이다.

실험연구에서 처치를 가하기 전인 실험 전에 집단(3개 이상)의 초기 단계는 동일하며, 처치를 가한 후 처치의 효과가 크다면 실험 후 집단 간 차이는 클 것이다. 이는 종속변수의 총변화량 중 집단 간의 차이가 크므로 집단 간 변화량 또는 집단 간 분산이 크다는 것을 나타낸다.

집단 간 분산의 크기가 얼마만큼이어야 집단 간에 차이가 있다고 결론을 내릴 수 있는지를 설정해야 하며, 이때 F통계값을 사용한다.

$$F = \frac{\sigma_B^2}{\sigma_W^2} = \frac{\text{집단 간 분산}}{\text{집단 내 분산}}$$

즉, 집단 간의 분산이 집단 내 자료들의 분산에 비추어 그 크기가 클 때 집단 간의 차이가 있다고 결론을 유도할 수 있다. 집단 내 분산에 대한 집단 간 분산의 비율을 F값이라 부르고, 이 F값이 F-분포에 의한 임계값보다 클 때 집단 간의 유의한 차이가 있다고 결론을 유도한다.

분산분석, 즉 F-검정의 기본 가정은 다음과 같다.

㉠ 종속변수가 양적변수이다.

㉡ 각 집단에 해당되는 모집단의 분포가 정규분포이다(정규분포가정).

㉢ 각 집단에 해당되는 모집단들의 분산이 같다(등분산가정).

그리고 분산분석의 종류에는 요인변수에 따라 일원배치 분산분석, 이원배치 분산분석 그리고 다원배치 분산분석 등이 있다.

㉠ 일원배치 분산분석은 요인변수가 한 개이다.
㉡ 이원배치 분산분석은 요인변수가 두 개이다.
㉢ 다원배치 분산분석은 요인변수가 세 개 이상이다.

만약 정규분포가정과 등분산가정이 충족되지 못하면 비모수 통계(non-parametric statistics)를 사용하여야 한다. 예를 들어, 일원배치 분산분석의 경우 비모수 통계의 하나인 크러스컬-월리스(Kruskal-Wallis) 검정을 실시해야 한다.

2 일원배치 분산분석

일원배치 분산분석이란 독립변수가 하나일 때 분산의 원인이 집단 간 차이 때문인지를 분석하는 통계 검정 방법이다. 하나의 독립변수에서 p개의 수준(level)들 사이의 차이를 비교한다.

㉠ 인종(황인종, 백인종, 흑인종) 간 지능의 차이
㉡ 연령에 따른 병원 의료시설 만족도의 차이
㉢ 사회경제적 계층에 따른 주관적 행복감의 차이

귀무가설이 기각된다 함은 모집단의 평균이 같지 않음을 의미한다. 그러므로 귀무가설은 모집단들이 어떻게 다른지를 구체적으로 설명하지 않는 일반적 형태로 표현된다.

세 집단 이상을 비교하기 위해 집단 간 차이에 의한 분산추정치(between-group variation)와 집단 내 차이에 의한 분산추정치(within-group variation)인 집단 간 편차제곱의 평균(MS_B)과 집단 내 편차제곱의 평균(MS_W)을 비교한다.

$$F\text{통계값: } F = \frac{MS_B}{MS_W} = \frac{\dfrac{SS_B}{K-1}}{\dfrac{SS_W}{N-K}} = \frac{\dfrac{\text{집단 간 편차제곱합}}{\text{집단 간 자유도}}}{\dfrac{\text{집단 내 편차제곱합}}{\text{집단 내 자유도}}}$$

(K = 집단 수, N = 연구에 참여한 모든 대상 수)

㉠ 총변화량(SS_T, sum of square total deviation): 총 편차의 제곱합

㉡ 집단 간 편차제곱합(SS_B, sum of square between group): 집단효과에 의한 집단 간 편차의 제곱합

㉢ 집단 내 편차제곱합(SS_W, sum of square within group): 개인오차에 의한 집단 내 편차의 제곱합

	제곱합(SS)	자유도(df)	평균제곱(MS)	F	η^2
집단 간(between groups)	SS_B	$K-1$	$MS_B = \frac{SS_B}{K-1}$	$\frac{MS_B}{MS_W}$	$\frac{SS_B}{SS_T}$
집단 내(within group)	SS_W	$N-K$	$MS_W = \frac{SS_W}{N-K}$		
전체(total)	SS_T	$N-1$			

만약 집단 간에 차이가 없으면 표본의 크기에 관계없이 $\mathrm{E}(MS_B) = \mathrm{E}(MS_W)$이며, 집단 간의 차이가 크다면 $\mathrm{E}(MS_B)$가 $\mathrm{E}(MS_W)$보다 클 것이다. 즉, F값이 크면 집단 간 분산이 집단 내 분산보다 크다는 뜻이고, 일반적으로 집단끼리는 이질적이며 집단 내에서는 동질적이라는 의미이다. 그리고 F값은 제곱값들의 비율이므로 항상 양수이며, 1 이하인 경우는 매우 드물다.

분산분석 결과가 독립변수에 의해 얼마나 영향을 받았는지를 설명하는 중요한 정보가

$$\eta^2(\text{에타제곱}) = \frac{\text{집단 간 차이}}{\text{총편차의 제곱합}}$$

이다. 이는 상관계수와 회귀분석을 설명할 때 R^2(결정계수)의 개념과 동일한 의미를 지닌다. 예를 들어 $\eta^2 = 0.5$란 종속변수의 총변화량에 50%가 독립변수에 의한 영향이라 해석한다.

예를 들어, 스포츠 센터의 수영 강습생 중 수준이 비슷한 24명을 임의 추출하여 4수준(levels)으로 나눈 후 4가지 방법을 적용하여 강습하였다. 어느 수영 강습법이 효과적인지에 관심이 있어 1개월 과정이 끝난 후 24명의 강습생들에게 25m를 수영하게 한 결과 걸린 시간을 기록한 자료가 아래와 같다. 강습법의 효과에 차이가 있는지를 유의수준 0.05하에서 검정하면 다음과 같다.

강습법	시간(초)					
강의 & 비디오 촬영	21.4	20.1	21.1	19.6	21.8	19.0
강의	17.8	19.3	19.1	18.8	18.3	19.0
비디오 촬영	18.9	20.3	19.1	19.6	20.0	20.1
강의 & 비디오 촬영 없음	19.9	18.4	18.0	17.9	20.2	19.5

[풀이] ㉠ H_0 : 수영 강습법의 효과에 차이가 없다.

H_1 : 수영 강습법의 효과에 차이가 있다.

㉡ F-검정하기 위한 일원분산 분석표는

요인	제곱합	자유도	평균제곱	F	η^2	유의확률
처리	11.423	3	3.808	5.307	0.443	.007
오차	14.350	20	0.718			
전체	25.773	23				

이다.

㉢ 검정통계량 값 $F = 5.307$은 자유도 $(3, 20)$에 대한 $F_{0.05}(3, 20) = 3.10$보다 크므로 기각역에 속한다. 또는 유의확률 0.007이 0.05보다 작으므로 기각역에 속한다.

㉣ 따라서 분산분석의 결과 귀무가설은 기각된다. 즉, 수영 강습법의 효과에 차이가 있다고 볼 수 있다.

㉤ $\eta^2 = 0.443$이므로 접영 기록의 총변화량의 44.3%가 강습법에 기인한 것으로 볼 수 있다.

일원배치 분산분석에서 귀무가설이 기각되었다면 어떤 대비에서 차이가 나타나는지를 찾아내는 통계적 방법인 사후비교분석(post-hoc comparison analysis)을 진행할 수 있다. 사후비교분석를 위한 방법으로 LSD, Scheffe 또는 Duncan 방법도 많이 사용된다.

3 SPSS에서 일원배치 분산분석 시행하기

SPSS 프로그램을 이용하여 '단주기간(2년 이하, 2-5년, 5년 이상)과 알코올중독회복' 간에 차이가 있는지를 알아보기 위해 분산분석을 시행하는 과정은 다음과 같다.

① 주 메뉴에서 분석(A) → 평균비교(M) → 일원배치 분산분석(O)의 순서대로 클릭을

하면 [그림 1]과 같이 일원배치 분산분석 대화상자가 나타난다.

② [그림 1]에서 [그림 2]와 같이 분석할 변수 '알코올중독회복'을 선택한 후 ➡를 클릭하여 오른쪽의 종속변수(E) 상자로 이동시킨다. 그리고 변수 '단주기간'을 선택한 후 ➡를 클릭하여 오른쪽의 요인(F) 상자로 이동시킨다.

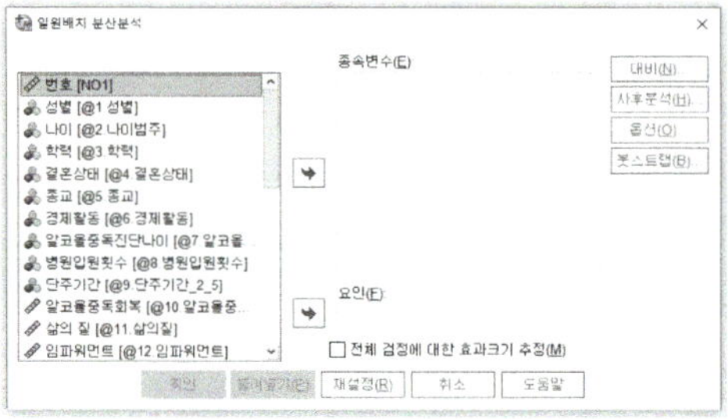

[그림 1] 일원배치 분산분석 대화상자

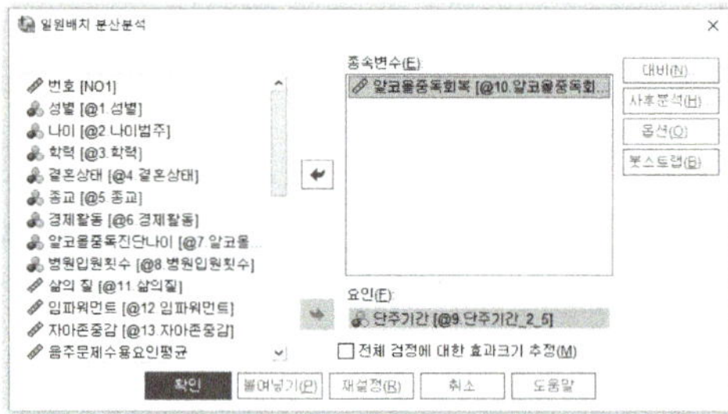

[그림 2] 분석 대상 변수 선택

③ [그림 2]에서 사후분석(H)을 클릭하면 [그림 3]과 같이 사후분석 대화상자가 나타난다. 여기서 등분산을 가정함의 Duncan을 선택하고 계속(C)을 누른다.

④ [그림 2]에서 옵션(O)을 클릭하면 [그림 4]와 같이 옵션 대화상자가 나타난다. 여기서 통계량의 기술통계(D)를 선택하고 계속(C)을 누른다.

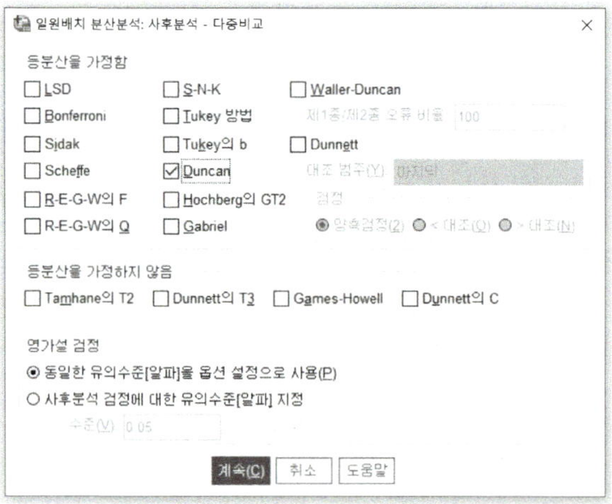

[그림 3] 사후분석 방법의 선택 대화상자

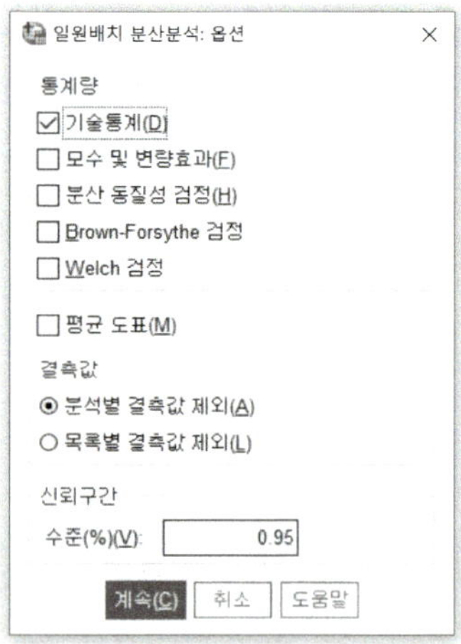

[그림 4] 옵션 대화상자

⑤ [그림 2]에서 확인을 누르면 [표 1]과 같이 일원배치 분산분석의 결과가 나타난다.

[표 1] **일원배치 분산분석의 결과**

기술통계

알코올중독회복

	N	평균	표준편차	표준오차	평균에 대한 95% 신뢰구간		최소값	최대값
					하한	상한		
2년 이하	90	3.9097	.50710	.05345	3.8035	4.0159	2.79	4.96
2-5년	55	4.1136	.52610	.07094	3.9714	4.2559	3.21	5.00
5년 이상	66	4.1294	.52786	.06498	3.9997	4.2592	2.71	5.00
전체	211	4.0316	.52682	.03627	3.9601	4.1031	2.71	5.00

ANOVA

알코올중독회복

	제곱합	자유도	평균제곱	F	유의확률
집단 간	2.339	2	1.169	4.347	.014
집단 내	55.944	208	.269		
전체	58.282	210			

사후검정

알코올중독회복

Duncan[a,b]

단주기간	N	유의수준 = 0.05에 대한 부분집합	
		1	2
2년 이하	90	3.9097	
2-5년	55		4.1136
5년 이상	66		4.1294
유의확률		1.000	.860

동질적 부분집합에 있는 집단에 대한 평균이 표시됩니다.

a. 조화평균 표본크기 67.500을(를) 사용합니다.

b. 집단 크기가 동일하지 않습니다. 집단 크기의 조화평균이 사용됩니다. I 유형 오차 수준은 보장되지 않습니다.

⑥ 논문표 작성 시에는 [표 1]의 기술통계에서 평균과 표준편차를 이용하고 분산분석(ANOVA)에서는 F와 유의확률을 이용한다. 사후검정에서는 부분집합 1과 2를 이용한다.

⑦ 논문표 작성 및 서술하기

단주기간과 알코올중독회복을 나타낸 [표 2]에서 5년 이상이 4.13점으로 가장 높았고, 다음으로 2-5년은 4.11점, 2년 이하는 3.91점 순으로 나타났으며 통계적으로 유의한 차이를 보였다($p < .05$). 그리고 사후검정에 의한 그룹 간의 차이를 알아본 결과 단주기간 중 2-5년과 5년 이상이 유사하며 2년 이하와 다르다.

[표 2] 단주기간에 따른 알코올중독회복

일반적 특성	구분	알코올중독회복 M±SD	F	p-값	Duncun
단주기간	2년 이하(a) (n=90)	3.91±.51	4.347	.014	a<b, c
	2-5년(b) (n=55)	4.11±.53			
	5년 이상(c) (n=66)	4.13±.53			

따라서 분석 결과, 검정통계량 값이 4.347이고, 유의확률 p-값이 0.014로 유의수준 0.05보다 작기 때문에, 귀무가설을 기각한다. 즉, 유의수준 0.05하에서 단주기간에 따른 알코올중독회복의 값에 차이가 있다고 할 수 있다. 그리고 2-5년 집단과 5년 이상 집단의 알코올중독회복이 2년 이하의 알코올중독회복보다 높았다.

4 SPSS에서 이원배치 분산분석 시행하기

이원배치 분산분석(two-way ANOVA)은 독립변수의 수가 2개이고 종속변수가 1개일 때, 집단 간 차이가 유의한지 검증하는 통계 검정 방법이다. 독립변수와 종속변수 간의 상호작용 효과를 검정할 수 있다는 데서 일원배치 분산분석과 다르다.

SPSS 프로그램을 이용하여 '성별과 단주기간에 따른 알코올중독회복'에 대해 알아보기 위해 이원배치 분산분석을 시행하는 과정은 다음과 같다.

① 주 메뉴에서 분석(A) → 일반선형모형(G) → 일변량(U)의 순서대로 클릭을 하면 [그림 5]와 같이 일변량 분석 대화상자가 나타난다.

② [그림 5]에서 [그림 6]과 같이 분석할 변수 '알코올중독회복'을 선택한 후 ➡를 클릭

하여 오른쪽의 종속변수(D) 상자로 이동시킨다. 그리고 변수 '성별', '단주기간'을 선택한 후 를 클릭하여 오른쪽의 고정요인(F) 상자로 이동시킨다. 여기서 '성별'은 남성, 여성이고 '단주기간'은 2년 이하, 2-5년, 5년 이상 세 집단이다.

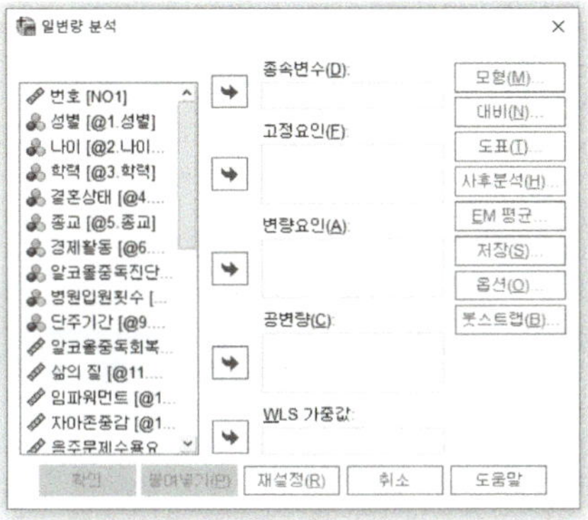

[그림 5] **일변량 분석 대화상자**

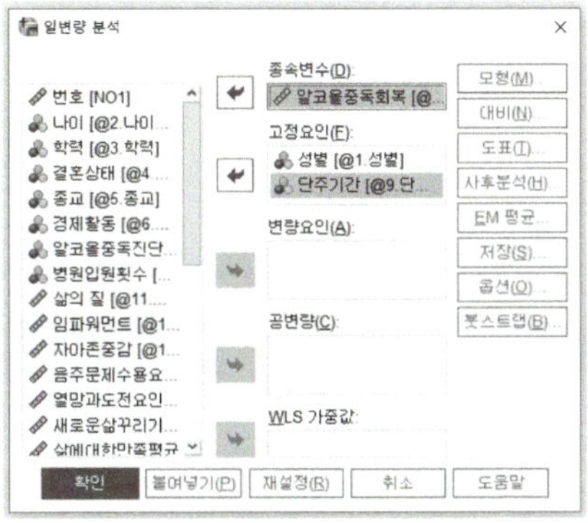

[그림 6] **분석 대상 변수 선택**

③ [그림 6]에서 옵션(O)을 클릭하면 [그림 7]과 같이 일변량:옵션 대화상자가 나타난다. 표시에서 기술통계량(D)을 선택한 후 계속(C)을 누른다.

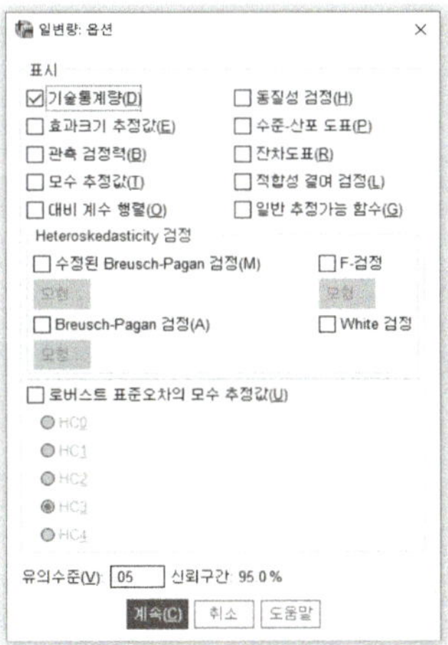

[그림 7] **옵션 대화상자**

④ [그림 6]에서 확인을 누르면 [표 3]과 같이 일변량 분산분석의 결과가 나타난다.

[표 3] **일변량 분산분석의 결과**

개체-간 요인

		값 레이블	N
성별	1	남성	163
	2	여성	48
단주기간	1	2년 이하	90
	2	2-5년	55
	3	5년 이상	66

기술통계량

종속변수: 알코올중독회복

성별	단주기간	평균	표준편차	N
남성	2년 이하	3.9647	.48860	65
	2-5년	4.1031	.52059	40
	5년 이상	4.1049	.53378	58
	전체	4.0486	.51429	163
여성	2년 이하	3.7667	.53616	25
	2-5년	4.1417	.55808	15
	5년 이상	4.3073	.47556	8
	전체	3.9740	.56921	48
전체	2년이하	3.9097	.50710	90
	2-5년	4.1136	.52610	55
	5년이상	4.1294	.52786	66
	전체	4.0316	.52682	211

개체-간 효과 검정

종속변수: 알코올중독회복

소스	제 III 유형 제곱합	자유도	평균제곱	F	유의확률
수정된 모형	3.351[a]	5	.670	2.501	.032
절편	2056.025	1	2056.025	7672.959	.000
성별	.006	1	.006	.024	.878
단주기간	3.136	2	1.568	5.852	.003
성별 * 단주기간	.929	2	.465	1.734	.179
오차	54.931	205	.268		
전체	3487.826	211			
수정된 합계	58.282	210			

a. R 제곱 = .057 (수정된 R 제곱 = .035)

⑤ 논문표 작성 시에는 [표 3]의 기술통계량과 개체-간 효과 검정을 이용하면 된다.

⑥ **논문표 작성 및 서술하기**

'성별과 단주기간에 따른 알코올중독회복'의 이원배치 분산분석 결과를 나타낸 [표 4]에서 남성은 단주기간이 5년 이상인 집단(4.10)이 2년 이하인 집단(3.96)보다 알코올중독회복이 높았고, 여성도 단주기간이 5년 이상인 집단(4.31)이 2-5년인 집단(4.14)과 2년 이하인 집단(3.77)보다 알코올중독회복이 높았다. 개체-간 효과 검정 결과 성별에 따른 알코올중독회복의 차이는 없었지만, 단주기간에 따른 알코올중독회복에는 차이가 있었다($p < .05$). 그리고 성별과 단주기간에 따른 알코올중독회복의 상호작용은 효과가 없었다.

[표 4] **성별과 단주기간에 따른 알코올중독회복**

성별	단주기간	평균	표준편차	N
남성	2년 이하	3.9647	.48860	65
	2-5년	4.1031	.52059	40
	5년 이상	4.1049	.53378	58
	전체	4.0486	.51429	163
여성	2년 이하	3.7667	.53616	25
	2-5년	4.1417	.55808	15
	5년 이상	4.3073	.47556	8
	전체	3.9740	.56921	48
전체	2년 이하	3.9097	.50710	90
	2-5년	4.1136	.52610	55
	5년 이상	4.1294	.52786	66
	전체	4.0316	.52682	211

구분	제 III 유형 제곱합	자유도	평균제곱	F	유의확률
성별	.006	1	.006	.024	.878
단주기간	3.136	2	1.568	5.852	.003
성별 * 단주기간	.929	2	.465	1.734	.179
오차	54.931	205	.268		
전체	3487.826	211			

5 SPSS에서 다변량 분산분석 시행하기

다변량 분산분석(multivariate analysis of variance; MANOVA)은 종속변수의 수가 2개 이상일 때 종속변수의 평균의 차이를 검정하거나 독립변수에 따른 종속변수의 종합된 값의 차이를 검정할 때 이용되는 분산분석 방법이다. 예를 들어, 단주기간에 따라 알코올중독회복과 임파워먼트에 차이가 있는지 조사하고자 한다면 단주기간 변수가 독립변수이고 알코올중독회복과 임파워먼트 변수가 종속변수인 다변량 분산분석을 이용한다. 다변량 분산분석을 수행하기 위해서는 종속변수들 간의 유의한 상관관계가 존재하여야 하며 종속변수들이 동일한 분산-공분산 행렬로 다변량 정규분포를 이루어야 한다. 그리고 일원 분산분석으로 여러 개의 종속변수를 평가하려면 여러 번의 분석이 필요하지만 다변량 분산분석으로 종속변수의 조합에 대한 효과를 동시에 검증할 수 있어 제1종 오류의 확률을 줄일 수 있다.

SPSS 프로그램을 이용하여 '단주기간에 따른 알코올중독회복과 임파워먼트'에 차이가 있는지를 알아보기 위해 우선 종속변수들 간에 유의한 상관관계가 존재하는지 알아본다.

① 주 메뉴에서 분석(A) → 상관분석(C) → 이변량상관(B)의 순서대로 클릭을 하면 [그림 8]과 같이 이변량 상관계수 대화상자가 나타난다.

② [그림 8]에서 [그림 9]와 같이 분석할 변수 '알코올중독회복'과 '임파워먼트'를 선택한 후 ➜를 클릭하여 오른쪽의 변수(V) 상자로 이동시킨다.

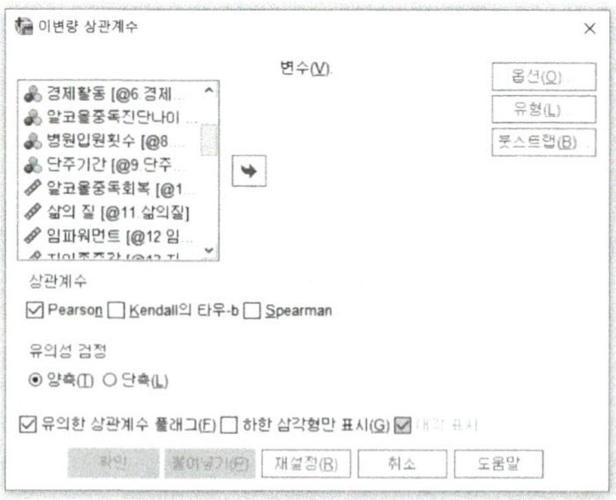

[그림 8] 이변량 상관계수 대화상자

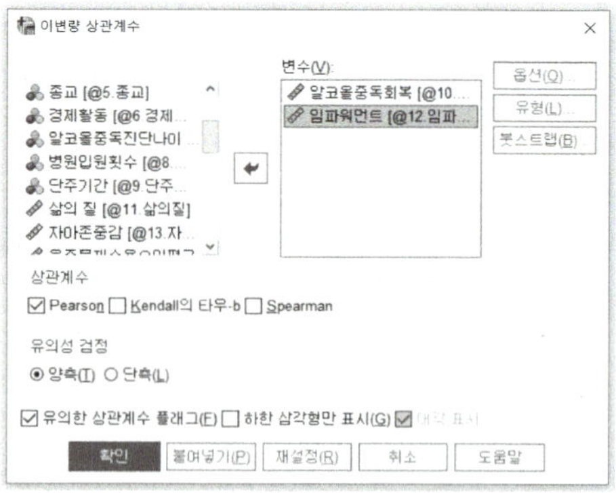

[그림 9] 분석 대상 변수 선택

③ [그림 9]에서 확인을 누르면 [표 5]와 같이 상관관계 분석의 결과가 나타난다.

[표 5] **상관관계 분석의 결과**

상관관계

		알코올중독회복	임파워먼트
알코올중독회복	Pearson 상관	1	.535**
	유의확률 (양측)		.000
	N	211	211
임파워먼트	Pearson 상관	.535**	1
	유의확률 (양측)	.000	
	N	211	211

**. 상관관계가 0.01 수준에서 유의합니다(양측).

즉, [표 5]와 같이 상관관계를 분석한 결과 알코올중독회복과 임파워먼트 간에 유의한 양의 상관관계가 있음을 확인하였다($p < .001$).

따라서 다변량 분산분석이 가능하며, 다변량 분산분석을 시행하는 과정은 다음과 같다.

① 주 메뉴에서 분석(A) → 일반선형모형(G) → 다변량(M)의 순서대로 클릭을 하면 [그림 10]과 같이 다변량 분석 대화상자가 나타난다.

② [그림 10]에서 [그림 11]과 같이 분석할 변수 '알코올중독회복'과 '임파워먼트'를 선택한 후 ➡를 클릭하여 오른쪽의 종속변수(D) 상자로 이동시킨다. 그리고 변수 '단주기간'을 선택한 후 ➡를 클릭하여 오른쪽의 고정요인(F) 상자로 이동시킨다.

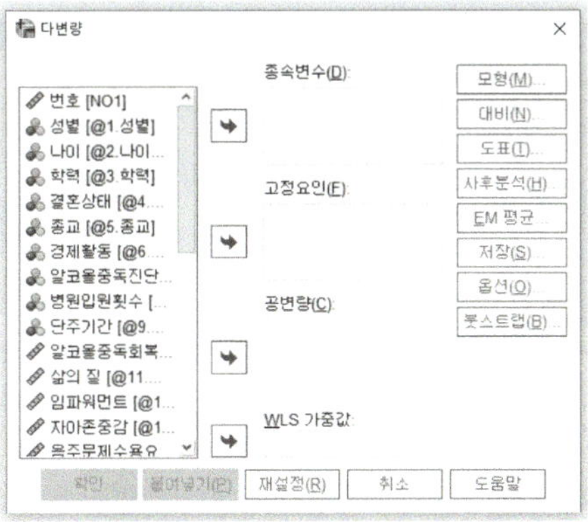

[그림 10] **다변량 분석 대화상자**

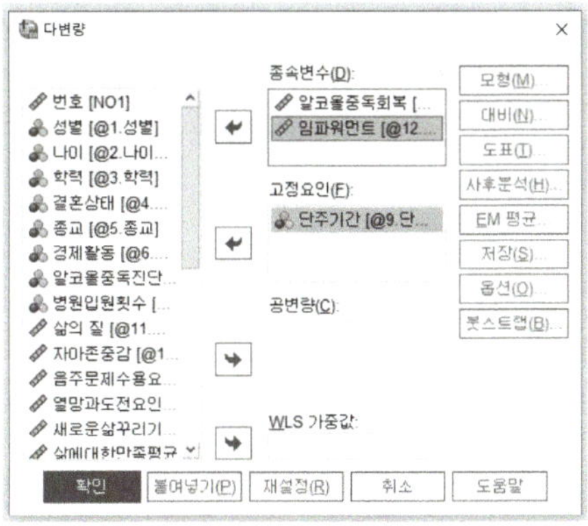

[그림 11] **분석 대상 변수 선택**

③ [그림 11]에서 옵션(O)을 클릭하면 [그림 12]와 같이 다변량: 옵션 대화상자가 나타난다. 표시에서 기술통계량(D)을 선택한 후 계속(C)을 누른다.

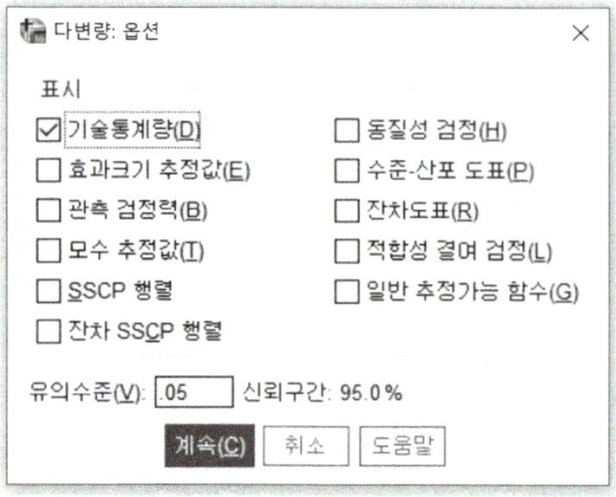

[그림 12] 옵션 대화상자

④ [그림 11]에서 확인을 누르면 [표 6]과 같이 다변량 분산분석의 결과가 나타난다.

[표 6] 다변량 분산분석의 결과

개체-간 요인

		값 레이블	N
단주기간	1	2년 이하	90
	2	2-5년	55
	3	5년 이상	66

기술통계량

	단주기간	평균	표준편차	N
알코올중독회복	2년 이하	3.9097	.50710	90
	2-5년	4.1136	.52610	55
	5년 이상	4.1294	.52786	66
	전체	4.0316	.52682	211
임파워먼트	2년 이하	3.5146	.46606	90
	2-5년	3.6692	.57873	55
	5년 이상	3.6403	.44283	66
	전체	3.5942	.49370	211

다변량 검정[a]

효과		값	거짓	가설 자유도	오차 자유도	유의확률
절편	Pillai의 트레이스	.987	7625.330[b]	2.000	207.000	.000
	Wilks의 람다	.013	7625.330[b]	2.000	207.000	.000
	Hotelling의 트레이스	73.675	7625.330[b]	2.000	207.000	.000
	Roy의 최대근	73.675	7625.330[b]	2.000	207.000	.000
단주기간	Pillai의 트레이스	.043	2.270	4.000	416.000	.061
	Wilks의 람다	.957	2.281[b]	4.000	414.000	.060
	Hotelling의 트레이스	.045	2.293	4.000	412.000	.059
	Roy의 최대근	.043	4.504[c]	2.000	208.000	.012

a. Design: 절편 + 단주기간
b. 정확한 통계량
c. 해당 유의수준에서 하한값을 발생하는 통계량은 F에서 상한값입니다.

개체-간 효과 검정

원인	종속변수	제 III 유형 제곱합	자유도	평균제곱	거짓	유의확률
수정된 모형	알코올중독회복	2.339[a]	2	1.169	4.347	.014
	임파워먼트	1.021[b]	2	.510	2.116	.123
절편	알코올중독회복	3323.025	1	3323.025	12355.050	.000
	임파워먼트	2636.146	1	2636.146	10930.335	.000
단주기간	알코올중독회복	2.339	2	1.169	4.347	.014
	임파워먼트	1.021	2	.510	2.116	.123
추정값	알코올중독회복	55.944	208	.269		
	임파워먼트	50.165	208	.241		
전체	알코올중독회복	3487.826	211			
	임파워먼트	2776.979	211			
수정된 합계	알코올중독회복	58.282	210			
	임파워먼트	51.186	210			

a. R 제곱 = .040 (수정된 R 제곱 = .031)
b. R 제곱 = .020 (수정된 R 제곱 = .011)

⑤ 논문표 작성 시에는 [표 6]의 기술통계량과 개체-간 효과 검정을 이용하면 된다. 필요시 그룹 간의 차이를 알아보기 위해 사후검정을 할 수 있다.

⑥ 논문표 작성 및 서술하기

'단주기간에 따른 알코올중독회복과 임파워먼트'의 다변량 분산분석 결과를 나타낸 [표 7]에서 알코올중독회복은 5년 이상이 4.13으로 가장 높았고 임파워먼트는 2-5년이 3.67로 가장 높았다. 개체-간 효과 검정 결과 단주기간에 따른 알코올중독회복에는 차이가 있었으나($p < .05$) 임파워먼트는 차이가 없었다($p > .05$).

[표 7] 단주기간에 따른 알코올의존회복과 임파워먼트

	단주기간	평균	표준편차	N
알코올중독회복	2년 이하	3.9097	.50710	90
	2-5년	4.1136	.52610	55
	5년 이상	4.1294	.52786	66
	전체	4.0316	.52682	211
임파워먼트	2년 이하	3.5146	.46606	90
	2-5년	3.6692	.57873	55
	5년 이상	3.6403	.44283	66
	전체	3.5942	.49370	211

구분	종속변수	제 III 유형 제곱합	자유도	평균제곱	F	유의확률
수정된 모형	알코올중독회복	2.339[a]	2	1.169	4.347	.014
	임파워먼트	1.021[b]	2	.510	2.116	.123
단주기간	알코올중독회복	2.339	2	1.169	4.347	.014
	임파워먼트	1.021	2	.510	2.116	.123
오차	알코올중독회복	55.944	208	.269		
	임파워먼트	50.165	208	.241		
전체	알코올중독회복	3487.826	211			
	임파워먼트	2776.979	211			

a. R 제곱 = .040 (수정된 R 제곱 = .031)
b. R 제곱 = .020 (수정된 R 제곱 = .011)

따라서 단주기간에 따른 알코올중독회복과 임파워먼트를 분석하기 위하여 다변량 분산분석을 실시한 결과, 단주기간에 따른 알코올중독회복($p < .05$)에 유의한 차이를 보였다.

연습문제

1. 다음은 박 교수가 어떤 실험에 의해 구한 분산분석(ANOVA)표의 일부이다.

변인	제곱합	자유도	평균제곱	F
집단-간	24.7	4	☐	☐
집단-내	☐	☐	☐	
전체	62.4	34		

위의 분산분석표를 완성하고 박 교수가 몇 개의 집단으로 구분하여 실험한 것인지 제시하시오. 더불어 위 자료에 의할 때 집단의 모평균들이 모두 같다는 가설을 받아들일 수 있는가에 대해 유의수준 0.05하에서 검정하시오.

2. 세 도시(서울, 부산, 광주)에서 판매되는 A마스크 가격이 서로 동일한가를 비교하기 위해 각 지역에서 네 개의 약국을 임의로 추출해 A마스크 판매 가격(단위: 10원)을 조사한 결과가 다음과 같았다.

서울	부산	광주
59	58	54
63	61	59
63	64	55
61	63	58

위의 자료에 대한 분산분석표를 작성하고, 세 지역의 평균 A마스크 가격이 동일한가에 대해 유의수준 0.05하에서 검정하시오.

3. 한 보건학자가 실험용 쥐의 미로실험을 이용해 두 가지의 서로 다른 약물(마약류)을 비교 분석하고자 하였다. 실험용 쥐 18마리를 임의로 각각 6마리씩 세 집단으로 나눈 후 첫 번째 집단에는 어느 약물도 가하지 않았고(control group), 두 번째 집단에는 약물 A를 그리고 세 번째 집단에는 약물 B를 가한 후 동일한 미로를 통과하는 데 걸린 시간을 측정한 결과가 다음과 같았다.

통제집단(control group)	약물 A	약물 B
73	53	58
70	74	32
68	72	59
71	62	64
60	58	55
62	61	49

SPSS를 이용하여 분산분석표를 작성하고 세 가지 서로 다른 처치에 의한 쥐의 미로 통과 시간 평균이 동일하다고 볼 수 있는가에 대해 유의수준 0.05하에서 검정하시오. 만약 유의한 차이가 확인되면 사후검정하시오.

모범답안

1. 위의 분산분석표를 완성하면 다음과 같다.

변인	제곱합	자유도	평균제곱	F
집단-간	24.7	4	6.175	4.912
집단-내	37.7	30	1.257	
전체	62.4	34		

그리고 집단-간의 자유도가 4이므로 박 교수는 5개의 집단으로 구분하여 실험하였다. 더불어 위 자료에 의할 때 다섯 집단의 모평균 μ_1, μ_2, μ_3, μ_4, μ_5가 모두 같다는 가설을 받아들일 수 있는가에 대해 유의수준 0.05하에서 검정하기 위해 가설을 세우면 다음과 같다.

H_0 : $\mu_1=\mu_2=\mu_3=\mu_4=\mu_5$

H_1 : H_0가 사실이 아니다.

검정통계량이 자유도 (4, 30)인 F-분포를 따르며 유의수준 0.05하에서 기각역이 $P(F(4, 30)>2.69)=0.05$이다. 그리고 검정통계량의 값 $F=4.912$에 대해 $F=4.912>2.69$이므로 귀무가설 H_0을 기각한다. 즉, 5개의 집단의 평균들이 모두 같다는 주장을 받아들일 수 없다.

2. 위의 자료에 대한 분산분석표를 작성하면 다음과 같다.

변인	제곱합	자유도	평균제곱	F
집단-간	74	2	37	5.7
집단-내	58	9	6.4	
전체	132	11		

그리고 세 지역의 평균 A마스크 가격을 μ_1, μ_2, μ_3이라 할 때, 그 가격이 동일한가에 대해 유의수준 0.05하에서 검정하기 위해 가설을 세우면 다음과 같다.

H_0 : $\mu_1=\mu_2=\mu_3$

H_1 : H_0가 사실이 아니다.

검정통계량은 자유도 (2, 9)인 F-분포를 따르며 유의수준 0.05하에서 기각역이 $P(F(2.9)>4.26)=0.05$이다. 그리고 검정통계량의 값 $F=5.7$에 대해 $F=5.7>4.26$이므로 귀무가설 H_0을 기각한다. 즉, 세 지역의 평균 A마스크 가격이 동일하다는 주장을 받아들일 수 없다.

3. SPSS를 이용하여 분산분석을 실시한 결과는 다음과 같다.

ANOVA

미로실험

	제곱합	자유도	평균제곱	F	유의확률
집단-간	73.000	2	336.500	4.549	.029
집단-내	1109.500	15	3.967		
전체	1782.500	17			

분석 결과, 검정통계량이 자유도 (2, 15)인 F-분포를 따를 때 검정통계량 값은 $F=4.549$이고 유의확률이 $p<.05$이기 때문에 귀무가설을 기각한다. 즉, 세 가지 서로 다른 처치에 의한 쥐의 미로 통과 시간 평균이 동일하다고 볼 수 없다. 따라서 사후검사를 위해 Duncan을 활용하면 그 결과가 다음과 같다.

미로실험

Duncan[a]

집단	N	유의수준 = 0.05에 대한 부분집합	
		1	2
통제집단	6	52.83	
약물 A	6	63.33	63.33
약물 B	6		67.33
유의확률		.052	.433

동질적 부분집합에 있는 집단에 대한 평균이 표시됩니다.
a. 조화평균 표본크기 6.000을(를) 사용합니다.

즉, 통제집단과 약물 A를 투여한 집단 또는 약물 A와 약물 B를 투여한 집단이 서로 동질적이라고 볼 수 있다. 따라서 통제집단과 약물 B를 투여한 집단에는 상이한 차이를 가정할 수 있다.

CHAPTER

9

상관분석

1. 상관분석
2. 공분산
3. 상관계수
4. 상관계수 유의성 검정
5. SPSS에서 상관분석 시행하기

1 상관분석

1.1. 상관관계

두 변수는 서로 독립적인 관계이거나 상관된 관계일 수 있으며, 이때 두 변수간의 관계의 강도를 상관관계(correlation)라 한다. 예를 들어, 자동차 수와 교통사고 수 사이에 상관이 있다거나 과학점수와 수학점수는 정적 상관성이 보인다 등이다.

이때, 상관관계를 인과관계로 해석해서는 안 된다. 즉, 어떤 변수가 원인이 되어 다른 변수에 영향을 끼쳤다는 식의 원인과 결과의 관계가 아닌 것이다. 예를 들어, 자동차 수와 교통사고가 정적 상관성이 보인다고 해서 자동차 수의 증가가 교통사고를 유발하는 직접적인 원인이라고 판정할 수 없다.

1.2. 상관분석의 기본 가정

상관분석(correlation analysis)은 두 변수 간에 어떤 선형적 관계를 갖고 있는지를 분석하는 통계방법으로, 상관관계의 정도를 파악하기 위해 상관계수(correlation coefficient)를 구한다. 이때, 기본적으로 선형성, 등분산성, 이상값의 존재 여부, 자료의 절단 여부를 확인해야 하며, 이러한 기본 가정을 확인하기 위한 가장 쉬운 방법은 산점도(scatter plot)를 그려 점검하는 것이다.

㉠ 상관관계는 직선을 띤 선형(linearity)을 만족해야 한다. 따라서 우선 산점도를 그려서 선형성이 있는지를 확인한 후, (a)와 (b)처럼 선형성이 존재하지 않는다면 자료 변화의 경향성에 비추어 세밀한 해석을 해야 한다.

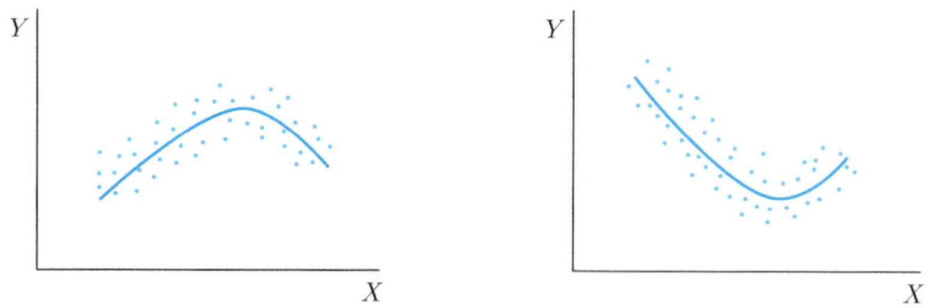

(a) (b)

㉡ 두 변수 X와 Y 집단의 분산이 같아야 한다. 따라서 산점도를 그려 두 변수의 등분산성을 확인해야 한다.

㉢ 자료들 중에서 이상값(outlier)이 없어야 한다. 따라서 산점도를 그려 이상값이 존재하는지를 밝히고 그 이상값의 자료가 의미하는 바를 고려해야 한다.

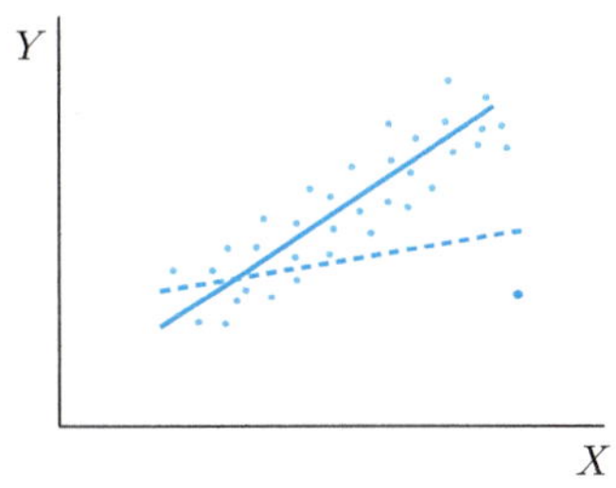

〈상관계수가 낮아지는 경우〉

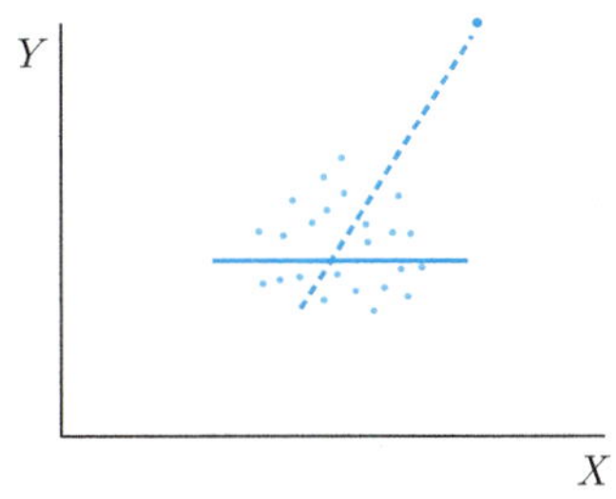

〈상관계수가 높아지는 경우〉

㉣ 자료는 절단(truncation)되어 있지 않아야 한다.

1.3. 상관계수의 종류

상관계수는 변수가 어떤 척도인지에 따라 적률상관계수, 등위상관계수, 양류상관계수 등으로 구분된다.

① **피어슨의 적률상관계수(Pearson's product moment correlation coefficient)**

㉠ 일반적으로 상관계수는 피어슨의 적률상관계수를 간단히 지칭한 것이다.

㉡ 두 변수가 모두 정규분포를 따르고 연속변수(등간척도나 비율척도)로 측정되었을 때 사용한다.

㉢ 예를 들어, 두 연속변수인 키와 몸무게 사이의 상관성을 확인할 수 있다.

② **스피어만의 등위상관계수(Spearman's rank correlation coefficient)**

㉠ 두 변수 모두가 서열척도에 의한 질적변수일 때 사용한다.

㉡ 예를 들어, 국어성적 등수와 영어성적 등수 사이의 상관성, 작품평가에서 평가자가 작품에 대한 등수를 선정하였을 때 평가자 간의 상관성 등을 확인할 수 있다.

③ **양류상관계수(point-biserial correlation coefficient)**

㉠ 독립변수가 명목척도에 의하여 두 종류로 명확히 구분된 질적변수이며, 종속변수가

연속적인 양적변수일 때 사용한다.

㉡ 예를 들어, 성별과 국어점수의 상관성을 확인할 수 있다.

㉢ 단, 현대통계학에서는 양류상관계수를 계산하지 않으며, 명목척도에 의하여 이분된 독립변수에 연구자가 임의의 수를 부여하여 피어슨 적률상관계수로 두 변수의 상관성을 확인한다.

④ 양분상관계수(biserial correlation coefficient)

㉠ 독립변수와 종속변수 모두 연속적인 양적변수이나 연구자가 독립변수를 어떤 특정 점수에 의하여 양분하여 가상적인 질적변수로 변환한 후 가상적으로 양분된 독립변수와 연속적인 양적변수인 종속변수일 때 사용한다.

㉡ 예를 들어, 지능점수와 학업성취도 관계 연구에서 인위적으로 저능아와 정상아로 양분하여 저능아와 정상아인 독립변수와 학업성취도 사이의 상관성을 확인할 수 있다.

⑤ ϕ 계수(phi coefficient)

㉠ 독립변수와 종속변수 모두 이분화된 질적변수일 때 사용한다.

㉡ 독립변수와 종속변수가 모두 질적변수로 크기의 정도를 의미하지 않기 때문에 ϕ계수에서 +, −의 기호는 의미를 가지지 않는다.

㉢ 예를 들어, 어떤 사건에 대한 찬반 여부와 성별과의 상관성, 학교현장에서 두 개의 교수법에 따른 학업 성공 여부의 상관성을 확인할 수 있다.

2 공분산

공분산(covariance)이란 두 변수가 동시에 변하는 정도, 한 변수가 그 평균으로부터 변화할 때 다른 변수가 그 평균으로부터 변하는 정도를 의미한다. 따라서 두 변수 X와 Y의 공분산이란 X변수가 변할 때 Y변수가 동시에 얼마나 변하는가를 계산하기 위해 X변수의 편차$(X_i - \overline{X})$와 Y변수의 편차$(Y_i - \overline{Y})$의 곱을 이용한다.

모집단과 표본의 공분산 $Cov(X,\ Y)$를 각각 σ_{XY}[4]와 S_{XY}로 표기한다.

4) '시그마 XY'라고 읽는다.

$$S_{XY} = \frac{1}{n-1}\sum_{i=1}^{n}(X_i - \overline{X})(Y_i - \overline{Y}) = \frac{1}{n-1}\left[\sum_{i=1}^{n} X_i Y_i - \frac{\left(\sum_{i=1}^{n} X_i\right)\left(\sum_{i=1}^{n} Y_i\right)}{n}\right]$$

3 상관계수

공분산을 이용해 두 변수의 상관을 계산한다면 두 변수에 어떤 값을 더하거나 뺄 경우에 공분산은 변하지 않지만, 곱하거나 나누었을 경우에 공분산은 변화한다. 특히 단위를 달리하여 공분산을 구하면 다른 값이 얻어진다. 따라서, 이 문제점을 해결하기 위하여 피어슨(K. Pearson, 1896)이 상관계수 공식을 유도하였다.

상관계수(correlation coefficient)란 두 변수 X와 Y가 동시에 변하는 정도를 나타낸 값이며, 먼저 산점도를 통해 두 변수 X, Y 사이의 증가나 감소의 비율이 일정하다는 것을 확인할 수 있다.

모집단의 상관계수는 ρ_{XY}[5]라 표기하고 표본의 상관계수는 r_{XY}로 표기한다.

- 모집단의 상관계수 $\rho_{XY} = \dfrac{\sigma_{XY}}{\sigma_X \sigma_Y}$
- 표본의 상관계수 $r_{XY} = \dfrac{S_{XY}}{S_X S_Y}$

상관계수는 공분산의 값을 각 변수의 표준편차로 나눈 값이므로 항상 공분산의 값에 비례한다. 따라서 공분산의 절댓값이 크면 상관이 높을 것이라고 예측할 수 있다. 그리고 그 범위는 -1.0 이상 $+1.0$ 이하이다.

상관계수 ρ(또는 r)의 제곱을 결정계수(R^2, coefficient of determination)라고 한다. 결정계수는 회귀모형에서 독립변수가 종속변수를 얼마만큼 설명하는지를 가리키는 값으로 설명력이라도 한다.

상관관계는 언어적으로도 서술한다.

5) '로우 XY'라고 읽는다.

- 상관이 높다, 낮다 등으로 서술한다.
- 부적(−)인 경우는 정적(+)인 관계의 언어적 표현 앞에 '부적인 상관이…' 혹은 '상관이 부적으로…'라고 서술한다.

상관계수 범위	언어적 표현
0.00~0.20	상관이 거의 없다.
0.20~0.40	상관이 낮다.
0.40~0.60	상관이 있다.
0.60~0.80	상관이 높다.
0.80~1.00	상관이 매우 높다.

예를 들어 모바일 게임시간이 어린이의 폭력적인 행동에 미치는 영향을 알아보기 위해 14명 어린이의 모바일 게임시간과 폭력지수를 조사한 결과가 오른쪽 표와 같을 때, X와 Y 사이의 상관관계를 분석하면 다음과 같다.

학생	X (모바일 게임시간)	Y (폭력지수)
1	0	0
2	6	3
3	2	2
4	4	3
5	4	4
6	1	1
7	1	0
8	2	3
9	5	3
10	5	2
11	4	3
12	0	1
13	2	3
14	6	4

㉠ 산점도 그리기

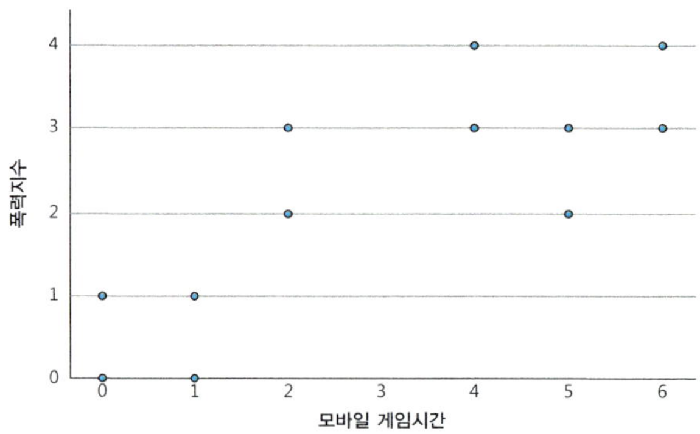

㉡ 표본의 상관계수 구하기

X와 Y의 평균과 표준편차를 구하면 각각

$$\overline{X} = 3,\ S_X = 2.112$$

$$\overline{Y} = 2.29,\ S_Y = 1.326$$

이고 공분산은

$$S_{XY} = \frac{1}{n-1}\sum_{i=1}^{n}\left(X_i - \overline{X}\right)\left(Y_i - \overline{Y}\right)$$

$$= \frac{1}{14-1}\{(0-3)\times(0-2.29)+(6-3)\times(3-2.29)$$

$$+\cdots(6-3)(4-2.29)\} \fallingdotseq 2.154$$

이다. 따라서 상관계수는

$$r_{XY} = \frac{S_{XY}}{S_X \times S_Y} = \frac{2.154}{2.112 \times 1.326} = 0.769$$

이다.

㉢ 모바일 게임시간과 어린이의 폭력지수 사이의 상관계수가 0.769로 0.8에 가까우므로 상관이 높다고 할 수 있다.

4 상관계수 유의성 검정

상관계수의 수치가 애매할 경우에 상관계수의 유의성 검정을 실시할 수 있다. 예를 들어 두 변수 X, Y의 상관계수가 0.85로 수치가 크면 가설검정을 하지 않고도 상관관계가 있다고 할 수 있으나 산점도를 그려 상관성이 있는 것 같은데 상관계수가 0.23으로 거의 0에 가까우면 두 변수 X, Y 사이에 유의한 선형관계가 존재하는가를 검정할 수 있다.

상관계수의 유의성 검정을 위한 귀무가설과 대립가설은 각각

H_0: $\rho = 0$ (두 변수 간에 상관성이 없다.)

H_1: $\rho \neq 0$ (두 변수 간에 상관성이 있다.)

이다. 그리고 검정통계량은

$$t = r\frac{\sqrt{n-2}}{\sqrt{1-r^2}} \quad (df = n-2)$$

이고, 검정통계량 t는 자유도 $n-2$인 t-분포를 따른다.

예를 들어, A농구팀으로부터 10명의 선수를 랜덤하게 추출하여 몸무게(kg)와 키(cm)를 측정한 결과가 오른쪽 표와 같을 때, 몸무게와 키의 상관계수 r를 구하고 이 상관계수 r가 0과 유의한 차이가 있는지 유의수준 0.05하에서 검정하면 다음과 같다.

선수	몸무게 X	키 Y
1	73	185
2	71	175
3	75	200
4	72	210
5	72	190
6	75	195
7	67	150
8	69	170
9	71	180
10	69	175

㉠ 상관계수 r를 구한다.

- 공분산 $S_{XY} \fallingdotseq 36.45$
- X의 표준편차 $S_X \fallingdotseq 2.59$
- Y의 표준편차 $S_Y \fallingdotseq 17.03$

이므로 $r = \dfrac{36.45}{2.59 \times 17.03} \fallingdotseq 0.826$이다.

상관계수 r의 값이 거의 1에 가깝고 매우 크므로 몸무게와 키는 강한 양의 상관을 가진다고 할 수 있다.

㉡ 가설 $H_0: \rho = 0$, $H_1: \rho \neq 0$

㉢ 검정통계량은

$$t = r\sqrt{\frac{n-2}{1-r^2}}$$

이고 t는 자유도 8인 t-분포를 따른다.

㉣ 검정통계량의 값을 계산하면

$$t = r\sqrt{\frac{n-2}{1-r^2}} = 0.826\sqrt{\frac{10-2}{1-(0.826)^2}} \fallingdotseq 4.14$$

이고 유의수준 0.05와 양측검정에 따라 임계값은 $t_{0.025}(8) = 2.306$이며,

$$t = 4.14 > 2.306$$

이다.

㉤ 따라서 상관계수는 유의수준 $\alpha = 0.05$하에서 0이 아니라고 할 수 있다.

5 SPSS에서 상관분석 시행하기

SPSS 프로그램을 이용하여 알코올중독회복, 삶의 질, 임파워먼트, 자아존중감 간의 상관성을 알아보기 위해 피어슨 상관분석을 시행하는 과정은 다음과 같다.

① 주 메뉴에서 분석(A) → 상관분석(C) → 이변량 상관계수(B)의 순서대로 클릭을 하면 [그림 1]과 같이 이변량 상관계수 대화상자가 나타난다.

② [그림 1]에서 [그림 2]와 같이 분석할 변수 '알코올중독회복', '삶의 질', '임파워먼트', '자아존중감'을 선택한 후 ➡를 클릭하여 오른쪽의 변수(V) 상자로 이동시킨다. 여기서 상관계수, 유의성 검정, 유의한 상관계수 플래그(F)는 자동설정 그대로 유지한다.

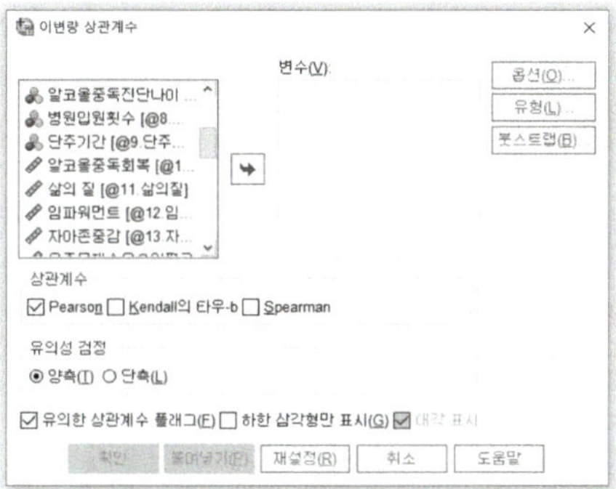

[그림 1] 이변량 상관계수 대화상자

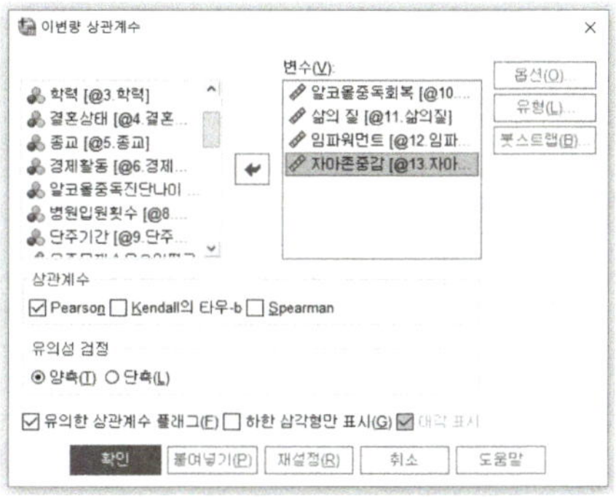

[그림 2] 분석 대상 변수 선정

③ [그림 2]에서 확인을 누르면 [표 1]과 같이 상관관계 분석의 결과가 나타난다.

[표 1] **상관관계 분석의 결과**

상관관계

		알코올중독회복	삶의 질	임파워먼트	자아존중감
알코올중독회복	Pearson 상관	1	.520**	.535**	.442**
	유의확률(양측)		.000	.000	.000
	N	211	211	211	211
삶의 질	Pearson 상관	.520**	1	.633**	.677**
	유의확률(양측)	.000		.000	.000
	N	211	211	211	211
임파워먼트	Pearson 상관	.535**	.633**	1	.749**
	유의확률(양측)	.000	.000		.000
	N	211	211	211	211
자아존중감	Pearson 상관	.442**	.677**	.749**	1
	유의확률(양측)	.000	.000	.000	
	N	211	211	211	211

**. 상관관계가 0.01 수준에서 유의합니다(양측).

④ [표 1]의 상관계수에서 동일한 변수들의 상관계수는 모두 1로 표시가 되며, 1로 표시된 상관계수를 기준(대각선)으로 위아래의 상관계수가 동일하다. 따라서 논문표 작성 시에는 대각선을 기준으로 위아래의 어떤 값을 이용해도 된다. 그리고 Pearson 상관과 유의확률(양쪽)을 이용한다.

⑤ **논문표 작성 및 서술하기**

알코올중독회복, 삶의 질, 임파워먼트, 자아존중감 간에 상관관계를 나타낸 [표 2]에서 알코올중독회복은 삶의 질($r = 0.520$), 임파워먼트($r = 0.535$), 자아존중감($r = 0.442$)과 모두 양의 유의한 상관관계를 보였으며, 삶의 질은 임파워먼트($r = 0.633$), 자아존중감($r = 0.677$)과 모두 양의 유의한 상관관계를 보였고, 임파워먼트도 자아존중감($r = 0.749$)과 양의 유의한 상관관계를 보였다. 그리고 알코올중독회복, 삶의 질, 임파워먼트, 자아존중감 모두 ** 표시가 확인되어, 상관계수 유의성 검정에서 상관관계가 0.01 수준에서 유의(양측)한 것으로 확인되었다.

[표 2] **알코올중독회복, 삶의 질, 임파워먼트, 자아존중감 간에 상관관계**

N=211

	알코올중독회복	삶의 질	임파워먼트	자아존중감
알코올중독회복	1			
삶의 질	.520**	1		
임파워먼트	.535**	.633**	1	
자아존중감	.442**	.677**	.749**	1

**$p < .01$

따라서 상관분석 결과 알코올중독회복, 삶의 질, 임파워먼트 그리고 자아존중감은 모두 양의 유의한 상관성이 있다($p < .01$).

연습문제

1. 두 변수 X와 Y의 표본상관계수 r_{XY}에 대한 설명이 다음과 같을 때, 옳은 설명을 선택하시오.

(가) r_{XY}는 0 이상 1 이하이다.

(나) $Y = X^2$의 관계가 있으면 $r_{XY} = 1$이다.

(다) X가 설명변수이고 Y가 반응변수인 절편 있는 단순선형 회귀모형에서 얻은 결정계수 R^2은 상관계수 r_{XY}를 제곱한 값과 같다.

(라) 상관계수 r_{XY}가 0이면 변수 간에 선형연관성은 없지만 곡선의 연관성은 있을 수 있다.

2. 다음 자료에 대해 산점도(scatter plot)를 그리고 상관계수 r_{XY}를 구하시오.

X	0	1	2	3	4	5
Y	3	4	7	8	11	13

3. A리서치에서 아버지와 어머니 그리고 고등학교 1학년 아들의 키(cm)에 대한 상관성을 확인하기 위해 14 가족을 임의로 선별하여 측정한 자료가 다음과 같았다.

가정	아버지	어머니	아들
1	170	163	174
2	165	163	173
3	174	166	175
4	180	168	179
5	166	170	172
6	163	158	170
7	172	169	177
8	177	163	183
9	158	166	167
10	176	159	180
11	168	160	175
12	174	155	179
13	166	159	170
14	183	166	187

SPSS를 이용하여 산점도(scatter plot)를 그리고 아들의 키가 아버지와 어머니의 키 중에서 누구의 키와 더 상관성이 있는지 설명하시오.

모범답안

1. 틀린 설명은 (가)와 (나)이다.

(가) 두 변수 X와 Y의 상관계수 r_{XY}는 −1 이상 1 이하이다. 따라서 틀린 설명이다.

(나) 상관계수가 $r_{XY}=1$이면 두 변수 X와 Y 사이의 관계가 기울기가 양수인 직선의 관계이다. 그러나 $Y=X^2$은 포물선의 관계이므로 상관계수 r_{XY}가 1이라 할 수 없다. 따라서 틀린 설명이다.

(다) 단순선형 회귀모형에서는 상관계수 r_{XY}의 제곱이 결정계수 R^2이 된다. 따라서 옳은 설명이다. 단, 다중회귀모형에서는 상관계수의 제곱과 동일하지 않다.

(라) 상관계수 r_{XY}가 0이면 변수 간에 선형연관성이 없는 것이지 곡선의 연관성은 있을 수 있다. 상관분석 시, 산점도를 그려 변수들 간의 상호 연관성, 예를 들어 선형·비선형 여부, 이상점 존재 여부, 자료의 군집 형태 등을 대략적으로 파악해야 한다.

2. X와 Y의 상관계수 r_{XY}를 구하면

$$\mathrm{V}(X)=3.50027,\ \mathrm{V}(Y)=15.0668,\ Cov(X, Y)=7.2$$

이므로

$$r_{XY}=\frac{Cov(x,\ y)}{\sqrt{\mathrm{V}(X)\times\mathrm{V}(Y)}}=\frac{7.2}{\sqrt{3.5\times 15.1}}\fallingdotseq 0.991$$

이다. 그리고 산점도는 다음과 같다.

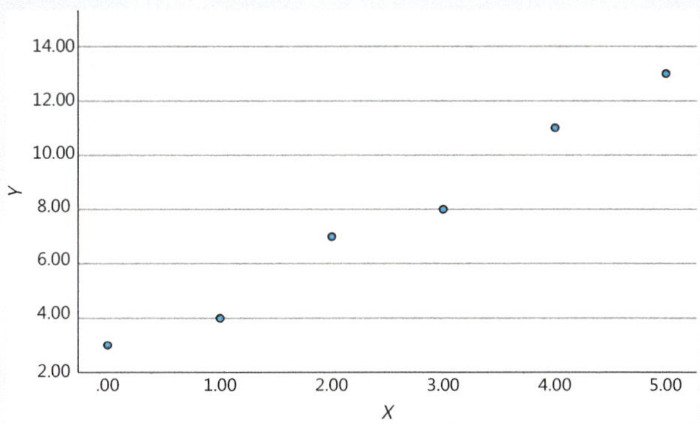

3. 위 자료로부터 아버지와 아들, 어머니와 아들의 키에 대한 산점도를 그리면 다음과 같다.

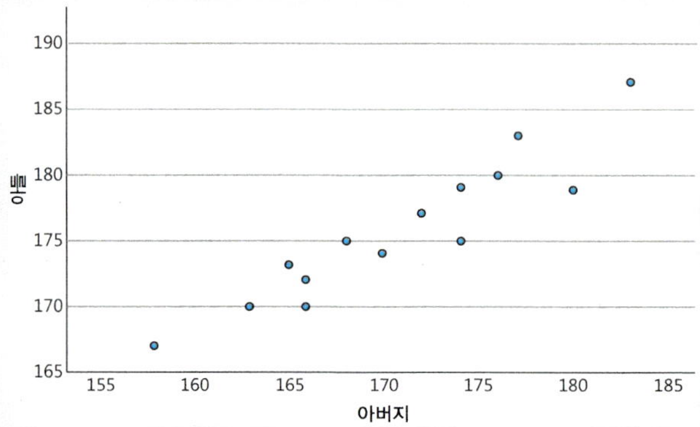

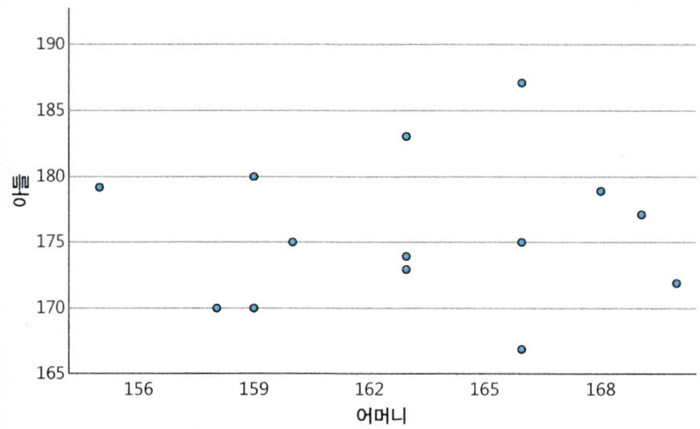

그리고 SPSS를 이용해 아버지와 아들의 키 사이의 상관관계 및 어머니와의 상관관계를 구한 결과는 다음과 같다.

상관관계

		아버지	아들
아버지	Pearson 상관	1	.938**
	유의확률(양측)		.000
	N	14	14
아들	Pearson 상관	.938**	1
	유의확률(양측)	.000	
	N	14	14

**. 상관관계가 0.01 수준에서 유의합니다(양측).

상관관계

		어머니	아들
어머니	Pearson 상관	1	.042
	유의확률(양측)		.886
	N	14	14
아들	Pearson 상관	.042	1
	유의확률(양측)	.886	
	N	14	14

즉, 아버지와 아들의 키에 대한 상관계수는 0.938로 거의 1에 가까운 강한 양의 상관을 보여주고 있다. 그러나 어머니와 아들의 키에 대한 상관계수는 0.042로 거의 0에 가까우므로 둘 사이에 상관이 거의 없음을 보여주고 있다. 어머니와 아들의 키 사이에 유의한 선형관계가 존재하는가를 판단하는 유의성 검정 결과, $p > .05$이므로 통계적으로 유의하다고 할 수 없다. 즉, 어머니와 아들의 키 사이에는 선형관계가 확인되지 않는다.

CHAPTER

10

회귀분석

1 회귀분석

회귀분석(regression analysis)은 한 개 또는 그 이상의 변수들(독립변수)에 대하여 다른 한 변수(종속변수) 사이의 관계를 수학적인 모형을 이용하여 설명하고 예측하는 분석 방법이다. 그리고 종속변수의 변화에 영향을 미치는 여러 개의 변수를 이용하여 다른 변수의 변화를 예측할 수도 있다. 즉, 변수들 간의 관계를 나타내는 타당한 회귀방정식 또는 회귀모델을 이론적 근거나 경험에 바탕하여 설정하고 변수들의 관측된 값을 이용하여 그 모델을 추정한 다음, 추정한 모델에 의해서 변수들 간의 관계를 설명하거나 예측한다.

회귀(regression)란 옛날 상태로 돌아간다는 의미로, 영국의 유전학자이며 인류학자인 프랜시스 골턴(F. Galton, 1822~1911)은 부모의 키와 자녀의 키 사이의 연관관계를 연구하면서 부모와 자녀의 키 사이에는 선형적인 관계가 있고 키는 커지거나 작아지는 것보다는 전체 평균키로 돌아가려는 경향이 있다는 가설을 세우고 이를 분석하는 방법을 회귀분석이라고 하였다. 이후, 영국의 통계학자인 칼 피어슨(K. Pearson, 1857~1936)은 아버지와 아들의 키를 조사한 결과를 바탕으로 함수 관계를 도출하여 회귀분석 이론을 수학적으로 정립하였다.

회귀분석을 위한 가정은 다음과 같다.

㉠ 독립변수와 종속변수 모두 등간척도나 비율척도여야 한다.

㉡ 수집된 데이터의 확률분포는 정규분포를 이루어야 한다.

㉢ 독립변수 상호 간에는 상관관계가 없어야 한다. 만약 독립변수들 간에 상관관계가 나타나는 경우라면 다중공선성(multicollinearity) 문제[1]라고 한다.

㉣ 오차항은 모든 독립변수 값에 대하여 동일한 분산을 가지며, 오차항의 평균은 0이어야 한다.

만약 회귀분석의 독립변수가 명목척도인 경우는 더미변수(dummy variable)를 이용하여

1) 독립변수들 간에 정확한 선형관계가 존재하는 완전공선성의 경우와 독립변수들 간에 높은 선형관계가 존재하는 다중공선성으로 구분한다. 만약 결정계수 R^2이 높아 회귀식의 설명력은 높지만, 식에 포함된 독립변수의 p-값이 커서 개별 인자들이 유의하지 않는 경우가 있을 수 있는데, 이런 경우 독립변수들 간에 높은 상관관계가 있다고 의심할 수 있다. 또는 분산팽창요인(variance inflation factor)을 구하여 이 값이 10을 넘는다면 보통 다중공선성의 문제가 있다고 본다. 이런 경우에 상관관계가 높은 독립변수 중 하나 혹은 일부를 제거하거나 변수를 변형시키거나 새로운 관측값을 이용해야 한다.

분석을 한다. 독립변수가 명목척도이고 종속변수가 등간척도 이상인 경우는 분산분석을 하며, 분석 결과는 더미변수를 이용한 회귀분석 결과와 동일하다. 또한 종속변수가 명목척도이고 독립변수가 등간척도 또는 비율척도일 경우에는 판별분석(discriminant analysis)을 한다.

회귀분석은 독립변수의 수에 따라 단순선형회귀분석(simple linear regression analysis)과 다중선형회귀분석(multiple linear regression analysis)의 2가지로 구분된다. 예를 들어, 성인의 콜레스테롤 수치에 영향을 주는 독립변수를 식습관 한 가지만으로 분석하면 단순선형회귀분석이고 식습관, 운동 정도, 연령, 수면 시간 등 2개 이상의 독립변수를 고려하여 분석하면 다중선형회귀분석이다.

2 회귀식 추정

2.1. 단순선형회귀

두 변수의 상관관계가 1.0일 때, 직선을 그리고 직선에 의한 공식에 의하여 두 변수의 값들을 정확히 예측할 수 있다.

㉠ 두 변수의 값들을 이어 직선을 그릴 수 있다.
㉡ 직선식 $Y=a+bX$로 표현이 가능하다.
㉢ 직선식 $Y=a+bX$에 의해 두 변수의 값들을 정확히 예측할 수 있다.

만약 두 변수의 상관관계가 1.0이 아니면 점들을 연결하여 직선을 그릴 수 없다. 그러나 산점도에 나타난 모든 점을 대표하는 직선을 그릴 수 있는데, 이 직선을 회귀선(regression line)이라 한다.

㉠ 두 변수를 대표하는 회귀선은 X의 평균 $\overline{X}$와 Y의 평균 $\overline{Y}$인 점을 지나고 많은 점을 적절히 대표한다.
㉡ 산점도에 있는 모든 점이 자료를 대표하는 직선 쪽으로 회귀한다고 하여 회귀선이라 부른다.

예를 들어, 수면제의 투여량(단위: mg)에 따라 수면시간(단위: 시간)의 증가(효과)가 어떻게 변하는가를 조사하기 위하여 무작위로 추출된 9명에게 실험을 한 결과 다음의 자료를 얻었다고 해보자.

참가자	1	2	3	4	5	6	7	8	9
수면제의 양(X)	1.5	1.8	2.4	3.0	3.5	3.9	4.4	4.8	5.0
수면시간의 증가(Y)	4.8	5.7	7.0	8.3	10.9	12.4	13.1	13.6	15.3

아래와 같이 산점도를 그리면 X가 증가하면 Y도 증가하는 경향이 있고 대략 직선으로 나타남을 짐작할 수 있다.

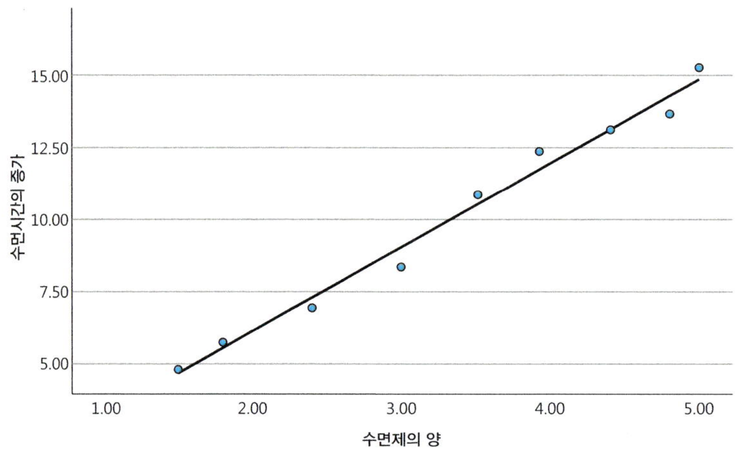

회귀분석을 위한 방정식은 방정식에 포함된 독립변수의 개수가 1개이면 단순회귀방정식(simple regression equation) 또는 단순회귀모델(simple regression model)이라 하고, 독립변수의 개수가 2개 이상이면 다중회귀모델(multiple regression model)이라고 한다. 그리고 회귀방정식의 형태가 모수의 선형함수로 주어지면 선형회귀모델(linear regression)이라 하고, 모수의 비선형함수로 주어지면 비선형회귀모델(nonlinear regression)이라고 한다.

단순선형회귀분석에서는 1개의 독립변수(=설명변수) X와 종속변수(=반응변수) Y 간의 선형관계를 분석하기 위해 독립변수 X의 값에서 측정된 종속변수 Y의 값을 이용하여 모집단의 회귀선 $Y = \beta_0 + \beta_1 X$를 추정한다. 이때, 회귀계수 β_0, β_1의 최소제곱추정량 a, b에 대한 추정된 회귀식(regression equation)은 $\widehat{Y} = a + bX$이다.

㉠ a는 Y절편이며, X변수가 0일 때의 Y값이다.

㉡ b는 기울기이며, X변수가 변할 때 Y변수의 변하는 정도이다.

2.2. 회귀식 추정

모집단의 회귀선 $Y = \beta_0 + \beta_1 X$를 추정하기 위해 가장 널리 이용되는 방법은 오차의 제곱합을 최소화하도록 추정하는 최소제곱법(method of least squares)이다.

회귀계수(regression coefficient) β_1(회귀선의 기울기)의 최소제곱추정량 b(기울기)를 구하기 위해 X변수의 변화량에 따른 Y변수의 변화량 $\dfrac{\Delta y}{\Delta x}$를 이용한다. 그러나 X와 Y의 단위가 다르면 문제가 생길 수 있으므로 X변수의 표준편차 S_X에 따른 Y변수의 표준편차 S_Y인 $\dfrac{S_Y}{S_X}$를 이용한다.

㉠ 두 변수의 상관계수가 1.0인 완벽한 상관관계인 경우 회귀선의 기울기는 $b = \dfrac{S_Y}{S_X}$이다.

㉡ 두 변수의 관계가 완벽하지 않아 다양하게 흩어져 있는 경우에는 흩어진 정도인 상관계수를 고려하게 되므로 회귀선의 기울기는 $b = r_{XY} \times \left(\dfrac{S_Y}{S_X}\right) = \dfrac{S_{XY}}{(S_X)^2}$이다.

(단, S_{XY}는 X와 Y의 표본공분산)

그리고 절편 β_0의 최소제곱추정량인 a(y절편)는 $\overline{X}$(X의 평균)와 $\overline{Y}$(Y의 평균)를 이용하여 $a = \overline{Y} - b\overline{X}$로 구한다. 왜냐하면 회귀선은 $\overline{X}$(X의 평균)와 $\overline{Y}$(Y의 평균)를 반드시 지나가기 때문이다.

또한 a와 b로부터 X 변수에 대한 Y 변수의 회귀식 $\hat{Y} = a + bX$는 각 사례로부터 얻어진 Y값이 아니므로 $\hat{}$ (hat, 해트)를 사용해 $\hat{Y}$로 표기한다.

S_X와 S_Y는 둘 다 양수이므로 b와 r_{XY}는 같은 부호를 갖는다.

㉠ r_{XY}가 양수이면 b도 양수이므로 직선은 x에 따라 증가한다.

㉡ r_{XY}가 음수이면 b도 음수이므로 직선은 x에 따라 감소한다.

㉢ r_{XY}가 0에 가깝다면 b도 0에 가깝다.

예를 들어, 앞의 수면제의 투여량 X와 수면시간의 증가 Y에 대한 자료에 대하여 X 변수에 관한 Y 변수의 회귀식은 $\hat{Y} = 0.2568 + 2.9303X$이다.

만약 수면제의 양이 $X = 2.0$(mg)이면 $\hat{Y} = 6.1174$이므로 6시간 이상 증가한다고 예측할 수 있다.

또는 사회복지사 근무경력 x(단위: 년수)와 시간당 초기임금 y(단위: 천원)에 관한 다음 자료에서 X에 대한 Y의 회귀식을 구하면 $\hat{Y} = 1.590 + 1.943X$이고 산점도상에 직선을 그리면 다음과 같다.

X	2	3	4	5	6	7
Y	6.00	7.50	8.00	12.00	13.00	15.50

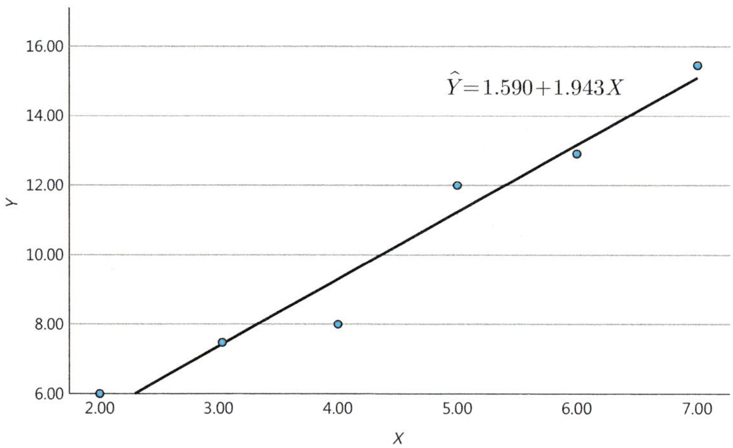

[예] 5명의 요양보호사가 일주일 동안 마시는 커피 수와 녹차 수(단위: 잔)에 대한 회귀식을 구하면 다음과 같다.

보호사	A	B	C	D	E
커피	2	3	5	3	7
녹차	1	2	4	3	5

㉠ 두 변수의 산점도를 그리고 상관계수의 기본 가정을 충족하는지 확인한다.

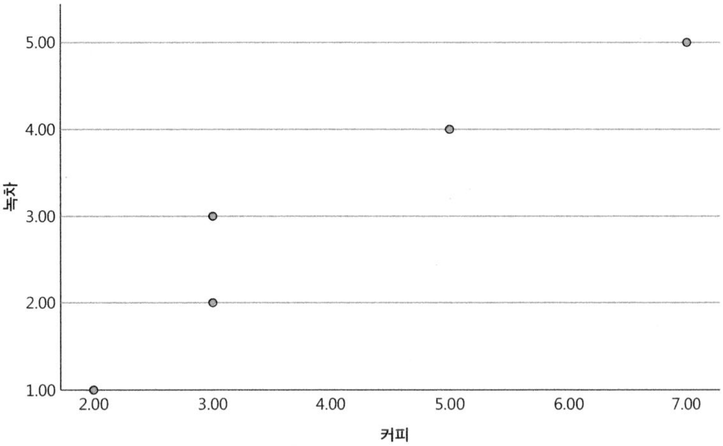

㉡ $\overline{X}$, $\overline{Y}$, S_X, S_Y, r_{XY}를 계산한다.

: $\overline{X} = 4$, $\overline{Y} = 3$, $S_X = 1.789$, $S_Y = 1.414$, $r_{XY} = 0.949$

㉢ 회귀선의 기울기인 회귀계수 $b = r_{XY} \times \left(\frac{S_Y}{S_X} \right) = \frac{S_{XY}}{{S_X}^2}$를 계산한다.

: $b = (0.949) \frac{1.414}{1.789} = 0.750$

㉣ 회귀선의 y절편 $a = \overline{Y} - b\overline{X}$를 계산한다.

: $a = 3 - (0.750)(4) = 0$

㉤ 회귀식 $\hat{Y} = a + bX$를 완성하고 그래프를 그린다.

: $\hat{Y} = 0 + (0.75)X = 0.75X$

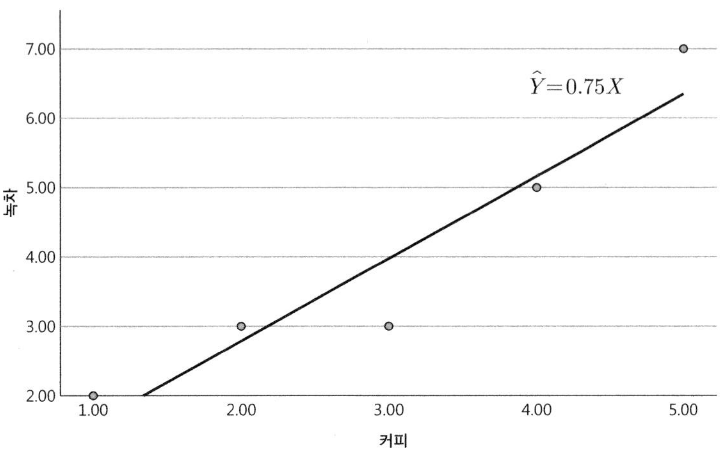

ⓑ 회귀식 $\hat{Y}=a+bX$를 적용하여 여러 가지 결과를 도출한다.

: $X=7$에 대하여 $\hat{Y}=0.75\times7=5.25$이므로 커피를 7잔 마시는 보호사는 녹차를 5.25잔 마실 것으로 예측할 수 있다. 그러나 E보호사는 녹차를 5잔 마신다. 그리고 커피를 3잔 마시는 보호사는 녹차를 2.25잔 마실 것으로 예측할 수 있다. 그러나 B보호사는 녹차를 3잔, D보호사는 2잔을 마신다. 따라서 B보호사와 E보호사는 녹차를 기대 잔수보다 많이 마시며, D보호사는 덜 마시고 있다.

2.3. 설명된 편차와 설명되지 않은 편차

회귀식으로부터 X값에 대한 Y값과 X에 대한 예측값 $\hat{Y}$ 사이에 설명된 편차와 설명되지 않은 편차를 확인할 수 있다.

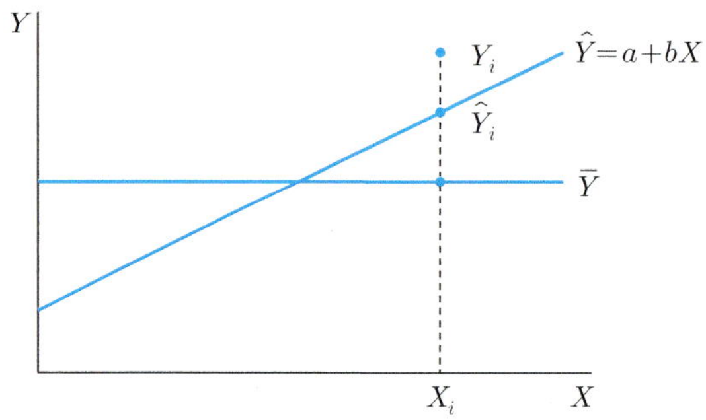

㉠ 같은 X_i값에 대해 각기 다른 Y_i값을 가졌다 하여도 기대되는 $\hat{Y}_i$값은 같으므로 X_i값이 같을 때 $(\hat{Y}_i-\overline{Y})$값은 항상 같다. 이를 설명된 편차라 한다.

㉡ 같은 X_i값에 대한 $\hat{Y}_i$값은 같으나 각 개인의 Y_i값이 다르므로 $(Y_i-\hat{Y}_i)$값은 다르며, 이는 개인차 혹은 측정의 오차 등에 의하여 발생한다. 이를 설명되지 않은 편차라 한다.

이때, 설명된 편차와 설명되지 않은 편차는 다음과 같이 유도된다.

X_i값에 대한 Y_i는

$$Y_i = \overline{Y} + (\widehat{Y}_i - \overline{Y}) + (Y_i - \widehat{Y}_i)$$

이고, 이 식을 변형하면

$$Y_i - \overline{Y} = (\widehat{Y}_i - \overline{Y}) + (Y_i - \widehat{Y}_i)$$

이다.

- $\overline{Y}$: 변수를 대표하는 평균
- $\widehat{Y}_i - \overline{Y}$: 예견되는 기댓값과 평균의 차이
- $Y_i - \widehat{Y}_i$: 관찰된 점수와 기댓값의 차이

㉠ 각 개인의 총편차: $Y_i - \overline{Y}$

㉡ 설명된 편차(explained deviation): $\widehat{Y}_i - \overline{Y}$

㉢ 설명되지 않은 편차(unexplained deviation): $Y_i - \widehat{Y}_i$

편차합은 항상 0이므로, 편차의 제곱의 합을 이용하면, 총변화량은 설명된 변화량과 설명되지 않은 변화량으로 구분된다.

㉠ 총변화량: 총제곱합(total sum of squares)

$$SST = \sum(Y_i - \overline{Y})^2$$

㉡ 설명된 변화량: 회귀제곱합(regression sum of squares)

$$SSR = \sum(\widehat{Y}_i - \overline{Y})^2$$

㉢ 설명되지 않은 변화량: 잔차제곱합(residual sum of squares)

$$SSE = \sum(Y_i - \widehat{Y}_i)^2$$

2.4. 결정계수 R^2

회귀분석에서 회귀식이 얼마나 정확한지를 나타내는 계수가 결정계수 R^2이다. 결정계수는 회귀모형에서 독립변수가 종속변수를 얼마만큼 설명하는지를 가리키는 값으로 설명력이라고도 한다. 결정계수가 필요한 이유는 회귀분석에서 회귀식을 활용하여 무언가를 예측할 때, 정답인 실제값이 아닌 틀릴 확률이 존재하는 예측값이 나오면서 항상 오차가 발

생할 수 있기 때문이다.

㉠ 오차가 작다는 의미는 점들이 모여 있는 밀도가 높다, 즉, 회귀식의 정확도가 높다는 의미이다.

㉡ 오차가 크다는 의미는 점들이 모여 있는 밀도가 낮다, 즉, 회귀식의 정확도가 낮다는 의미이다.

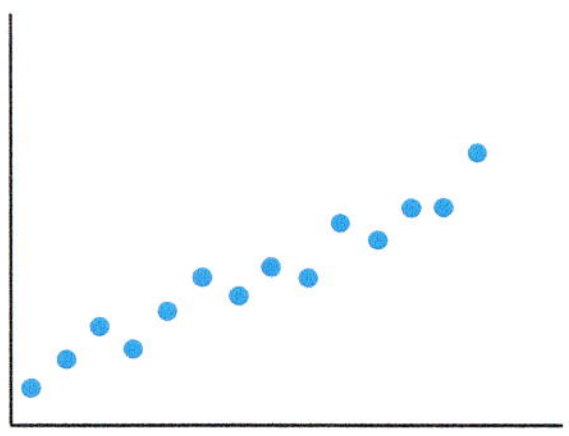

밀도가 높다

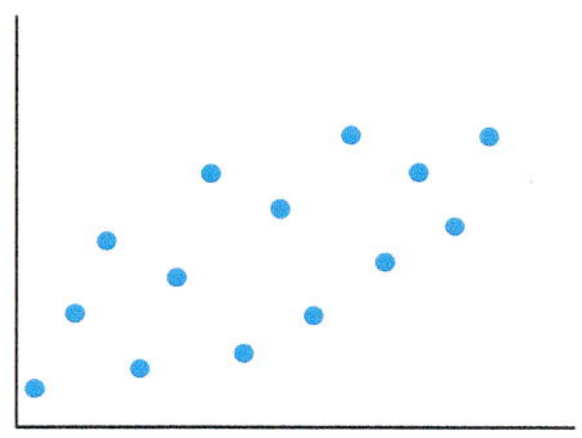

밀도가 낮다

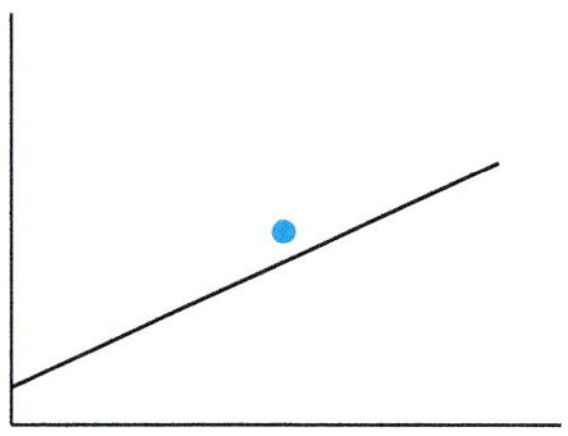

오차가 작다

〈회귀식의 정확도가 높다〉

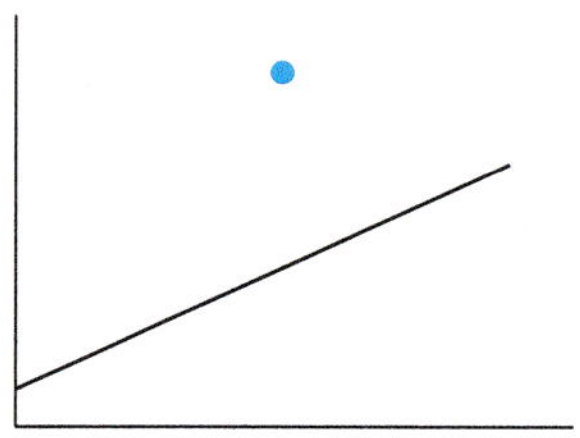

오차가 크다

〈회귀식의 정확도가 낮다〉

결정계수 R^2은

$$R^2 = \frac{\text{설명된 변화량}(SSR)}{\text{총변화량}(SST)}$$

이며 다음의 특징을 갖는다.

㉠ Y의 총변화량(SST) 중 추정된 회귀식이 설명하는 변화량(SSR)의 비율이다.

㉡ 총변화량 중 추정된 회귀식이 설명하는 변화량(SSR)의 비중이 크면 클수록 회귀식이 원래의 자료를 잘 정리 요약하여 반영한 것이다.

㉢ 상관계수 r를 제곱한 값 r^2과 같다.

㉣ 일반적으로는 100을 곱하여 % 단위로 쓴다.

㉤ 사회과학 연구에서는 R^2값이 70%만 넘어도 상당히 큰 값으로 생각한다.

예를 들어, 총편차제곱합이 10.0, 설명된 편차제곱합이 9.0, 설명되지 않은 편차제곱합이 1.0이라 하면, 결정계수는

$$R^2 = \frac{\text{설명된 변화량}}{\text{총변화량}} = \frac{9.0}{10.0} = 0.9$$

이다. 즉, Y변수의 총변화량의 90%를 X변수가 설명해 주며, X변수의 총변화량의 90%를 Y변수가 설명해 준다(상관관계는 상호관계로 해석하기 때문). 따라서 전체 변동의 90% 정도가 회귀선에 의해 설명되므로 회귀선은 유용하다고 판단할 수 있다.

즉, R^2값이 1에 가까운 값일수록 완벽한 회귀모델이다.

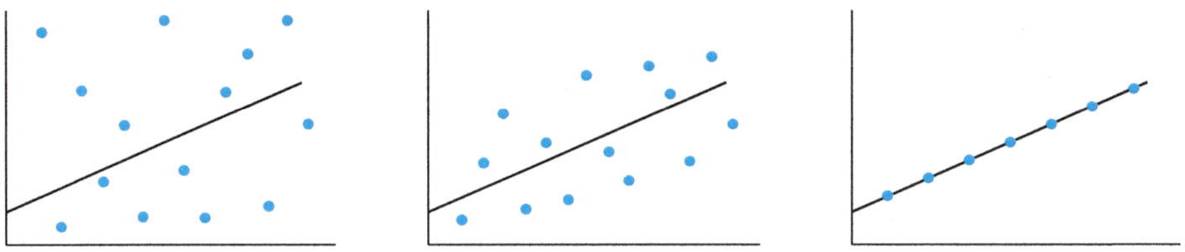

$R^2 = 0$ 〈믿을 게 못 된다〉 $R^2 = 0.5$ 〈어느 정도 믿을 만한다〉 $R^2 = 1$ 〈믿을 만하다〉

2.5. 회귀의 선형성에 관한 검정

X에 관한 Y의 모회귀식 $Y = \beta_0 + \beta_1 X$에서 $\beta_1 = 0$이면, X의 어떤 값에 대해서도 $Y = \beta_0$로 일정하므로 X에 대한 Y의 값을 추정할 수 없으며 이 방정식은 회귀성을 갖지 않는다고 한다. 따라서 회귀성의 유무에 대한 검정, 즉 $\beta_1 = 0$에 대한 검정을 해야 한다.

표본회귀식 $\hat{Y} = b_0 + b_1 X$와 모회귀식 $Y = \beta_0 + \beta_1 X$에서

$$\mathrm{H}_0 : \beta_1 = 0 \quad \mathrm{H}_1 : \beta_1 \neq 0$$

을 검정하는 데 분산분석을 이용한다. 그리고 회귀선의 유의성 검정은 F통계량

$$F = \frac{MSR}{MSE} \sim F(1,\ n-2)$$

를 이용한다. 이때 자유도 $(1,\ n-2)$인 F-분포에 따라 유의수준 α에서 $F > F_\alpha(1,\ n-2)$이면 귀무가설 H_0를 기각한다.

㉠ 회귀평균제곱(regression mean square) $MSR = \frac{SSR}{1}$

㉡ 잔차평균제곱(residual mean square) $MSE = \frac{SSE}{n-2}$

회귀선의 유의성 검정을 위한 분산분석표는 다음과 같다.

요인	제곱합	자유도	평균제곱	F	R^2
설명된 변화량(회귀)	SSR	1	$MSR = SSR$	$F = \frac{MSR}{MSE}$	$\frac{SSR}{SST}$
설명되지 않은 변화량(잔차)	SSE	$n-2$	$MSE = \frac{SSE}{(n-2)}$		
총변화량(총합)	SST	$n-1$			

예를 들어, 기억력 X와 판단력 Y를 조사하여 얻은 자료가 아래 표와 같을 때, X에 관한 Y의 회귀선의 유의성을 검정하면 다음과 같다.

X	8	9	9	10	10	10	11	12	12	15
Y	2	3	4	3	5	7	6	7	8	9

㉠ 가설 세우기

$H_0 : \beta_1 = 0 \quad H_1 : \beta_1 \neq 0$

㉡ 분산분석표 구하기

요인	제곱합(SS)	자유도(df)	평균제곱(MS)	F	R^2
회귀	38.84	1	38.84	$\frac{38.84}{1.45} = 26.88$	0.771
잔차	11.56	8	$\frac{11.56}{8} = 1.45$		
총합	50.40	9			

㉢ F-분포에 대한 임계값 $F_{0.01}(1, 8) = 11.26$에 대하여 검정통계량의 값 $F = 26.88 > 11.26$이므로 $\alpha = 0.01$하에서 귀무가설을 기각한다. 즉, 회귀계수는 0이라고 할 수 없다.

3 SPSS에서 다중 선형회귀분석 시행하기

SPSS 프로그램을 이용하여 '알코올중독회복에 영향을 미치는 변수'들이 무엇인지를 알아보기 위해 다중 선형회귀분석을 시행하는 과정은 다음과 같다.

① 주 메뉴에서 분석(A) → 회귀분석(R) → 선형(L)의 순서대로 클릭을 하면 [그림 1]과 같이 선형 회귀 대화상자가 나타난다.

② [그림 1]에서 [그림 2]와 같이 분석할 변수 '알코올중독회복'을 선택한 후 ➡를 클릭하여 오른쪽의 종속변수(D) 상자로 이동시킨다. 그리고 '알코올중독회복'과 상관성이 확인된 '나이($r = 0.174$, $p = 0.01$)'와 '경제활동($r = -0.188$, $p = 0.006$)'을 포함하여 '삶의 질, 임파워먼트, 자아존중감'을 선정한 후 ➡를 클릭하여 오른쪽의 독립변수(I) 상자로 이동시킨다. 단, '경제활동' 변수가 명목척도이므로 새로운 변수로의 코딩변경을 통해 더미변수로 만들었다. 이때, 더미변수란 집단에 값을 부여하는 것으로 '경제활동'에서 '한다'는 1, '안 한다'는 0으로 더미화를 시켰다.

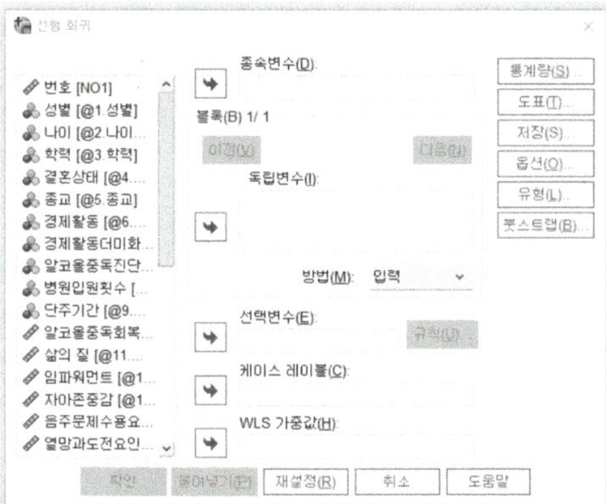

[그림 1] 선형 회귀 대화상자

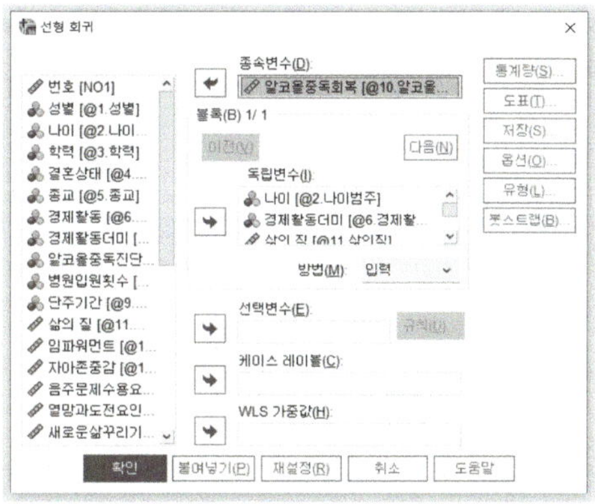

[그림 2] 분석 대상 변수 선정

③ [그림 2]에서 통계량(S)을 클릭하면 [그림 3]과 같이 선형 회귀: 통계량 대화상자가 나타난다. 모형 적합(M)을 선정한 후 계속(C)을 누른다.

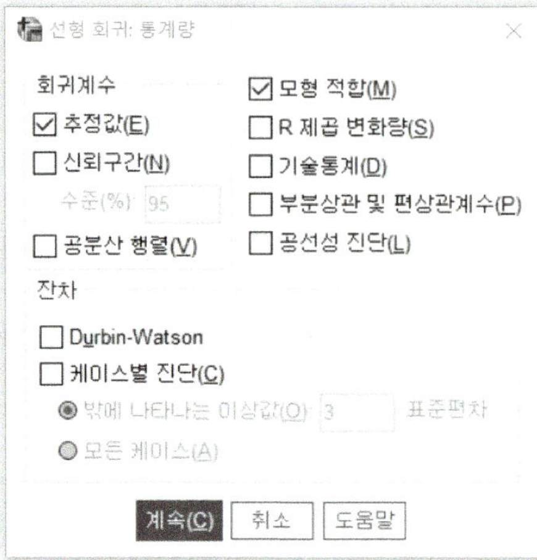

[그림 3] 선형 회귀 통계량 대화상자

④ [그림 2]에서 확인을 누르면 [표 1]과 같이 다중선형회귀분석의 결과가 나타난다.

[표 1] 다중선형회귀분석의 결과

입력/제거된 변수[a]

모형	입력된 변수	제거된 변수	방법
1	나이, 경제활동더미, 삶의 질, 임파워먼트, 자아존중감[b]	.	입력

a. 종속변수: 알코올중독회복
b. 요청된 모든 변수가 입력되었습니다.

모형 요약

모형	R	R 제곱	수정된 R 제곱	추정값의 표준오차
1	.602[a]	.362	.347	.42581

a. 예측자: (상수), 나이, 경제활동더미, 삶의 질, 임파워먼트, 자아존중감

ANOVA[a]

모형		제곱합	자유도	평균제곱	*F*	유의확률
1	회귀	21.113	5	4.223	23.290	.000[b]
	잔차	37.169	205	.181		
	전체	58.282	210			

a. 종속변수: 알코올중독회복
b. 예측자: (상수), 나이, 경제활동더미, 삶의 질, 임파워먼트, 자아존중감

계수[a]

모형		비표준화 계수		표준화 계수			공선성 통계량	
		B	표준화 오류	베타	t	유의확률	공차	VIF
1	(상수)	1.612	.248		6.493	.000		
	나이	.058	.028	.117	2.066	.040	.963	1.038
	경제활동더미	.071	.061	.067	1.148	.252	.920	1.087
	삶의 질	.240	.067	.287	3.584	.000	.484	2.066
	임파워먼트	.403	.093	.378	4.327	.000	.408	2.449
	자아존중감	−.055	.100	−.050	−.547	.585	.369	2.708

a. 종속변수: 알코올중독회복

⑤ 논문표 작성 시에는 [표 1]의 모형 요약에서 'R 제곱'을 이용하고 분산분석(ANOVA)에서 'F'와 '유의확률'을 이용하며, 계수에서는 'B, 표준화 오류, 베타, t, 유의확률'을 이용한다. 그리고 공선성 통계량에서 '공차'와 'VIF' 값을 비교해 다중공선성 여부를 확인한다. 공차한계가 0.10 이하이거나 VIF 값이 10을 넘으면 다중공선성의 문제가 있다고 본다.

⑥ **논문표 작성 및 서술하기**

'알코올중독회복'을 종속변수로 하고 여기에 영향을 미치는 변수들을 독립변수로 한 회귀분석 결과는 [표 2]와 같다. R^2이 0.362로 독립변수들이 '알코올중독회복'을 36.2% 정도 설명하고 있다. F값이 23.290으로 통계적으로 유의하다. '알코올중독회복'에 유의한 영향을 미치는 변수로는 '나이($\beta=0.117$)', '삶의 질($\beta=0.287$)', '임파워먼트($\beta=0.378$)'였으며, 이 중 '임파워먼트'가 가장 높은 표준화된 회귀계수값을 보여 알코올중독회복에 가장 많은 영향을 미친다고 판단할 수 있다.

[표 2] 알코올중독회복에 영향을 미치는 변수들에 대한 다중선형회귀분석

변수	비표준화 계수		표준화 계수	
	B	SE B	베타	t
나이	.058	.028	.117	2.066*
경제활동더미	.071	.061	.067	1.148
삶의 질	.240	.067	.287	3.584**
임파워먼트	.403	.093	.378	4.327**
자아존중감	-.055	.100	-.050	-.547
상수	1.612	.248		6.493**
R^2		0.362		
F		23.290		
유의확률		0.000		

*$p < .05$ **$p < .01$

따라서 회귀분석 결과, 추정된 회귀식은

$$\text{알코올중독회복} = 1.612 + 0.058 \times \text{나이} + 0.071 \times \text{경제활동더미} + 0.240 \times \text{삶의질} + 0.403 \times \text{임파워먼트} - 0.055 \times \text{자아존중감}$$

이다. 그리고 회귀계수 중에서 나이, 삶의 질, 임파워먼트는 통계적으로 유의하다 ($p < .05$). 따라서 통계적으로 유의한 변수를 이용해 다시 한번 다중선형회귀분석을 실시하면 [표 3]과 같다.

[표 3] 알코올중독회복에 통계적으로 유의한 영향을 미치는 변수들에 대한 다중선형회귀분석

변수	비표준화 계수		표준화 계수	
	B	SE B	베타	t
나이	.063	.028	.129	2.295*
삶의 질	.240	.060	.287	3.972**
임파워먼트	.370	.077	.327	4.816**
상수	1.587	.247		6.422**
R^2		0.357		
F		38.360		
유의확률		0.000		

*$p < .05$ **$p < .01$

따라서 수정된 회귀 방정식은

$$알코올중독회복 = 1.587 + 0.063 \times 나이 + 0.240 \times 삶의질 + 0.370 \times 임파워먼트$$

이다.

연습문제

1. 다음과 같은 자료에 대해 회귀식을 구하고 결정계수 R^2을 구하시오.

X	0	1	2	3	4	5
Y	3	4	7	8	11	13

2. A대학교 보건학과 1학년 12명의 한 달(30일) 학습 시간과 보건학 평점이 다음 표와 같이 조사되었다.

X	116	129	123	105	131	134	126	101	138	125	132	129
Y	2.1	3.0	2.4	1.9	3.5	3.3	2.8	1.9	3.8	3.1	3.0	3.3

학습 시간이 보건학을 설명하는 요인이라고 할 때, 학습 시간(X)과 보건학 평점(Y)에 대한 회귀식을 구하고 결정계수 R^2을 구하시오. 위에서 구한 회귀식을 이용하여 학습시간이 130인 학생에게 기대되는 보건학 평점의 기댓값을 구하시오.

3. 어느 내과 의사가 흡연과 폐의 손상 정도 사이의 관계를 분석하기 위해 장기간 흡연을 한 10명에 대해 흡연을 한 기간(단위: 년)과 폐의 손상 정도를 측정한 자료가 다음과 같다.

환자	흡연 기간(X)	폐의 손상 정도(Y)
1	10	25
2	15	31
3	13	26
4	33	50
5	25	41
6	8	20
7	28	35
8	24	38
9	35	55
10	20	33

흡연 기간(X)과 폐의 손상 정도(Y)에 대한 회귀식을 구하고 결정계수 R^2을 구하시오. 위에서 구한 회귀식을 이용하여 흡연 기간이 25년인 사람에게 기대되는 폐의 손상 정도의 기댓값을 구하시오. 더불어 회귀계수가 0인가에 대하여 검정하시오.

4. 20xx년에 박 연구자는 TV 시청 시간이 어린이의 폭력적인 행동에 미치는 영향을 알아보기 위해 어린이 14명의 TV 시청 시간(X)과 폭력지수(Y)를 조사하였다.

X	0	6	2	4	4	1	1	2	5	5	4	0	2	6
Y	0	3	2	3	4	1	0	3	3	2	3	1	3	4

SPSS를 이용하여 X와 Y의 회귀식과 결정계수 R^2을 구하고, 하루 TV 시청 시간이 3시간인 어린이의 폭력지수의 기댓값을 추정하시오. 더불어 분산분석표와 F-검정을 이용해 회귀모형의 유의성 검정을 하시오.

모범답안

1. X와 Y의 상관계수 r를 구하면

   $V(X)=3.50027$, $V(Y)=15.0668$, $Cov(X, Y)=7.2$이므로

   $$r=\frac{Cov(X, Y)}{\sqrt{V(X)\times V(Y)}}=\frac{7.2}{\sqrt{3.5\times 15.1}}\fallingdotseq 0.991$$

   이므로 결정계수 R^2은

   $$R^2=(0.991)^2=0.98306$$

   이다. 그리고 위 자료에 대한 회귀식은

   $$\hat{Y}=2.5238+2.05714X$$

   이다.

2. 위 자료에 대한 회귀식은

   $$\hat{Y}=-3.547237+0.051489X$$

   이고 결정계수 R^2은

   $$R^2=0.85315$$

   이다. 따라서 X는 Y를 약 85% 정도 설명할 수 있다.

   그리고 $X=130$일 때 $\hat{Y}$값은

   $$\hat{Y}=-3.547237+0.051489\times 130=3.083$$

   으로 보건학 평점 3.1점을 받을 수 있을 것으로 본다.

3. 위 자료에 대한 회귀식은

   $$\hat{Y}=11.92235+1.112685X$$

   이고 결정계수 R^2은

   $$R^2=0.91056$$

   이다. 따라서 X는 Y를 약 91% 정도 설명할 수 있다.

   그리고 $X=25$일 때 $\hat{Y}$값은

   $$\hat{Y}=11.92235+1.112685\times 25=39.747$$

   로 폐의 손상 정도는 평균 39.7이 된다.

   더불어 회귀계수 β_1가 0인가를 검정하기 위한 가설은

   $$H_0: \beta_1=0,\ H_1: \beta_1\neq 0$$

   이며, 검정통계량의 관측값 $t=9.025$이고 $p<.001$이므로 H_0를 기각한다.

   즉, 회귀계수가 0이라고 할 수 없다.

4. SPSS 프로그램으로 두 변수 X와 Y에 대한 회귀분석을 분석한 결과는 다음과 같다.

기술통계량

	평균	표준화 편차	N
X	3.0000	2.11224	14
Y	2.2857	1.32599	14

상관계수

		X	Y
Pearson 상관	X	1.000	.769
	Y	.769	1.000
유의확률 (단측)	X	.	.001
	Y	.001	.

입력/제거된 변수[a]

모형	입력된 변수	제거된 변수	방법
1	X[b]	.	입력

a. 종속변수: Y
b. 요청된 모든 변수가 입력되었습니다.

모형 요약

모형	R	R 제곱	수정된 R 제곱	추정값의 표준오차
1	.769[a]	.591	.557	.88223

a. 예측자: (상수), X

ANOVA[a]

모형		제곱합	자유도	평균제곱	F	유의확률
1	회귀	13.517	1	13.517	17.367	.001[b]
	잔차	9.340	12	.778		
	전체	22.857	13			

a. 종속변수: Y
b. 예측자: (상수), X

계수[a]

모형		비표준화 계수 B	비표준화 계수 표준화 오류	표준화 계수 베타	t	유의확률
1	(상수)	.837	.420		1.994	.069
	X	.483	.116	.769	4.167	.001

a. 종속변수: Y

따라서 계수의 비표준화 계수에서 B의 (상수)값 0.837과 X값 0.483을 이용하면 회귀식은

$$\hat{Y} = 0.837 + 0.483X$$

이므로 하루 TV 시청 시간이 3시간인 어린이의 폭력지수의 기댓값은 2.286, 즉 약 2.3이라고 추정할 수 있다. 그리고 모형요약의 R 제곱이 결정계수이므로

$$R^2 = 0.591$$

이고, 따라서 X는 Y를 약 59% 정도 설명할 수 있다.

분산분석표와 F-검정을 이용해 회귀모형의 유의성을 검정한 결과, 검정통계량 값 F는 17.367이고 자유도 $(1, 12)$인 F-분포에 따를 때, X의 유의확률 0.001은 유의수준 0.05보다 작으므로 귀무가설을 기각한다. 따라서 회귀계수가 0이라고 할 수 없다.

CHAPTER

11

보고서 작성 및 연구자의 윤리

1. 연구보고서
2. 학회지 논문 예시
3. 연구자의 윤리와 생명윤리위원회(IRB) 승인

1 연구보고서

연구자가 훌륭한 연구 결과를 얻었다면 반드시 연구보고서를 작성하여 자신의 연구 결과를 소개하고 그 가치를 인정받아야 한다. 연구보고서는 학위논문 형식, 학회지에 게재되는 형식 혹은 특정한 기관에 제출하는 형식 등 양식이 다르다. 따라서 연구보고서 작성 형식은 제출하는 기관의 연구보고서 양식에 따르게 되어 있다.

㉠ 학위논문은 대학에서 정한 논문작성지침에 따라 작성한다.
㉡ 학회지 논문은 각 학회에서 제공하는 논문작성 지침에 따라 작성한다.
㉢ 특정 기관에 제출하는 보고서는 각 기관에서 요구하는 보고서 양식에 따라 작성한다.

일반적으로 연구보고서의 기본 구조는 서론, 이론적 배경, 연구방법, 연구결과, 결론 및 논의 등 다섯 부분으로 구성되어 있다.

I. 서론
  1. 연구의 배경 및 필요성
  2. 연구의 목적
II. 이론적 배경
III. 연구방법
  1. 연구대상
  2. 연구 절차
  3. 측정도구
  4. 분석방법
IV. 연구결과
V. 결론 및 논의
참고문헌
부록

1.1. 서론

서론에는 특정 사회 현상에 대한 설명, 그에 따른 문제점과 의문점, 연구의 필요성과 연구의 목적 등을 기록한다. 연구를 진행하는 과정에서 얻게 되는 특정 사회 현상에 대하여 비판적으로 분석하고 그와 관련된 문제를 구체적으로 설명한다. 또한 연구의 필요성을 보다 체계적이고 매력적으로 서술하고 연구의 목적을 보다 명료하게 서술한다.

1.2. 이론적 배경

이론적 배경에는 연구에 기초가 되는 이론 즉 연구에 필요한 모든 참고서적이나 문헌을 참고하여 내용을 체계적으로 서술한다. 그리고 연구를 위해 다수의 서적과 논문 및 다른 연구자의 연구 결과를 인용하였을 경우에 반드시 참고문헌으로 기록한다. 만약 참고한 문헌을 참고문헌에 명시하지 않고 연구결과를 서술하면 마치 본인의 연구가 새로운 사실을 발견한 것처럼 오해를 불러일으켜 논문 내용의 표절이라는 논란을 야기할 수 있다. 참고문헌에는 반드시 연구를 위하여 참고한 문헌만을 기록한다.

1.3. 연구방법

연구방법에는 연구를 진행하는 절차를 기록한다. 특히 연구자는 연구의 타당성을 입증받기 위해 연구의 모든 진행 절차를 자세히 기록한다. 단, 연구를 실시하고 난 후에 작성하므로 과거형으로 서술한다. 연구방법을 서술할 때 다음을 참고할 수 있다.

㉠ 연구대상, 표집방법, 연구절차, 실험·측정 도구, 가설 등을 포함한다.

㉡ 모집단으로부터 연구대상을 표집하는 절차와 방법을 구체적이고 상세하게 서술한다.

㉢ 연구논문을 참조하는 다른 연구자들이 서술된 내용을 읽었을 때 연구의 대상에 대한 자세한 내용을 이해할 수 있도록 서술한다.

㉣ 측정도구와 검사도구를 서술할 때, 도구의 특징으로 도구명, 제작자와 회사명, 도구의 내용을 설명하고 자세하게 서술해야 하며, 기존 검사도구 개발 시 보고된 타당도와 신뢰도에 관한 정보도 제시해야 한다.

㉤ 측정절차는 도구를 사용하여 연구자가 정보를 얻은 절차를 측정한 순서에 따라 서술

한다.

ⓑ 가설은 연구의 목적을 구체화한 진술로서 연구의 중요도 순서에 따라 서술한다.

ⓢ 학위논문인 경우, 연구방법을 최대한 상세히 서술하여야 심사위원의 이해를 도울 수 있다.

ⓞ 학회지에 게재되는 논문인 경우, 일반적인 연구방법에 대해 독자들이 알고 있다고 가정하므로 연구방법 부분을 요약하여 서술한다.

1.4. 연구결과

연구방법에 따라 얻은 연구의 결과를 기록한다.

㉠ 양적연구인 경우, 연구목적과 구체화된 가설에 따라 연구결과를 서술한다.

㉡ 질적연구인 경우, 연구를 진행하면서 얻은 결과를 서술한다.

㉢ 관찰연구인 경우, 관찰한 내용을 체계적으로 기록한다.

단, 연구자는 연구결과를 자신이 의도하거나 기대하는 방향으로 서술해서는 안 되며 연구로부터 얻은 결과만을 서술해야 한다. 그리고 연구자가 연구결과를 해석할 경우 주관적 판단이 될 가능성이 있으므로 객관적인 연구결과 내용만을 서술하는 것이 바람직하다.

1.5. 결론 및 논의

연구에서 얻은 결과에 기초하여 결론을 내린다. 이때, 연구결과를 다른 연구들과 비교하여 논의를 하고, 연구를 진행하는 과정에서 발생한 문제점 또는 연구의 제한점 등을 기록한다. 연구결과의 적용과 연구결과가 주는 시사점을 정리하고 후속연구를 위한 아이디어를 제공하거나 연구방향을 제시한다.

1.6. 기타

그 외로 인사말, 요약, 참고문헌, 부록 등이 첨부되어야 한다.

㉠ 인사말에서 논문을 완성하기까지 도와준 사람에게 인사말로 감사를 표한다. 만약 학

회지에 게재하는 논문인 경우 연구비 지원기관이나 연구를 도와준 사람, 게재를 위하여 조언이나 지적을 해 준 심사자에게 감사를 표한다. 일반적으로 논문 앞 페이지 하단이나 논문 맨 뒤에 수록한다.

㉡ 요약은 연구의 목적, 연구방법, 연구결과, 연구결론을 독자들이 쉽게 알아볼 수 있도록 한 페이지 이내로 간결하고 명확하게 서술한다.

㉢ 참고문헌은 국내문헌, 외국문헌 순으로 기록하고 가, 나, 다 혹은 a, b, c 순으로 배열한다. 참고문헌을 제시하는 방법은 각 대학 및 학회지 등의 논문작성 지침에 따라 상이하므로 반드시 참고한다.

㉣ 부록은 연구에서 사용한 설문지, 실험도구나 그림, 사진 또는 분석 결과 자료, 연구보고서의 본문 부분에 수록하기 곤란한 내용 등 연구에 대한 이해를 도울 수 있는 것을 포함한다. 그러나 연구대상의 응답결과 자료나 자료분석을 위한 통계 프로그램을 수록할 필요는 없다.

* 2절과 3절의 내용은 한국보건간호학회지[1)]를 참고하였다.

2 학회지 논문 예시

2.1. 원고의 구성

① 원고 구성은 겉표지, 속표지, 본문, 참고문헌, 표, 그림, 영문초록의 순으로 구성하며, 본문부터 별도의 페이지로 시작한다.

② 겉표지: 원고의 첫 장은 겉표지가 되며, 다음의 내용을 기재한다.

㉠ 제목(제목이 30자가 넘을 경우에는 각 면에 기재할 20자 내외의 간추린 제목을 첨부하여야 한다.)

㉡ 전체 저자(성명, 소속, 직위)와 교신저자(성명, 주소-우편번호, 전화, 팩스, e-mail)를 기재한다.

㉢ 공지사항(학위논문, 연구비 지원 등)에 대하여 한글과 영문으로 기재한다.

1) http://ksphn.or.kr/02_sub/2c_sub02.php

㉣ 연구설계를 제시한다.

㉤ 참고문헌의 수(30개 이하)를 기재한다.

㉥ 영문초록의 단어 수(200개 이하)를 기재한다.

㉦ 국문 주요어를 기재한다.

③ 본문

㉠ 서론, 연구방법, 연구결과, 논의, 결론(제언 포함)의 순으로 구성한다.

㉡ 서론에서는 연구의 목적을 간결하고, 명료하게 제시하며 배경에 관한 기술은 목적과 연관이 있는 내용만을 포함한다.

㉢ 연구방법에서는 연구 설계, 대상, 연구도구, 자료수집 및 분석방법 등을 순서대로 소제목으로 나누어 기술한다. 대상자 선정 시 성별을 고려하여 연구를 설계하고 수행한다. 가급적 양쪽 성별을 모두 연구대상에 포함시키도록 하고, 한쪽 성별만을 조사한 연구라면 명확한 사유가 성립되는 경우(예: 전립선암 등)를 제외하고는 다른 쪽 성별을 배제시킨 근거를 제시해야 한다.

㉣ 연구결과에서는 처리된 결과를 중심으로 명료하고 논리적으로 기술한다.

㉤ 논의에서는 연구결과에 대한 고찰 및 이에 관련된 다른 자료와 연관하여 해석한다. 연구결과의 내용을 중복 기술하지 않는다.

㉥ 결론에서는 주요 연구결과의 의미 및 제한점을 기술하며, 결론과 연구의 목적을 연관시킨다.

㉦ 본문 1페이지 상단에 원고의 내용에 부합하는 국문 주요어(key words)를 기록하고, 제목을 기입하되, 저자명은 생략한다. 주요어는 MeSH(https://www.nlm.nih.gov/mesh/MBrowser.html)에 등재된 것으로 5개 이내로 한다.

④ 표와 그림

㉠ 표와 그림은 각각 별도의 페이지에 구성하되, 표와 그림을 합하여 5개 이내를 원칙으로 하며, 표와 그림의 내용이 중복되지 않도록 한다. 즉, 각 페이지는 단 하나의 표나 그림만을 기재한다.

㉡ 표나 그림의 제목과 내용은 영문으로 표기한다. (질적 연구의 경우, 저자의 판단에 의해 의미 전달이 불가능한 경우 국문으로 표기한다.)

㉢ 모든 선은 단선(single line)으로 하되, 종선(세로줄)은 긋지 않는다.

㉣ 표의 제목은 표의 상단에 위치하며, 접속사, 관사, 전치사를 제외한 각 단어의 첫

자를 대문자로 한다.

[예] Table1. Overall Responses to Question Types

ⓜ 표는 본문에서 인용되는 순서대로 번호를 붙인다.

ⓗ 표에서 설명이 필요한 경우 각주에서 설명한다. 표에 사용한 비표준 약어는 모두 표의 하단 각주에서 설명한다.

[예] HR: Heart rate, T: Temperature

ⓢ 각주는 기호를 써서 설명하며 기호는 다음 순서로 사용한다. 어깨표시(*, †, ‡, §, ‖, ¶, #, **, ††)된 부분의 설명은 표의 좌·하단에 한다.

[예] *Survival case, †Dead case

ⓞ 인적사항에서 성별은 M/F, 연령은 yr로 기록하고 연령, 체중, 신장의 평균치와 단위의 크기는 소수점 이하 1자리까지로 한다.

ⓙ 소수점은 그 숫자값이 '1'을 넘을 수 있는 경우에는 소수점 앞에 0을 기입하고 '1'을 넘을 수 없는 경우에는 소수점 앞에 0을 기입하지 않는다.

[예] $t=0.26$, $F=0.92$, $p<.001$, $r=.14$, $R^2=.61$.

ⓒ 유의확률을 나타내는 p-값은 각주를 붙이지 않고 값을 그대로 기술하는 것을 원칙으로 하며, 소수점 이하 3자리까지 기재한다.

[예] $p=.003$

p-값이 .000으로 나올 경우에는 $p<.001$로 기술한다.

⑤ **영문초록**

Purpose, Methods, Results, Conclusion을 구분하여 줄을 바꾸지 않고 연결하여 200단어 이내(제목과 저자명을 제외하고)로 기술한다. 원고의 내용에 부합하는 영문 주요어(key words) 5개 이내를 영문초록 다음에 첨부하며, MeSH(https://www.nlm.nih.gov/mesh/MBrowser.html)에 등재된 용어를 원칙으로 한다.

2.2. 본문 내 문헌의 인용

① 문헌의 인용은 다음의 예를 참고하여 모두 영문으로 하되, 이 예에 포함되지 않은 경우에는 APA(American Psychology Association)의 Publication Manual 제5판(2001)과 APA양식 가이드(2007)를 참고한다.

② 본문에 문헌을 인용한 경우에는 성씨(family name)를 논문 발행연도와 함께 괄호 속에 표시한다.

㉠ 저자가 1명 또는 2명인 경우: 본문 내에 인용될 때마다 모두를 표기한다.

[예] Choi와 Kim (1998)은…

[예] Affonso와 Lee (1997)는…

㉡ 저자가 3인 이상 5인까지인 경우: 첫 인용에는 모두의 성을 표기하고, 같은 문헌이 반복 인용될 때, 성과 등(等), 연도를 표기한다.

[예] Choi, Kim과 Choi (1998)는 사회적… (첫 인용 시)

Choi 등 (1998)은 사회적… (반복 인용 시)

Williams, Johnes와 Smith (1985)는 환자가… (첫 인용 시)

Williams 등 (1985)은 환자가… (반복 인용 시)

또한 성과 연도를 (　　) 안에 표기할 경우 최종 저자 앞에는 "&"로 표기한다.

[예] 사회적 관계(Choi, Kim, & Choi, 1998)

㉢ 저자가 6인 이상인 경우: 처음부터 성과 등(等), 연도를 표기한다. 참고문헌 목록에는 전체 저자의 이름을 표시한다.

[예] Choi 등 (1998)은 성인여성의 요실금에 관한 연구에서.., (첫 인용, 재인용 모두) 성과 연도를 (　　) 안에 표기할 경우 제1저자 뒤에 et al.을 붙인다.

[예] 우울(Song et al., 2008)

㉣ 같은 성의 저자: 둘 이상의 논문이 같은 성을 가진 저자에 의해 같은 연도에 게재된 것이면 혼란을 막기 위해 성과 이름의 첫 글자(initial)를 써준다.

[예] Hospitalized Stress(Volicer, K. A., 1974; Volicer, M. Y., 1974)

사회적 지지(Kim, N. C., 1998; Kim, C. J., 1998)

㉤ 복합인용

- 같은 저자의 복합인용은 연대순으로 하여 ","로 띄어 쓰고, 저자명은 각 논문마다 반복하지 않는다.

  [예] 국문논문의 경우: (Kim, 1976, 1978)

  영문논문인 경우: (Price, 1988, 1991)

- 같은 해에 동일 저자에 의한 한편 이상의 논문은 연도를 기입 후 a, b, c 등으로 첨부하고 연도를 반복하지 않는다.

[예] 국문논문의 경우: (Kim, 1980-a, 1980-b, 출판중-a, 출판중-b).

영문논문인 경우: (Price, 1980-a, 1980-b, in-press-a, in-press-b).

- 본문 내에서 다른 저자가 같은 내용에서 인용될 때는 알파벳순으로 괄호 내에 ';'을 이용하여 배열한다.

[예] 결장루에 관한 연구들(Brown & Smith, 1978; Choi, 1988; Lee, 1975; Williams, 1991)···

2.3. 참고문헌 목록

① 본문에 인용된 문헌은 반드시 참고문헌 목록에 포함되어야 한다. 참고문헌은 30개 이하로 하고 저자의 성에 따라 알파벳순으로 나열한다. 같은 저자에 의한 출판물은 연대순으로 나열한다.

② 참고문헌은 APA(American Psychology Association)의 Publication Manual 제5판(2001)과 APA양식 가이드(2007)에 따라 모두 영어로 표기한다. 잡지명, 책명, 학위논문 제목, 보고서명 및 잡지의 권(Volume)은 이탤릭체로 한다. 책인 경우 책명의 첫 자만 대문자로 표기하며, 잡지인 경우는 단어마다 첫 자를 대문자로 표기한다.

③ 주요 온라인 저널은 저작권 정보와 함께 doi를 포함하고 있으므로 인용 마지막 부분에 doi를 기재한다. http://www.crossref.org/에서 doi번호로 논문을 검색할 수 있다.

㉠ 정기간행물: 모든 저자의 이름(Last name, initial) (출판연도). 제목. 잡지명, 권(호), 시작 페이지—마지막 페이지의 순서로 기재한다. 호마다 새 페이지로 시작하는 잡지의 경우에는 호를 권 다음에 반드시 기입한다.

[예] Daly, J. M. (2011). Evidence-based practice guideline: Elder abuse prevention. *Journal of Gerontological Nursing, 37*(11), 11-17. http://dx.doi.org/10.3928/00989134-20 111004-01

[예] Yoo, I. Y. (2011). Analysis of multi-variate recurrent fall risk factors in elderly people using residential assessment instrument-home care-comparisons between single and recurrent fallers. *Journal of Korean Academy of Nursing, 41*(1), 119-128. http://dx.doi.org/10.4040/jkan. 2011.41.1.119

㉡ 잡지기사

[예] Posner, M. I. (1993, October 29). Seeing in the mind. *Science, 262*, 673-674.

㉢ 뉴스레터 기사

[예] Brown, L. S. (1993, Spring). Antidominations training as a central component of diversity in clinical psychology education. *The Clinical Psychologist, 46*, 83-87.

㉣ 신문기사

[예] New drug appears to sharply cut risk of death from heart failure. (1993, July 15). *The Washington Post*, p. A12.

㉤ 저서: 저자 (출판연도). 제목(판). 출판도시: 출판사 이름. 순으로 한다.

[예] House, J. S. (1981). *Work stress and social support*. Massachusetts: Addison-Wesley Publishing Company.

[예] Kim, S. J. (1985). *Nursing theory*. Seoul: Sumunsa.

㉥ 편집된 책

[예] Gibbs, J. T., & Huang, L. N. (Eds.), (1991). *Children of color: Psychological interventions with minority youth.* San Francisco: Jossery-Bass.

㉦ 저자나 편집자명이 없는 경우

[예] *Merriam-Webster's collegiate dictionary* (10th ed.). (1993). Springfield, MA: Merriam-Webster.

㉧ 재판된 저서

[예] Rosenthal, R. (1987). *Meta-analysis procedures for social research* (Rev. ed.). Newbury park, CA: Sage.

㉨ 백과사전이나 사전

[예] Sadie, S. (ed.). (1980). *The new Grove dictionary of music and musicians* (6th ed., Vols. 1-20). London: Macmilla.

3 연구자의 윤리와 생명윤리위원회(IRB) 승인

3.1. 연구자의 윤리

연구자는 연구에 참여하는 연구대상을 다양한 피해 상황으로부터 보호할 수 있는 윤리적 기준과 법적 규제들을 고려해야 한다. 다음은 Anderson(1998)이 제시한 연구자가 고려해야 할 윤리적 문제들이다.

① 연구대상자에게 사전 동의 구하기
② 비밀보장 및 사생활 보호의 권리 지키기
③ 연구대상자의 선정과 제외 확인하기
④ 연구대상자를 속이지 않기
⑤ 중도탈락 권리 알리기

① 연구대상자에게 사전 동의 구하기

㉠ 연구에 참여하는 사람들에게 충분한 정보를 제공하고 동의를 구한다.

㉡ 연구대상자들에게 연구의 목적 및 특징, 위험성이나 이로운 점에 대한 정보를 충분히 제공하며, 그들의 자발적인 동의를 얻는 과정이 공식적으로 이루어져야 한다.

㉢ 연구대상자들로부터 동의를 얻을 때 제공되어야 하는 주요 요소는 다음과 같다.

- 연구의 목적과 절차에 대한 설명
- 연구대상자가 받을 수 있는 모든 종류의 이익
- 연구대상자가 받을 수 있는 모든 종류의 불이익
- 다른 절차를 선택했을 때 받을 수 있는 이익
- 절차와 관련된 모든 종류의 질문에 대한 응답
- 연구참여는 자발적인 것이며 원할 때는 언제든지 그만둘 수 있다는 진술

② 비밀보장 및 사생활 보호의 권리 지키기

㉠ 비밀보장 및 사생활 보호란 개인의 신상이 익명으로 처리되어 연구 과정에서 밝혀진 연구대상자의 신상, 개인적인 태도, 의견, 습관, 특이사항 등에 대한 정보가 외부로 유출되지 않음을 의미한다.

ⓛ 연구자가 연구대상자의 신상이나 사생활을 보호하는 것은 의무이며 사생활 보호는 기본적인 인권의 하나임을 반드시 기억한다.

ⓒ 개인의 사생활을 위협하는 도구나 방법들이 불가피하게 사용될 경우, 연구대상자에게 분명히 알려 동의를 얻어야 한다.

ⓔ 개인 자료는 윤리적, 법적으로 합당한 근거가 확보된 상태에서 사용되어야 하며, 반드시 개인의 동의를 얻어야 한다.

③ 연구대상자의 선정과 제외 확인하기

ⓐ 연구대상자의 성별, 연령, 지적 능력, 심리적 특성, 건강 상태, 문화적 배경 등을 고려하여 연구대상자를 선정하거나 제외한다.

④ 연구대상자를 속이지 않기

ⓐ 상황에 따라 연구의 목적이나 방법을 숨기거나 달리 말하여 연구대상자가 조금이라도 피해를 입는 일이 없도록 해야 한다.

ⓛ 불가피하게 연구대상자를 속일 수밖에 없다면 연구가 끝난 이후에라도 그 이유에 대해 충분히 설명하고, 미리 알리지 않았던 정보들에 대해 추가적으로 설명한다.

⑤ 중도탈락 권리 알리기

ⓐ 연구대상자가 원한다면 언제든지 연구에 참여하는 것을 중단할 수 있는 권리가 존중되어야 한다.

3.2. 생명윤리위원회(IRB) 승인

IRB(Institutional Review Board, 생명윤리위원회)는 임상연구에 참여하는 연구대상자의 권리, 안정, 복지를 위하여 인간을 대상으로 하는 모든 생명의과학연구(Biomedical Research)의 윤리적, 과학적 측면을 심의하여, 연구계획을 승인할 수 있는 독립된 합의제 의결기구이다. 따라서 IRB는 인간 대상 연구를 비롯한 생명과학기술 연구의 윤리적, 과학적 타당성을 심의하여 연구대상자를 보호하기 위함이며, 이를 위해 연구자로부터 연구계획서, 연구대상자 설명문 및 동의서, 증례기록서 등 관련 자료를 받아 심의 및 승인하여 적절한 연구진행이 이루어질 수 있도록 관리 및 감독하는 역할을 수행한다.

IRB의 승인을 받아야 하는 연구는 다음과 같다.

㉠ 인간을 대상으로 하는 연구로써 물리적으로 개입하거나 의사소통, 대인접촉 등의 상호작용을 통하여 수행하는 연구 또는 개인을 식별할 수 있는 정보를 이용하는 연구
㉡ 인체유래물(배아, 체세포복제배아, 단성생식배아, 배아줄기세포주 등 포함)을 직접 조사 및 분석하는 연구

그리고 IRB의 심의 면제 대상인 연구는 일반 대중에게 공개된 정보를 이용하는 연구 또는 개인 식별정보를 수집 및 기록하지 않는 연구 중 다음의 요건을 충족하는 경우이다.

㉠ 약물투여, 혈액채취 등 침습적 행위를 하지 않는 연구
㉡ 신체적 변화가 따르지 않는 단순 접촉 측정 장비, 관찰 장비에 의한 연구
㉢ 식품위생법 시행규칙 제3조에 따라 판매 등이 허용되는 식품 등 또는 식품 첨가물을 이용하여 맛이나 질을 평가하는 연구
㉣ 화장품법 제8조에 따른 안전기준에 맞는 화장품을 이용하여 사용감 또는 만족도 등을 조사하는 연구
㉤ 연구대상자 등을 직접 대면해도 연구대상자가 특정되지 않고 개인정보보호법 제23조에 따른 민감 정보를 수집 또는 기록하지 않는 연구
㉥ 연구대상자에 대한 기존의 자료나 문서를 이용하는 연구

3.3. IRB 승인 연구 계획서

* 보건복지부 지정 공용기관생명윤리위원회 [권고서식 제1-5호]

① 연구배경

- 유사 연구 등 선행 연구에 대한 고찰
- 해당 연구가 수행되어야 할 필요성과 타당성 기술(기존 연구와의 차별성 기술 등)

② 연구목적

- 해당 정보를 이용하여 확인하고자 하는 구체적인 내용과 연구를 통해 최종적으로 도출하고자 하는 결과 기술
- 대립가설과 예상 결과가 명확하게 나타나도록 연구적 관점에서 목적 기술

- 광범위한 목적이 아닌 본 연구를 통해 밝히고자 하는 내용을 구체적으로 기술

③ 연구실시 기관명 및 주소

- 실제 해당 정보를 이용하여 연구를 수행하는 기관의 기관명 및 주소를 기술(연구책임자가 속한 기관 외 정보를 다루는 기관이 여러 곳일 경우, 해당하는 모든 기관과 각 기관의 역할 기술 필요)

④ 연구 지원기관

- 연구비 등 연구에 필요한 경제적 지원을 하는 기관(해당하는 경우만 기술)

⑤ 연구책임자, 공동연구자, 담당자의 성명과 직명

- 연구에 실제 참여하는 연구진 모두 기술

⑥ 연구기간

- 개인정보를 이용하여 수행하는 연구의 소요 예상 기간(승인 혹은 면제 확인일로부터 ~ 00년 00월 00일)

⑦ 연구대상자 및 개인정보

- 연구에 이용하려는 정보와 해당 정보 주체, 해당 정보의 최초 수집 주체와 목적, 수집 시 동의 내용 및 범위 등에 관한 설명
- 연구에 이용되는 정보 내용 구체적으로 기술
- (취약성 여부) 정보 수집으로 인한 이용 동의의 취약성이 있는지 여부 및 그 정도

⑧ 선정 및 산출 근거

- (선정 근거) 해당 개인정보를 본 연구에 이용하여 연구를 수행해야 하는 이유 및 근거
- (산출 근거) 연구를 위해 필요한 해당 정보의 내용 및 근거(기 수집된 개인정보의 전체 또는 일부를 사용하고자 하는 경우, 각각의 이유와 근거를 구체적으로 설명하고, 선정 및 제외기준 기술)

⑨ 정보 이용 방법 및 근거

- 해당 정보의 이용 근거와 연구자 이용을 위한 접근 또는 제공 경로 등 구체적으로 기술(예, 재동의 필요성 또는 기 획득된 동의 범위 내 사용 여부 등)
- 익명화 또는 가명처리 시, 익명화 또는 가명처리 주체 및 제공 방법 등 구체적으로 명시(개인정보 보호법에 따른 가명처리 특례 시에는 반드시 가명처리 주체 및 방법, 제공의 조건 등 구체적으로 명시 필요)
- 해당 정보를 제공하는 기관이 있다면, 해당 기관에 대한 기관명 및 제공 절차 등 기술

⑩ **연구 방법**

- 해당 정보를 이용해 어떤 방법으로 분석할 것인지 통계적 기법 기술
- 통계적 방법으로 제시가 어렵다면 선행연구 혹은 가이드라인 등 제시 가능

⑪ **관찰 항목**

- 정보 분석을 통해 궁극적으로 분석하고자 하는 정보 또는 자료의 내용 구체적으로 기술

⑫ **정보의 보관 및 폐기 등**

- 연구에 이용된 정보의 보관 및 폐기(재이용 가능성 등) 등에 관한 사항
- 연구 종료 후 정보 및 정보로 인해 생성된 자료에 대한 구분 및 관리 계획 등

⑬ **참고문헌**

3.4. 윤리규정의 예시

본 학회지(한국보건간호학회지[2])에 투고하는 논문은 다음의 윤리규정을 지켜 작성하여야 한다.

① 연구의 대상이 사람인 경우, 헬싱키 선언에 입각하여 연구 대상자에게 연구의 목적과 연구 참여 중 일어날 수 있는 정신적, 신체적 위해에 대해 충분히 설명하여야 하고, 이에 대한 서면 동의서를 받았음을 명시하는 것을 원칙으로 한다. 또한 기관윤리위원회(IRB)의 심의를 통과하는 것을 권장하며, 필요시 편집인은 서면동의서 및 IRB 승인서의 제출을 요구할 수 있다.

② 연구의 대상이 동물인 경우에는 실험동물의 고통과 불편을 줄이기 위하여 행한 처치를 기술하여야 하며, 실험과정이 연구기관의 윤리위원회 규정이나 NIH Guide for the Care and Use of Laboratory Animals에 저촉되지 않았음을 명시하는 것을 원칙으로 한다. 편집인은 필요시 서면 동의서 및 윤리위원회 승인서의 제출을 요구할 수 있다.

③ (저자 자격 기준) 저자는 출판된 논문에 유의미한 기여를 한 사람을 의미하며 International Committee of Medical Journal Editors(ICMJE)에서는 저자의 자격에 대해 다음과 같은 기준을 권고하고 있다.

2) http://ksphn.or.kr/02_sub/2c_sub02.php

㉠ 연구의 개념 또는 설계에 상당한 기여, 또는 자료의 습득, 분석, 또는 결과해석에 상당한 기여

㉡ 문서의 초안을 작성하거나 학문적으로 중요한 부분에 대한 수정에 참여

㉢ 논문을 출판하기 전 최종 확인

㉣ 연구의 정확성 또는 진실성에 대한 질문과 관련된 모든 측면에서의 책임에 대한 동의

저자들은 위의 ㉠~㉣ 항목의 모든 기준을 충족하여야 한다. 다만, 데이터 수집 또는 입력이나 다른 언어로의 번역 등 기타 기여의 내용에 관하여는 사사를 통해 기여도를 표기할 수 있다.

④ 저자는 논문 투고 시 연구자의 소속, 직위, 논문 기여도(구체적인 역할)를 명시하여야 한다. 만약 공동저자 중 특수관계인이 있는 경우 원고 겉표지에 정확하게 밝혀 연구의 신뢰성을 제고하고 연구부정행위를 방지하여야 한다.

㉠ 특수관계인이란 연구자가 미성년자(만 19세 이하인 자) 또는 가족(배우자, 자녀 등 4촌 이내)을 의미한다.

㉡ 만약 특수관계인 공동저자의 연구부정행위 확정 시, 특수관계인 저자가 해당 논문으로 이익을 취한 관계기관(입시·진학 관련 학교, 연구 관련기관 등)으로 해당 특수관계인의 연구부정행위 사실을 통보한다.

㉢ 특수관계인 논문 투고 시 ㉡항의 경우를 위해 저자들은 개인정보 제공 사전동의서를 제출한다.

⑤ (이해관계) 이해관계는 저자(혹은 저자의 기관), 심사자나 편집자가 재정적, 개인적 관계가 있는 경우에 발생하게 되며 모든 저자는 다음과 같은 이해관계를 명시하여야 한다.

㉠ 재정적 관계(고용, 자문, 주식보유, 특정 단체로부터의 재정적 지원)

㉡ 사적인 관계

㉢ 연구 경쟁(경쟁 관계의 저자와 전문가, 심사자의 관계 등)

위와 같은 이해관계는 겉표지의 공시사항에 반드시 포함되어야 하며 각 저자는 저작권 및 이해관계 명시에 대한 동의서에 서명함으로써 이해관계를 밝혀야 한다.

⑥ (젠더혁신정책) 세포실험, 동물실험 또는 임상연구(사람을 대상으로 하는 모든 연구) 논문에서 생물학적 성(sex) 또는 사회문화적 성(gender)을 올바르게 인식하고, 논문에 아래 내용을 포함한다.

㉠ 성별 기술에서 sex(생물학적 요인 보고 시)와 gender(정체성, 정신사회적 또는 문화적 요인 보고 시)의 용어를 구분하여 올바르게 기술한다.

㉡ 남성과 여성을 모두 포함하여 연구한 경우, 그 결과를 비교 분석하여 발표한다.

㉢ 단일 성을 대상으로 연구한 경우, 이에 대한 학술적으로 타당한 근거를 제시한다.

⑦ (연구 부정행위) 다음과 같은 연구 부정행위가 있는 논문은 게재하지 않으며, 관련 세부사항은 연구윤리위원회에서 정한다.

㉠ 위조: 존재하지 않는 데이터나 연구결과를 만들어내고 이를 기록하거나 보고하는 행위

㉡ 변조: 연구자료 · 장비 · 과정 등을 인위로 조작하거나 데이터나 임의로 변경 · 삭제함으로써 연구내용 또는 연구결과를 왜곡하는 행위

㉢ 표절: 정당한 권한 없이 타인의 아이디어 · 연구내용 · 결과 등을 적절한 인용 없이 사용하는 행위

㉣ 부당한 논문저자 표시: 연구내용 또는 결과에 대하여 공헌 또는 기여를 한 사람에게 정당한 이유 없이 논문저자 자격을 부여하지 않거나, 공헌 또는 기여를 하지 않은 자에게 감사의 표시 또는 예우 등을 이유로 논문저자 자격을 부여하는 행위

⑧ 중복게재 및 중복투고를 금지한다. 타 학술지에 게재되었거나 투고 중인 원고는 본 학회지에 투고할 수 없으며, 본 학회지에 게재되었거나 투고 중인 논문은 타 학술지에 게재할 수 없다.

㉠ 중복게재의 판정 기준은 다른 언어, 일부 혹은 전부, 인쇄 혹은 전자매체, 학술지의 등록 및 등재 여부를 막론하고 게재된 적이 없어야 한다.

㉡ 저자가 본 학회지에 게재된 원고를 다른 언어로 이차게재하고자 하는 경우 양 학술지 출판위원장의 승인을 받아야 한다.

㉢ 중복게재 여부는 연구윤리위원회에서 원고의 내용을 검토하여 결정한다.

⑨ 연구윤리규정 위배 및 연구부정행위 발견 시 해당 논문 철회, 게재취소 및 향후 2년간 학회지 투고를 금지한다.

⑩ 위와 같은 윤리 규정에 어긋나는 사안이 발생하면 연구윤리위원회에서 사안의 경중

을 감안하여 저자의 소속기관에 통고 등 그에 따른 조치를 결정한다.

⑪ 위에 기술된 윤리규정 외의 사항은 영국 출판윤리위원회(Committee on Publication Ethics, COPE)의 가이드라인(https://publicationethics.org/guidance/Guidelines)과 flowchart (https://publicationethics.org/guidance/Flowcharts)를 따른다.

⑫ 연구윤리위원회의 구성과 운영 사항은 윤리위원회 규정을 통해 따른다.

연습문제

1. 연구자는 자신의 연구 결과를 소개하고 그 가치를 인정받기 위해 연구보고서를 작성해야 한다. 일반적으로 연구보고서의 기본 구조는 다섯 부분으로 구성되어 있다고 한다. 이 다섯 부분을 간단히 구분하여 설명하시오.

2. 연구자는 연구에 참여하는 연구대상을 다양한 피해 상황으로부터 보호할 수 있는 윤리적 기준과 법적 규제들을 고려해야 한다. Anderson(1998)의 '연구자가 고려해야 할 윤리적 문제 다섯 가지'를 제시하시오.

3. 생명윤리위원회(IRB)는 임상연구에 참여하는 연구대상자의 권리, 안정, 복지를 위하여 인간을 대상으로 하는 모든 생명의과학연구의 윤리적, 과학적 측면을 심의하여, 연구계획을 승인할 수 있는 독립된 합의제 의결기구이다. 연구자가 IRB의 승인을 받아야 하는 연구에 대해 설명하시오.

4. 연구자가 IRB의 승인을 받지 않아도 되는 심의 면제 대상 연구에 대해 설명하시오.

모범답안

1. 연구보고서의 기본 구조는 서론을 시작으로 이론적 배경, 연구방법, 연구결과, 결론 및 논의 등 다섯 부분으로 구성되어 있다. 서론에는 연구의 배경 및 필요성과 연구의 목적이 서술되며, 이론적 배경에는 연구에 기초가 되는 이론이 전개된다. 연구방법에는 연구대상 및 기간, 조사방법, 연구 도구의 내용 그리고 자료분석방법이 서술되며 이후 연구방법에 따라 얻은 연구의 결과를 연구결과에 기록하고, 마지막 결론 및 논의에 연구에서 얻은 결과에 기초하여 결론을 내리고 논의를 제시한다.

2. Anderson은 연구자가 고려해야 할 윤리적 문제로 첫째, 연구참여자에게 사전 동의 구하기, 둘째, 비밀보장 및 사생활 보호의 권리 지키기, 셋째, 연구대상의 선정과 제외 확인하기, 넷째, 연구대상자를 속이지 말기, 마지막으로 중도탈락 권리 알리기 등을 제시하였다.

3. 연구자가 IRB의 승인을 받아야 하는 연구는 첫째, 인간을 대상으로 하는 연구로서 물리적으로 개입하거나 의사소통, 대인접촉 등의 상호작용을 통하여 수행하는 연구 또는 개인을 식별할 수 있는 정보를 이용하는 연구, 둘째, 인체유래물을 직접 조사 및 분석하는 연구 등이다.

4. IRB의 심의 면제 대상인 연구는 일반 대중에게 공개된 정보를 이용하는 연구 또는 개인 식별 정보를 수집 및 기록하지 않는 연구로 다음과 같다.
   첫째, 약물투여, 혈액채취 등 침습적 행위를 하지 않는 연구
   둘째, 신체적 변화가 따르지 않는 단순 접촉 측정 장비, 관찰 장비에 의한 연구
   셋째, 식품위생법 시행규칙 제3조에 따라 판매 등이 허용되는 식품 등 또는 식품 첨가물을 이용하여 맛이나 질을 평가하는 연구
   넷째, 화장품법 제8조에 따른 안전기준에 맞는 화장품을 이용하여 사용감 또는 만족도 등을 조사하는 연구
   다섯째, 연구대상자 등을 직접 대면해도 연구대상자가 특정되지 않고 개인정보보호법 제23조에 따른 민감 정보를 수집 또는 기록하지 않는 연구
   여섯째, 마지막으로 연구대상자에 대한 기존의 자료나 문서를 이용하는 연구

부록

부록 1. SPSS 자료 분석 〈장애인복지만족도 조사〉

부록 2. 분포표 및 분포표 보는 법

Health Statistics

부록1 SPSS 자료 분석 〈장애인복지만족도 조사〉

* 본 자료는 〈사회조사분석사 2급〉 작업형 기출문제를 바탕으로 본 교재의 방향에 맞추어 수정·보완한 것이다.

① 연구의 목적: 장애인들의 의료, 교육, 경제상태에 대한 생활실태 및 복지서비스 욕구 등을 파악하여 장애인복지정책 수립의 기초 자료로 활용하기 위한 것이다.

② 연구대상: 장애인들의 생활실태 및 복지서비스 욕구 등을 파악하고자 20××년도 보건복지부의 장애인 등록 DB에 기재된 등록 장애인 중 랜덤하게 300명을 표본으로 뽑았다.

③ 분석을 위한 확정 사항

㉠ 질문문항의 응답자가 응답하지 않은 경우, 결측값으로 간주하여 9를 입력하였다.

㉡ 의료관련문항, 교육관련문항, 경제상태관련문항, 복지만족도는 모두 리커트 7점 척도로 구성된 서열척도이지만 분석을 위해 양적변수로 간주하였다.

④ 데이터 파일 코딩 가이드

설문문항	변수명	내용	결측값
일련번호	ID	세 자리 숫자	없음
성별	GENDER	1: 남 2: 여	9
연령	AGE	두 자리 숫자	없음
학력	EDU	1: 고졸이하 2: 전문대졸 3: 대졸 4: 대학원졸	없음
장애년수	YEAR	두 자리 숫자(년)	없음
장애월수	MONTH	두 자리 숫자(월)	없음
의료관련문항	A1 – A5	1: 매우 불만 2: 다소 불만 3: 약간 불만 4: 보통 5: 약간 만족 6: 다소 만족 7: 매우 만족	9
교육관련문항	B1 – B5		
경제상태관련문항	C1 – C5		
복지만족도	SAT		
의료만족도	A	의료관련문항들의 평균	9
경제상태만족도	C	경제상태관련문항들의 평균	9

⑤ 분석방향

㉠ 빈도분석으로 기술통계량 계산하기

㉡ 범주형 자료의 빈도표 작성하고, 교차분석하기

㉢ 일원배치분석하고, 사후분석하기

㉣ 피어슨 상관계수 구하기

㉤ 더미변수를 포함한 회귀분석하고, 유의한 변수만을 이용하여 회귀식 추정하기

⑥ 분석결과

a. 의료만족도, 교육만족도, 경제상태만족도의 평균, 표준편차, 표준오차를 확인하고, 상자그림(box-plot)을 그려 분포를 살펴본다.

㉠ 의료만족도, 교육만족도, 경제상태만족도에 대한 기술통계량을 계산하기 위하여 주메뉴에서 분석(A) → 기술통계량(E) → 빈도분석(F)의 순서대로 클릭을 하면 [그림 1]과 같이 빈도분석 대화상자가 나타난다.

㉡ [그림 1]에서 [그림 2]와 같이 분석할 변수 '의료만족도_평균, 교육만족도_평균, 경제상태만족도_평균'을 선택한 후 를 클릭하여 오른쪽 변수(V)로 이동시킨다.

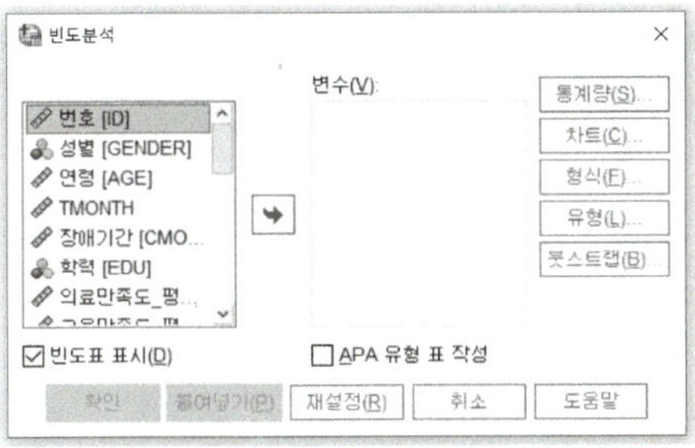

[그림 1] 빈도분석 대화상자

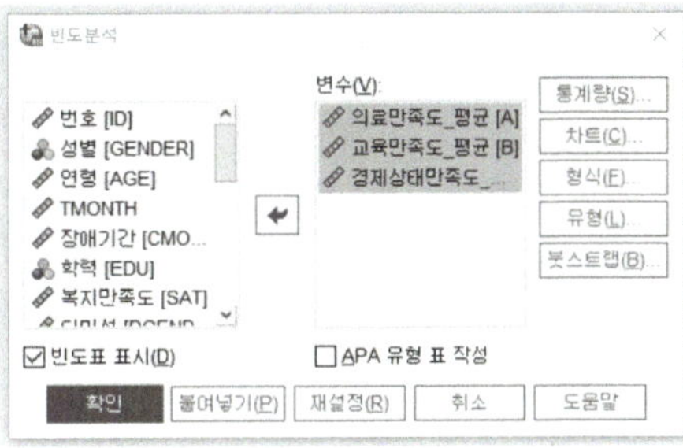

[그림 2] 분석 대상 변수 선정

㉢ 통계량(S)을 클릭하면 [그림 3]과 같이 빈도분석: 통계량 대화상자가 나타난다. 백분위수 값에서 사분위수(Q)를 선택하고, 중심경향에서 평균(M)과 중위수(D)를 선택하며, 산포도에서 표준편차(T), 최소값(I), 최대값(X), 평균의 표준오차(E)를 선택한 다음 계속(C)을 클릭한다.

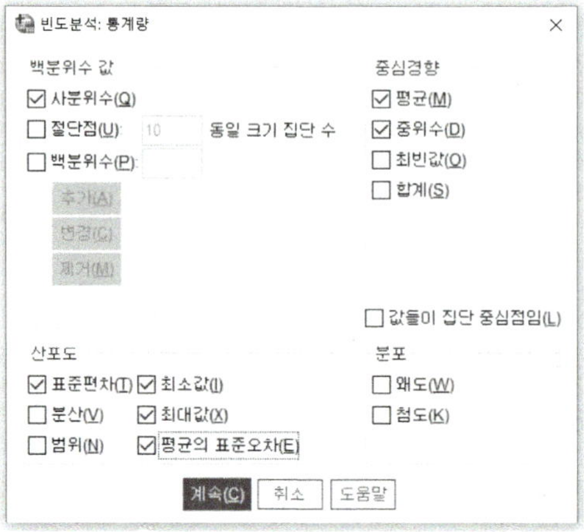

[그림 3] 빈도분석: 통계량 대화상자

㉣ [그림 2]의 확인을 클릭하면 [표 1]과 같은 기술통계량 값을 얻을 수 있다.

[표 1] 기술통계분석의 결과

통계량

		의료만족도_평균	교육만족도_평균	경제상태만족도_평균
N	유효	298	292	295
	결측	2	8	5
평균		4.6658	2.6596	3.6319
표준화 평균 오차		.05723	.05874	.05587
중위수		4.8000	2.6000	3.8000
표준화 편차		.98799	1.00371	.95956
최소값		1.60	1.00	1.00
최대값		7.00	6.00	6.60
백분위수	25	4.2000	1.8000	3.0000
	50	4.8000	2.6000	3.8000
	75	5.4000	3.4000	4.2000

㉤ 위 결과를 이용하여 다음과 같이 답안을 작성할 수 있다.

구분	유효 사례 수	평균	표준편차	표준오차
의료만족도	298	4.666	0.988	0.057
교육만족도	292	2.660	1.004	0.059
경제상태만족도	295	3.632	0.960	0.056

구분	최소값	제1사분위수	중앙값	제3사분위수	최대값
의료만족도	1.60	4.20	4.80	5.40	7.00
교육만족도	1.00	1.80	2.60	3.40	6.00
경제상태만족도	1.00	3.00	3.80	4.20	6.60

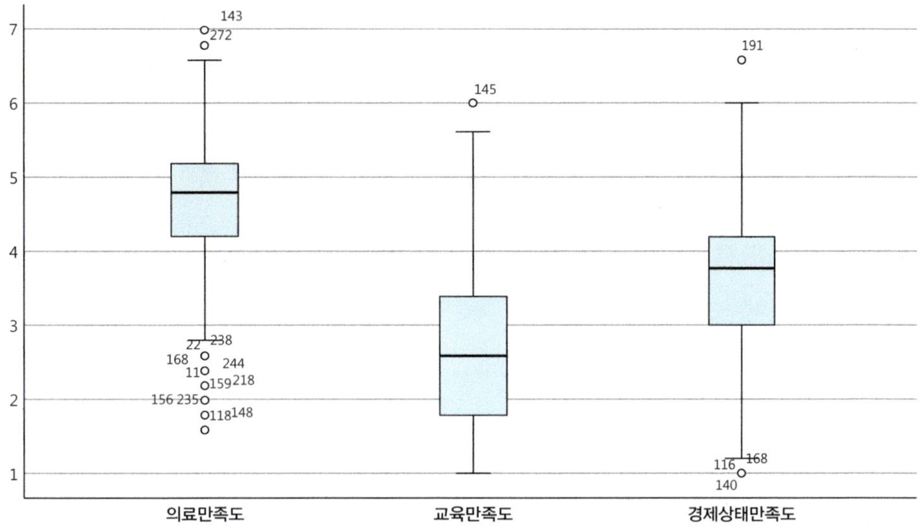

[그림 4] **의료만족도, 교육만족도, 경제상태만족도 상자그림**

b. 학력과 장애기간이 서로 연관성이 있는지 유의수준 5%에서 검정한다.

㉠ 주 메뉴에서 분석(A) → 기술통계량(E) → 교차분석(C)의 순서대로 클릭을 하면 [그림 5]와 같이 교차분석 대화상자가 나타난다.

㉡ [그림 5]에서 [그림 6]과 같이 분석할 변수 '학력'을 선택한 후 를 클릭하여 오른쪽 행(O) 상자로 이동시킨다. 그리고 변수 '장애기간'을 선택한 후 를 클릭하여 오른쪽 열(C) 상자로 이동시킨다.

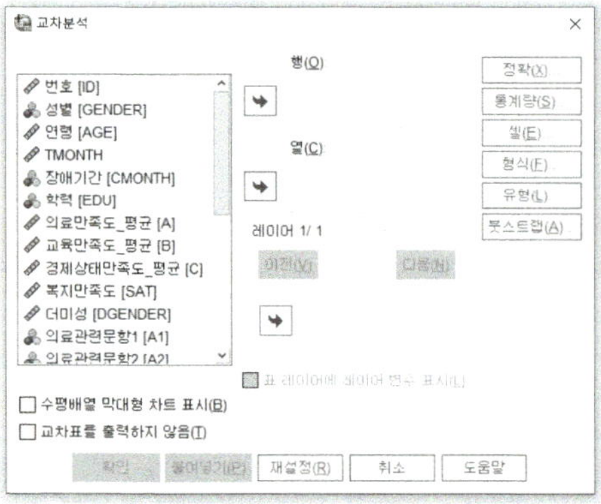

[그림 5] **교차분석 대화상자**

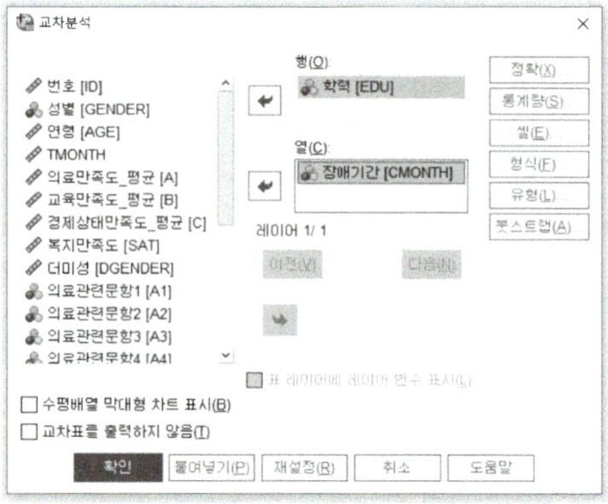

[그림 6] **행과 열에 분석할 변수 선정**

ⓒ [그림 6]에서 통계량(S)을 클릭하여 [그림 7]과 같이 카이제곱(H)을 선택하고 계속(C)을 누른다.

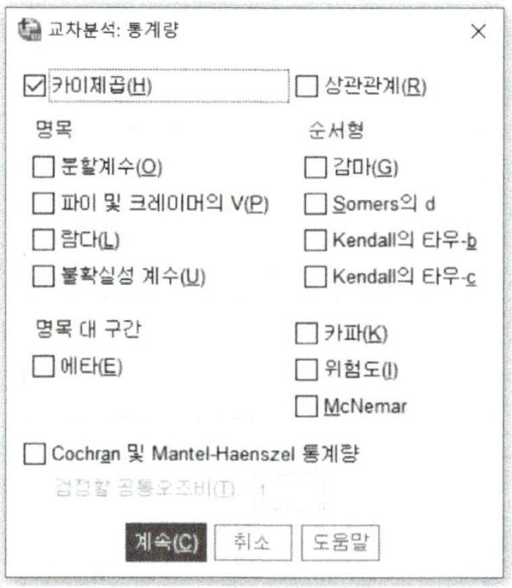

[그림 7] **교차분석: 통계량 대화상자**

ⓔ [그림 6]에서 확인을 누르면 [표 2]와 같이 교차분석의 결과가 나타난다.

[표 2] 교차분석의 결과

학력 * 장애기간 교차표

빈도

		장애기간				전체
		4년 미만	4년-7년 미만	7년-10년 미만	10년 이상	
학력	고졸 이하	23	28	43	10	104
	전문대졸	4	24	19	15	62
	대졸	5	8	25	36	74
	대학원졸	5	4	9	35	53
전체		37	64	96	96	293

카이제곱 검정

	값	자유도	유의확률 (양측검정)
Pearson 카이제곱	78.603[a]	9	.000
우도비	81.726	9	.000
선형 대 선형결합	47.518	1	.000
유효 케이스 수	293		

a. 0 셀(0.0%)은(는) 5보다 작은 기대빈도를 가지는 셀입니다. 최소 기대빈도는 6.69입니다.

ⓜ 가설을 명시하고 유의수준 5%에서 검정한 결과를 설명한다.

귀무가설 (H_0): 학력과 장애기간은 서로 연관성이 없다.

(학력과 장애기간은 서로 독립이다.)

대립가설 (H_1): 학력과 장애기간은 서로 연관성이 있다.

(학력과 장애기간은 서로 독립이 아니다.)

카이제곱 검정통계량 값이 78.603이고 $p < .001$로 유의수준 0.05보다 작기 때문에 귀무가설을 기각한다. 즉, 유의수준 5%하에서 학력과 장애기간 사이에는 연관성이 있다고 할 수 있다.

c. 학력에 따라 복지만족도에 차이가 있는지 유의수준 5%에서 검정하고 만일 유의수준 5%에서 귀무가설이 기각된다면 구체적으로 어느 학력에서 복지만족도에 차이가 있는지 Tukey의 다중비교를 이용하여 분석한다.

㉠ 주 메뉴에서 분석(A) → 평균비교(M) → 일원배치 분산분석(O)의 순서대로 클릭을 하면 [그림 8]과 같이 일원배치 분산분석 대화상자가 나타난다.

ⓛ [그림 8]에서 [그림 9]와 같이 분석할 변수 '복지만족도'를 선택한 후 ➡를 클릭하여 오른쪽의 종속변수(E) 상자로 이동시킨다. 그리고 변수 '학력'을 선정한 후 ➡를 클릭하여 오른쪽의 요인(F) 상자로 이동시킨다. 여기서 '학력'은 4개의 집단이다.

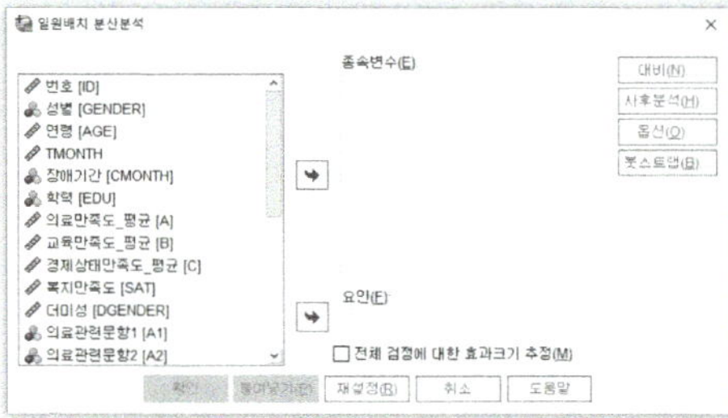

[그림 8] **일원배치 분산분석 대화상자**

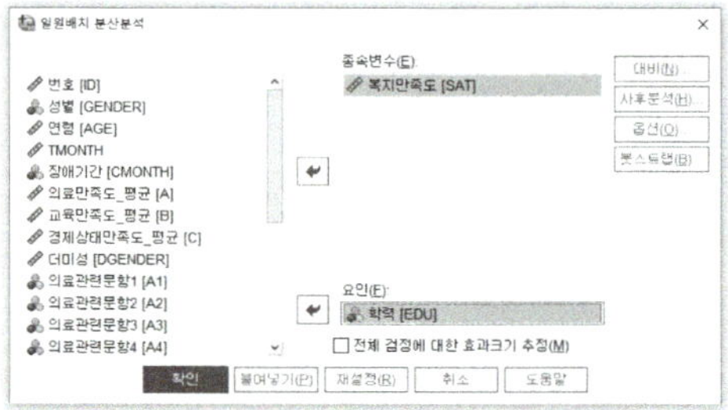

[그림 9] **분석 대상 변수 선정**

ⓒ [그림 9]에서 사후분석(H)을 클릭하면 [그림 10]과 같이 사후분석 대화상자가 나타난다. 여기서 등분산을 가정함의 Tukey 방법을 선택하고 계속(C)을 누른다.

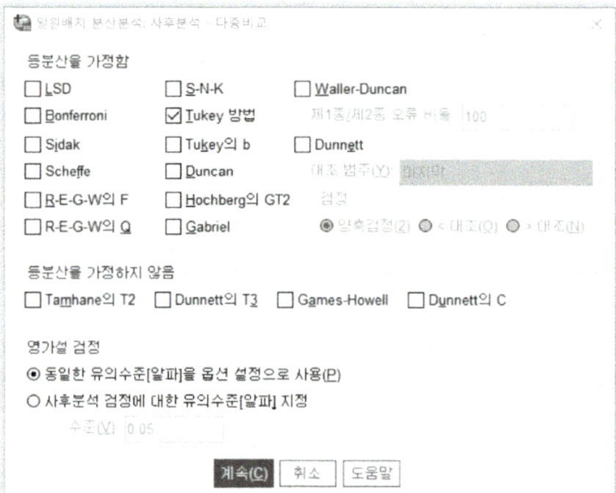

[그림 10] **사후분석 방법의 선정 대화상자**

ⓔ [그림 9]에서 확인을 누르면 [표 3]과 같이 일원배치분산분석의 결과가 나타난다.

[표 3] **일원배치 분산분석의 결과**

ANOVA

복지만족도

	제곱합	자유도	평균제곱	*F*	유의확률
집단-간	25.966	3	8.655	6.502	.000
집단-내	390.061	293	1.331		
전체	416.027	296			

다중비교

종속변수: 복지만족도
Tukey HSD

(I) 학력	(J) 학력	평균차이(I-J)	표준오차	유의확률	95% 신뢰구간	
					하한	상한
고졸이하	전문대졸	-.367	.183	.190	-.84	.11
	대졸	-.520*	.175	.017	-.97	-.07
	대학원졸	-.802*	.194	.000	-1.30	-.30
전문대졸	고졸이하	.367	.183	.190	-.11	.84
	대졸	-.154	.196	.863	-.66	.35
	대학원졸	-.436	.213	.174	-.99	.12
대졸	고졸이하	.520*	.175	.017	.07	.97
	전문대졸	.154	.196	.863	-.35	.66
	대학원졸	-.282	.206	.519	-.81	.25
대학원졸	고졸이하	.802*	.194	.000	.30	1.30
	전문대졸	.436	.213	.174	-.12	.99
	대졸	.282	.206	.519	-.25	.81

*. 평균차이는 0.05 수준에서 유의합니다.

사후검정

복지만족도

Tukey HSD[a,b]

학력	N	유의수준 = 0.05에 대한 부분집합	
		1	2
고졸이하	104	4.59	
전문대졸	64	4.95	4.95
대졸	75		5.11
대학원졸	54		5.39
유의확률		.239	.116

동질적 부분집합에 있는 집단에 대한 평균이 표시됩니다.
a. 조화평균 표본크기 70.062을(를) 사용합니다.
b. 집단 크기가 동일하지 않습니다. 집단 크기의 조화평균이 사용됩니다. I 유형 오차 수준은 보장되지 않습니다.

ⓜ 가설을 명시하고 유의수준 5%에서 검정한 결과를 설명한다.

귀무가설 (H_0): 학력에 따라 복지만족도에 차이가 없다.

대립가설 (H_1): 학력에 따라 복지만족도에 차이가 있다.

F 검정통계량 값이 6.502이고 $p < .001$로 유의수준 0.05보다 작기 때문에 귀무가설을 기각한다. 즉, 유의수준 5%하에서 학력에 따라 복지만족도에 차이가 있다고 할 수 있다. 그리고 Tukey의 다중비교를 이용한 결과, 고졸이하와 전문대졸이 동일 집단군이고 전문대졸, 대졸, 대학원졸이 동일집단군으로 구분된다.

d. 복지만족도(SAT)와 의료만족도(A), 교육만족도(B), 경제상태만족도(C) 사이의 연관성을 알아보기 위해 상관분석을 실시한다.

㉠ 주 메뉴에서 분석(A) → 상관분석(C) → 이변량 상관계수(B)의 순서대로 클릭을 하면 [그림 11]과 같이 이변량 상관계수 대화상자가 나타난다.

㉡ [그림 11]에서 [그림 12]와 같이 분석할 변수 '복지만족도(SAT), 의료만족도(A), 교육만족도(B), 경제상태만족도(C)'를 선택한 후 ➜를 클릭하여 오른쪽의 변수(V) 상자로 이동시킨다. 그리고 상관계수는 Pearson을 선택한다.

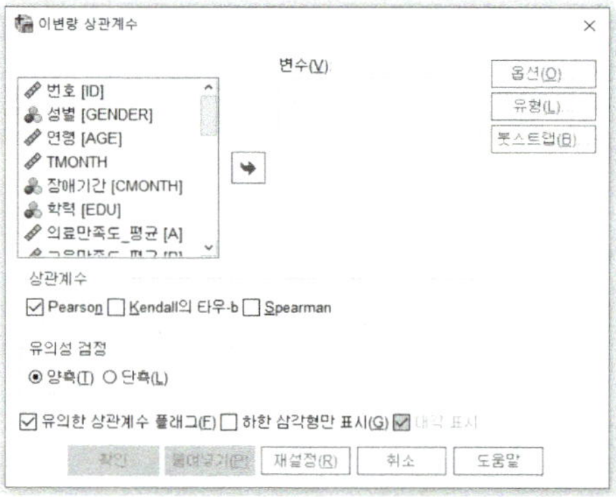

[그림 11] **이변량 상관계수 대화상자**

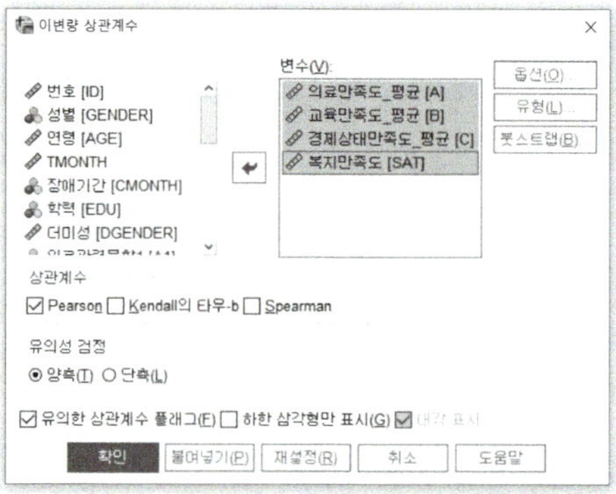

[그림 12] **분석 대상 변수 선정**

㉢ [그림 12]에서 확인을 누르면 [표 4]와 같이 이변량 상관계수의 결과가 나타난다.

[표 4] 이변량 상관계수의 결과

상관관계

		의료만족도_평균	교육만족도_평균	경제상태만족도_평균	복지만족도
의료만족도_평균	Pearson 상관	1	.307**	.390**	.557**
	유의확률 (양측)		.000	.000	.000
	N	298	290	293	295
교육만족도_평균	Pearson 상관	.307**	1	.567**	.378**
	유의확률 (양측)	.000		.000	.000
	N	290	292	287	290
경제상태만족도_평균	Pearson 상관	.390**	.567**	1	.541**
	유의확률 (양측)	.000	.000		.000
	N	293	287	295	292
복지만족도	Pearson 상관	.557**	.378**	.541**	1
	유의확률 (양측)	.000	.000	.000	
	N	295	290	292	297

**. 상관관계가 0.01 수준에서 유의합니다(양측).

㉣ 복지만족도(SAT)와 의료만족도(A), 교육만족도(B), 경제상태만족도(C) 사이의 연관성을 표로 완성한다.

	의료만족도(A)	교육만족도(B)	경제상태만족도(C)
복지만족도(SAT)	0.557	0.378	0.541

e. **의료만족도(A), 교육만족도(B), 경제상태만족도(C), 성별(GENDER), 장애기간(TMONTH)을 독립변수로 하여 복지만족도(SAT)에 어느 정도 영향을 미치는지를 알아보기 위해 회귀분석을 한다. 이때 모든 독립변수들은 서로 독립을 가정하여 다중공선성을 고려하지 않는다. 더불어 회귀계수의 유의성 검정 결과를 근거로 복지만족도에 유의한 영향을 주는 변수만을 이용하여 추정된 회귀식을 구한다.**

㉠ 회귀분석에 앞서 성별(GENDER)을 먼저 더미변수(DGENDER)로 변환해야 한다. 즉

기존 성별 변수	변환	새로운 더미성 변수
1: 남성	→	1: 남성
2: 여성	→	0: 여성

와 같이 새로운 더미성 변수로 변환하기 위해 변환(T) → 다른 변수로 코딩변경(R)의 순서대로 클릭을 하면 [그림 13]과 같이 다른 변수로 코딩변경 대화상자가 나타난다.

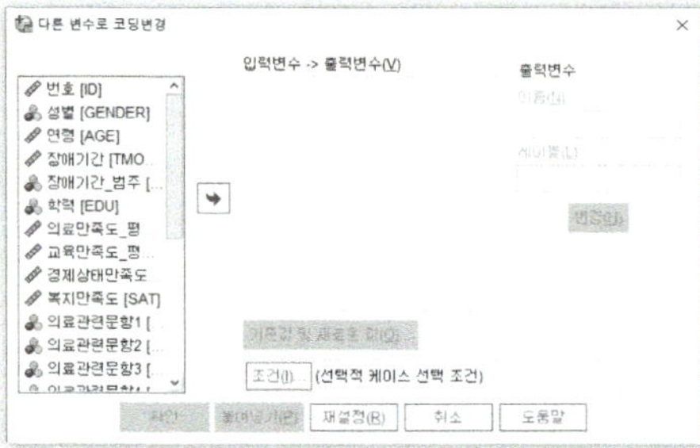

[그림 13] 다른 변수로 코딩변경 대화상자

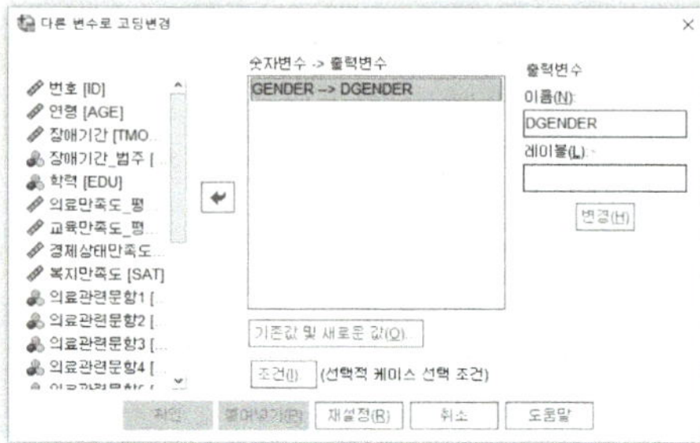

[그림 14] 출력변수 선정

㉡ [그림 13]에서 [그림 14]와 같이 GENDER를 선택한 후 ➡를 클릭하여 오른쪽의 입력변수 → 출력변수(V) 상자로 이동시킨다. 그리고 출력변수의 이름(N)에는 새롭게 코딩되는 변수의 이름인 DGENDER를 입력하고 레이블(L)에는 더미성을 입력하고 변경(H)을 클릭한 다음 기존값 및 새로운 값(O)을 클릭한다.

㉢ [그림 15]와 같이 다른 변수로 코딩변경: 기존값 및 새로운 값 대화상자에서 기존값의 값(V)에 1을 입력하고 새로운 값의 값(L)에 1을 입력한 다음 추가(A)를 누른다. 다음으로 기존값의 값(V)에 2를 입력하고 새로운 값의 값(L)에 0을 입력한 다음 추가(A)를 누른다.

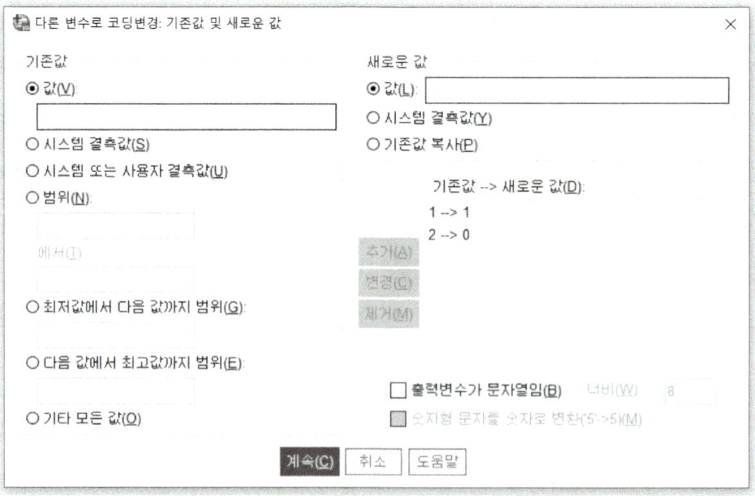

[그림 15] 기존값 및 새로운 값 대화상자

㉣ 계속(C)을 클릭하고 [그림 14]에서 확인을 누르면 [그림 16]과 같이 데이터 보기 창에 더미성인 DGENDER가 생성된 것을 확인할 수 있다.

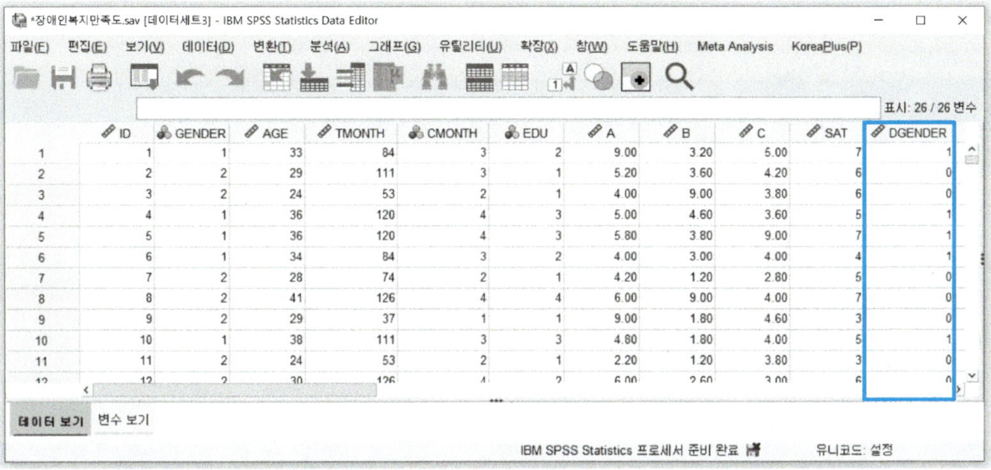

[그림 16] 더미성 추가된 데이터 보기창

㉤ 주 메뉴에서 분석(A) → 회귀분석(R) → 선형(L)의 순서대로 클릭을 하면 [그림 17]과 같이 선형 회귀 대화상자가 나타난다.

㉥ [그림 17]에서 [그림 18]과 같이 변수 '복지만족도'를 선택한 후 ➡를 클릭하여 오른쪽의 종속변수(D) 상자로 이동시킨다. 그리고 변수 '의료만족도_평균, 교육만족도_평균, 경제상태만족도_평균, 더미성, 장애기간'을 선택한 후 ➡를 클릭하여 오른쪽의 독립변수(I) 상자로 이동시킨다. 그리고 방법(M)에서 입력을 선택한다.

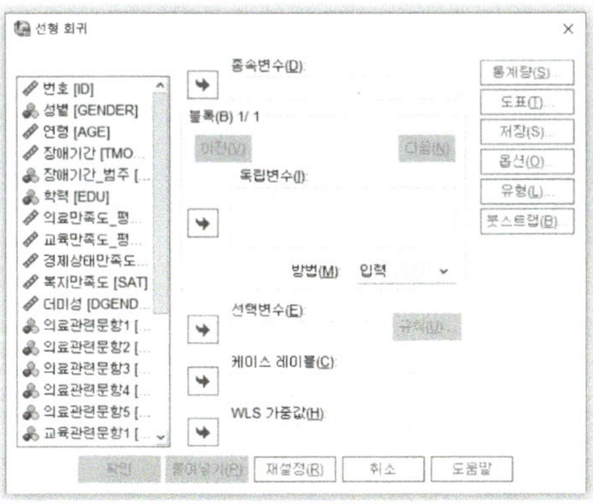

[그림 17] 선형 회귀 대화상자

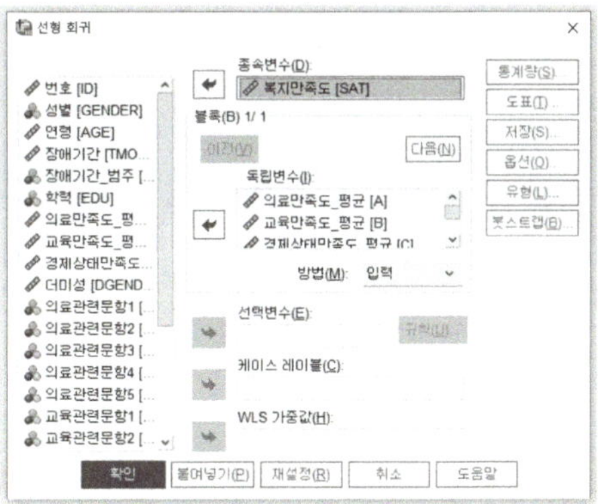

[그림 18] 분석 대상 변수 선정

ⓢ [그림 18]에서 확인을 누르면 [표 5]와 같이 회귀모형의 유의성 검정에 대한 분산분석과 회귀계수의 유의성 검정인 계수표 결과가 나타난다.

[표 5] **선형 회귀분석의 결과**

입력/제거된 변수[a]

모형	입력된 변수	제거된 변수	방법
1	의료만족도_평균 교육만족도_평균 경제상태만족도_평균 더미성 장애기간[b]	.	입력

a. 종속변수: 복지만족도
b. 요청된 모든 변수가 입력되었습니다.

모형 요약

모형	R	R 제곱	수정된 R 제곱	추정값의 표준오차
1	.656[a]	.430	.420	.881

a. 예측자: (상수), 의료만족도_평균, 교육만족도_평균, 경제상태만족도_평균, 더미성, 장애기간

ANOVA[a]

모형		제곱합	자유도	평균제곱	F	유의확률
1	회귀	155.998	5	31.200	40.178	.000[b]
	잔차	206.557	266	.777		
	전체	362.555	271			

a. 종속변수: 복지만족도
b. 예측자: (상수), 의료만족도_평균, 교육만족도_평균, 경제상태만족도_평균, 더미성, 장애기간

계수[a]

모형		비표준화 계수		표준화 계수	t	유의확률
		B	표준화 오류	베타		
1	(상수)	.944	.311		3.034	.003
	의료만족도_평균	.460	.064	.385	7.223	.000
	교육만족도_평균	.084	.067	.073	1.252	.212
	경제상태만족도_평균	.408	.073	.341	5.575	.000
	더미성	.017	.121	.007	.143	.886
	장애기간	.002	.001	.054	1.136	.257

a. 종속변수: 복지만족도

ⓞ 회귀계수의 유의성 검정 결과를 근거로 복지만족도에 유의한 영향을 주는 변수로 의료만족도와 경제상태만족도가 유의하다는 결론을 확인할 수 있었다. 따라서 의료만족도와 경제상태만족도만을 이용하여 다시 회귀분석을 실시하면 [표 6]과 같은 결과가 나타난다.

[표 6] **수정된 회귀분석의 결과**

계수[a]

모형		비표준화 계수		표준화 계수		
		B	표준화 오류	베타	t	유의확률
1	(상수)	.965	.275		3.512	.001
	의료만족도_평균	.481	.058	.403	8.358	.000
	경제상태만족도_평균	.476	.059	.389	8.065	.000

a. 종속변수: 복지만족도

ⓩ 위 표의 계수를 이용하여 추정된 회귀식을 구하면 다음과 같다.

복지만족도 = 0.965 + 0.481 × 의료만족도 + 0.476 × 경제상태만족도

부록2 분포표 및 분포표 보는 법

1. 표준정규분포표

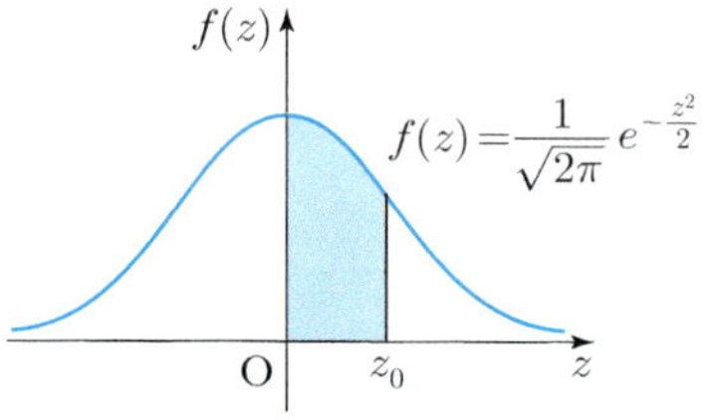

z_0	0.00	0.01	0.02	0.03	0.04	0.05	0.06	0.07	0.08	0.09
0.0	.0000	.0040	.0080	.0120	.0160	.0199	.0239	.0279	.0319	.0359
0.1	.0398	.0438	.0478	.0517	.0557	.0596	.0636	.0675	.0714	.0753
0.2	.0793	.0832	.0871	.0910	.0948	.0987	.1026	.1064	.1103	.1141
0.3	.1179	.1217	.1255	.1293	.1331	.1368	.1406	.1443	.1480	.1517
0.4	.1554	.1591	.1628	.1664	.1700	.1736	.1772	.1808	.1844	.1879
0.5	.1915	.1950	.1985	.2019	.2054	.2088	.2123	.2157	.2190	.2224
0.6	.2257	.2291	.2324	.2357	.2389	.2422	.2454	.2486	.2517	.2549
0.7	.2580	.2611	.2642	.2673	.2704	.2734	.2764	.2794	.2823	.2852
0.8	.2881	.2910	.2939	.2967	.2995	.3023	.3051	.3078	.3106	.3133
0.9	.3159	.3186	.3212	.3238	.3264	.3289	.3315	.3340	.3365	.3389
1.0	.3413	.3438	.3461	.3485	.3508	.3531	.3554	.3577	.3599	.3621
1.1	.3643	.3665	.3686	.3708	.3729	.3749	.3770	.3790	.3810	.3830
1.2	.3849	.3869	.3888	.3907	.3925	.3944	.3962	.3980	.3997	.4015
1.3	.4032	.4049	.4066	.4082	.4099	.4115	.4131	.4147	.4162	.4177
1.4	.4192	.4207	.4222	.4236	.4251	.4265	.4279	.4292	.4306	.4319
1.5	.4332	.4345	.4357	.4370	.4382	.4394	.4406	.4418	.4429	.4441
1.6	.4452	.4463	.4474	.4484	.4495	.4505	.4515	.4525	.4535	.4545
1.7	.4554	.4564	.4573	.4582	.4591	.4599	.4608	.4616	.4625	.4633
1.8	.4641	.4649	.4656	.4664	.4671	.4678	.4686	.4693	.4699	.4706
1.9	.4713	.4719	.4726	.4732	.4738	.4744	.4750	.4756	.4761	.4767
2.0	.4772	.4778	.4783	.4788	.4793	.4798	.4803	.4808	.4812	.4817
2.1	.4821	.4826	.4830	.4834	.4838	.4842	.4846	.4850	.4854	.4857
2.2	.4861	.4864	.4868	.4871	.4875	.4878	.4881	.4884	.4887	.4890
2.3	.4893	.4896	.4898	.4901	.4904	.4906	.4909	.4911	.4913	.4916
2.4	.4918	.4920	.4922	.4925	.4927	.4929	.4931	.4932	.4934	.4936
2.5	.4938	.4940	.4941	.4943	.4945	.4946	.4948	.4949	.4951	.4952
2.6	.4953	.4955	.4956	.4957	.4959	.4960	.4961	.4962	.4963	.4964
2.7	.4965	.4966	.4967	.4968	.4969	.4970	.4971	.4972	.4973	.4974
2.8	.4974	.4975	.4976	.4977	.4977	.4978	.4979	.4979	.4980	.4981
2.9	.4981	.4982	.4982	.4983	.4984	.4984	.4985	.4985	.4986	.4986
3.0	.4987	.4987	.4987	.4988	.4988	.4989	.4989	.4989	.4990	.4990
3.1	.4990	.4991	.4991	.4991	.4992	.4992	.4992	.4992	.4993	.4993
3.2	.4993	.4993	.4994	.4994	.4994	.4994	.4994	.4995	.4995	.4995
3.3	.4995	.4995	.4995	.4996	.4996	.4996	.4996	.4996	.4996	.4997

[예] 20대 흡연자가 하루에 피우는 담배는 평균이 15개비, 분산이 4인 것으로 알려져 있다. 이에 A연구자가 20대 100명의 흡연자를 대상으로 하루에 피우는 개비의 개수를 조사한 결과, 평균이 $\overline{X}=15.43$이었다. 20대 흡연자가 하루에 피우는 담배가 평균 15개비보다 많다고 할 수 있는지 p-값을 구하여 검정하시오.

[풀이] 모분산이 $\sigma^2=4$로 알려져 있으므로 모평균의 정규분포 Z-검정을 한다.

① 가설 설정하기

$H_0: \mu=15$

$H_1: \mu>15$

② 검정통계량과 분포 정하기

검정통계량은 $Z=\dfrac{\overline{X}-\mu}{\sigma/\sqrt{n}}$ 이고, Z는 표준정규분포 $N(0,\ 1)$에 근사한다.

③ 검정통계량의 관측값과 p-값 구하기

$Z=\dfrac{\overline{X}-\mu}{\sigma/\sqrt{n}}=\dfrac{15.43-15}{2/\sqrt{100}}=2.15$이고, p-값을 표준정규분포표에서 구하면

z	0.00	0.01	0.02	0.03	0.04	0.05
0.0	.0000	.0040	.0080	.0120	.0160	.0199
0.1	.0398	.0438	.0478	.0517	.0557	.0596
0.2	.0793	.0832	.0871	.0910	.0948	.0987
0.3	.1179	.1217	.1255	.1293	.1331	.1368
0.4	.1554	.1591	.1628	.1664	.1700	.1736
⋮						
1.5	.4332	.4345	.4357	.4370	.4382	.4394
1.6	.4452	.4463	.4474	.4484	.4495	.4505
1.7	.4554	.4564	.4573	.4582	.4591	.4599
1.8	.4641	.4649	.4656	.4664	.4671	.4678
1.9	.4713	.4719	.4726	.4732	.4738	.4744
2.0	.4772	.4778	.4783	.4788	.4793	.4798
2.1	.4821	.4826	.4830	.4834	.4838	.4824
2.2	.4861	.4864	.4868	.4871	.4875	.4878
2.3	.4893	.4896	.4898	.4901	.4904	.4906
2.4	.4918	.4920	.4922	.4925	.4927	.4929

즉, p-값$=0.5-0.4824=0.0176$이다.

④ **유의수준과 비교하여 기각 유무 선택하기**

유의확률 p-값이 $0.01 < 0.0176 < 0.05$이므로 유의수준 $\alpha = 0.05$에서 기각하나 유의수준 $\alpha = 0.01$에서 기각하지 않는다.

⑤ **결론 내리기**

유의수준 $\alpha = 0.05$에서 20대 흡연자가 하루에 피우는 담배가 평균 15개비보다 많다고 할 수 있다.

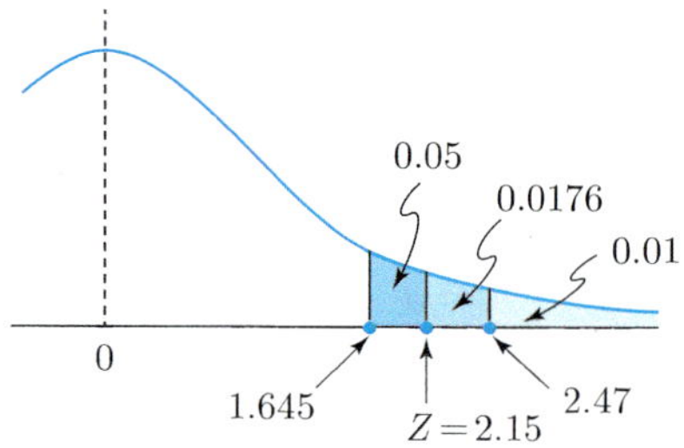

2. 스튜던트 t 분포

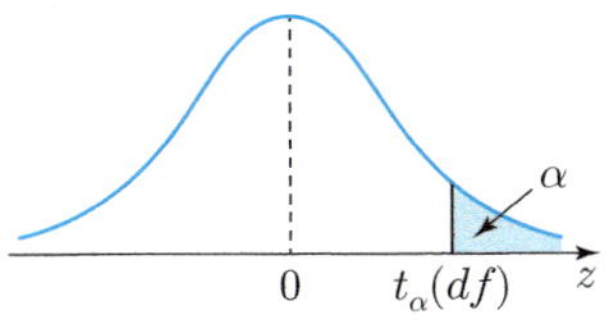

df \ α	0.10	0.05	0.025	0.01	0.005
1	3.078	6.314	12.71	31.82	63.66
2	1.886	2.920	4.303	6.965	9.925
3	1.638	2.353	3.182	4.541	5.841
4	1.533	2.132	2.776	3.747	4.604
5	1.476	2.015	2.571	3.365	4.032
6	1.440	1.943	2.447	3.143	3.707
7	1.415	1.895	2.365	2.998	3.499
8	1.397	1.860	2.306	2.896	3.355
9	1.383	1.833	2.262	2.821	3.250
10	1.372	1.812	2.228	2.764	3.169
11	1.363	1.796	2.201	2.718	3.106
12	1.356	1.782	2.179	2.681	3.055
13	1.350	1.771	2.160	2.650	3.012
14	1.345	1.761	2.145	2.624	2.977
15	1.341	1.753	2.131	2.602	2.947
16	1.337	1.746	2.120	2.583	2.921
17	1.333	1.740	2.110	2.567	2.898
18	1.330	1.734	2.101	2.552	2.878
19	1.328	1.729	2.093	2.539	2.861
20	1.325	1.725	2.086	2.528	2.845
21	1.323	1.721	2.080	2.518	2.831
22	1.321	1.717	2.074	2.508	2.819
23	1.319	1.714	2.069	2.500	2.807
24	1.318	1.711	2.064	2.492	2.797
25	1.316	1.708	2.060	2.485	2.787
26	1.315	1.706	2.056	2.479	2.779
27	1.314	1.703	2.052	2.473	2.771
28	1.313	1.701	2.048	2.467	2.763
29	1.311	1.699	2.045	2.462	2.756
30	1.310	1.697	2.042	2.457	2.750
40	1.303	1.684	2.021	2.423	2.704
50	1.299	1.676	2.009	2.403	2.678
60	1.296	1.671	2.000	2.390	2.660
80	1.292	1.664	1.990	2.374	2.639
100	1.290	1.660	1.984	2.364	2.626
1,000	1.282	1.646	1.962	2.330	2.581
∞	1.282	1.645	1.960	2.326	2.576

[예] A지역의 10대 중에 아주 희귀한 알레르기 반응을 보인다는 제보가 들어왔다. A지역 보건 담당자가 이 희귀한 알레르기 반응을 보인다는 10대 4명을 어렵게 확인하고 보건소에서 시행하는 일반 알레르기 반응검사(단위: Ige)를 한 결과 수치적으로 평균 2, 표준편차 1이 확인되었다. 일반 알레르기 반응검사의 평균이 4일 때, 이 지역 10대가 아주 희귀한 알레르기 반응을 보일 p-값을 구하여 검정하시오.

[풀이] 모분산이 알려져 있지 않고 표본의 개수가 30 미만이므로 모평균의 t-검정을 한다.

① **가설 설정하기**

$\mathrm{H}_0 : \mu = 4$

$\mathrm{H}_1 : \mu \neq 4$

② **검정통계량과 분포 정하기**

검정통계량은 $t = \dfrac{\overline{X} - \mu}{S/\sqrt{n}}$ 이고, T는 자유도가 3인 t-분포 $t(3)$에 근사한다.

③ **검정통계량의 관측값 구하여 t분포표에서 확인하기**

$t = \dfrac{\overline{X} - \mu}{S/\sqrt{n}} = \dfrac{2-4}{1/\sqrt{4}} = -4$이고, t분포표에서 확인하면

df \ α	0.10	0.05	0.025		0.01	0.005
1	3.078	6.314	12.71		31.82	63.66
2	1.886	2.920	4.303		6.965	9.925
3	1.638	2.353	3.182	4	4.541	5.841
4	1.533	2.132	2.776		3.747	4.604
5	1.476	2.015	2.571		3.365	4.032

t값이 $-4.541 < -4 < -3.182$이다.

④ **유의수준과 비교하여 기각 유무 선택하기**

확률값이 $0.01 < p$-값 < 0.025이고 양측검정이므로 유의수준 $\alpha = 0.05$에서는 기각하나 유의수준 $\alpha = 0.02$ 또는 $\alpha = 0.01$에서는 기각하지 않는다.

⑤ **결론 내리기**

유의수준 $\alpha = 0.05$에서 A지역의 10대에게 보이는 아주 희귀한 알레르기 반응 결과가 평균 4라고 할 수 없다.

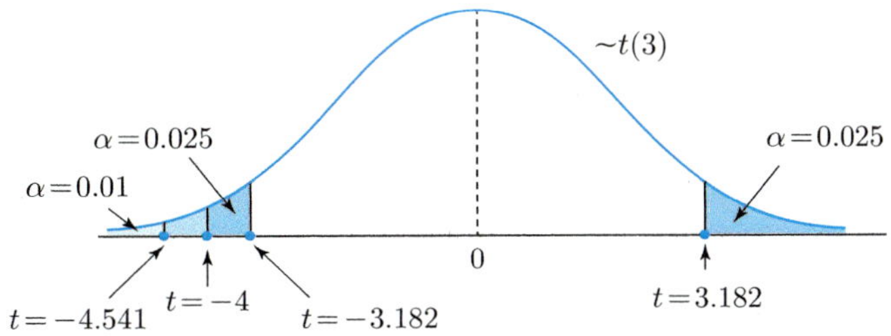

~t(3)
α=0.025
α=0.01
α=0.025
0
t=−4.541
t=−4
t=−3.182
t=3.182

3. 카이제곱분포

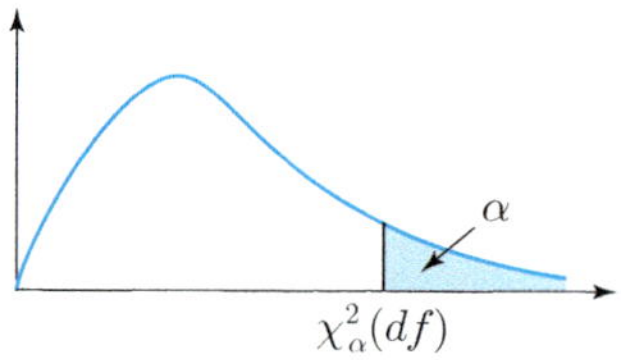

df \ α	0.995	0.990	0.975	0.950	0.900	0.100	0.050	0.025	0.010	0.005
1	0.00	0.00	0.00	0.00	0.02	2.71	3.84	5.02	6.63	7.88
2	0.01	0.02	0.05	0.10	0.21	4.61	5.99	7.38	9.21	10.60
3	0.07	0.11	0.22	0.35	0.58	6.25	7.81	9.35	11.34	12.84
4	0.21	0.30	0.48	0.71	1.06	7.78	9.49	11.14	13.28	14.86
5	0.41	0.55	0.83	1.15	1.61	9.24	11.07	12.83	15.09	16.75
6	0.68	0.87	1.24	1.64	2.20	10.64	12.59	14.45	16.81	18.55
7	0.99	1.24	1.69	2.17	2.83	12.02	14.07	16.01	18.48	20.28
8	1.34	1.65	2.18	2.73	3.49	13.36	15.51	17.53	20.09	21.95
9	1.73	2.09	2.70	3.33	4.17	14.68	16.92	19.02	21.67	23.59
10	2.16	2.56	3.25	3.94	4.87	15.99	18.31	20.48	23.21	25.19
11	2.60	3.05	3.82	4.57	5.58	17.28	19.68	21.92	24.72	26.76
12	3.07	3.57	4.40	5.23	6.30	18.55	21.03	23.34	26.22	28.30
13	3.57	4.11	5.01	5.89	7.04	19.81	22.36	24.74	27.69	29.82
14	4.07	4.66	5.63	6.57	7.79	2.106	23.68	26.12	29.14	31.32
15	4.60	5.23	6.26	7.26	8.55	22.31	25.00	27.49	30.58	32.80
16	5.14	5.81	6.91	7.96	9.31	23.54	26.30	28.85	32.00	34.27
17	5.70	6.41	7.56	8.67	10.09	24.77	27.59	30.19	33.41	35.72
18	6.26	7.01	8.23	9.39	10.86	25.99	28.87	31.53	34.81	37.16
19	6.84	7.63	8.91	10.12	11.65	27.20	30.14	32.85	36.19	38.58
20	7.43	8.26	9.59	10.85	12.44	28.41	31.41	34.17	37.57	40.00
21	8.03	8.90	10.28	11.59	13.24	29.62	32.67	35.48	38.93	41.40
22	8.64	9.54	10.98	12.34	14.04	30.81	33.92	36.78	40.29	42.80
23	9.26	10.20	11.69	13.09	14.85	32.01	35.17	38.08	41.64	44.18
24	9.89	10.86	12.40	13.85	15.66	33.20	36.42	39.36	42.98	45.56
25	10.52	11.52	13.12	14.61	16.47	34.38	37.65	40.65	44.31	46.93
26	11.16	12.20	13.84	15.38	17.29	35.56	38.89	41.92	45.64	48.29
27	11.81	12.88	14.57	16.15	18.11	36.74	40.11	43.19	46.96	49.64
28	12.46	13.56	15.31	16.93	18.94	37.92	41.34	44.46	48.28	50.99
29	13.12	14.26	16.05	17.71	19.77	39.09	42.56	45.72	49.59	52.34
30	13.79	14.95	16.79	18.49	20.60	40.26	43.77	46.98	50.89	53.67
40	20.71	22.16	24.43	26.51	29.05	51.81	55.76	59.34	63.69	66.77
50	27.99	29.71	32.36	34.76	37.69	63.17	67.50	71.42	76.15	79.49
60	35.53	37.48	40.48	43.19	46.46	74.40	79.08	83.30	88.38	91.95
80	51.17	53.54	57.15	60.39	64.28	96.58	101.9	106.6	112.3	116.3
100	67.33	70.06	74.22	77.93	82.36	118.5	124.3	129.6	135.8	140.2

[예] W대학병원에서는 암의 치료방법을 크게 4가지(A, B, C, D 방법)로 분류하였다. 치료방법과 암의 재발 유무 사이에 연관성이 있는지 유의수준 0.05에서 검정하시오.

치료방법 \ 재발유무	재발함	재발하지 않음	합계
A방법	294	921	1215
B방법	98	2862	2960
C방법	50	3064	3114
D방법	203	2652	2855
합계	645	9499	10144

[풀이] 질적변수의 독립성을 검정하는 방법은 분산분석이므로 χ^2검정을 한다.

① **가설 설정하기**

H_0 : 치료방법과 재발유무는 독립이다.

H_1 : 치료방법과 재발유무는 독립이 아니다.

② **기대도수 E_i를 구한다.**

치료방법 \ 재발유무	재발함	재발하지 않음	합계
A방법	294 (77.26)	921 (1137.74)	1215
B방법	98 (188.21)	2862 (2771.79)	2960
C방법	50 (198.00)	3064 (2916.00)	3114
D방법	203 (181.53)	2652 (2673.47)	2855
합계	645	9499	10144

③ **검정통계량과 분포 정하기**

검정통계량은 $\chi^2 = \sum_{i=1}^{k} \frac{(O_i - E_i)^2}{E_i}$ 이고, $\chi^2(3)$에 근사한다.

④ **기각역 구하기**

유의수준 0.05에서 자유도가 3인 카이제곱분포의 임계값은 $\chi^2_{0.05}(3) = 7.81$이고, 기각역은 $\chi^2 > 7.81$이다.

df \ α	0.995	0.990	0.975	0.950	0.900	0.100	0.050	0.025
1	0.00	0.00	0.00	0.00	0.02	2.71	3.84	5.02
2	0.01	0.02	0.05	0.10	0.21	4.61	5.99	7.38
3	0.07	0.11	0.22	0.35	0.58	6.25	7.81	9.35
4	0.21	0.30	0.48	0.71	1.06	7.78	9.49	11.14
5	0.41	0.55	0.83	1.15	1.61	9.24	11.07	12.83

⑤ **검정통계량의 관측값 구하고 기각 유무 선택하기**

$$\chi^2 = \sum_{i=1}^{k} \frac{(O_i - E_i)^2}{E_i} = \frac{(294-77.26)^2}{77.26} + \cdots + \frac{(2652-2673.47)^2}{2673.47} \fallingdotseq 816$$

이고, 7.81보다 커 기각역에 포함되므로 영가설을 기각한다.

⑥ **결론 내리기**

유의수준 $\alpha = 0.05$에서 치료방법과 재발 유무는 독립이라고 할 수 없다.

4. F-분포표

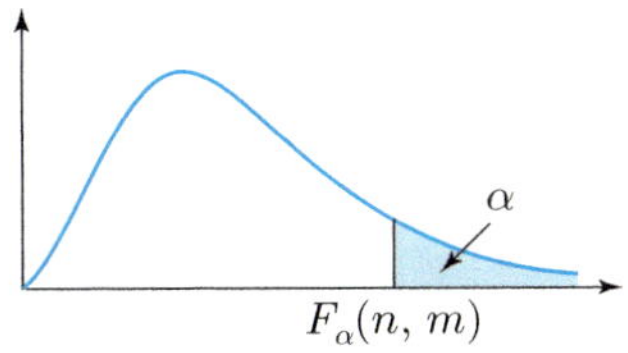

$\alpha = 0.1$

분모의 자유도(m)	분자의 자유도(n)																			
	1	2	3	4	5	6	7	8	9	10	11	12	15	20	24	30	40	60	120	∞
1	39.86	49.50	53.59	55.83	57.24	58.20	58.91	59.44	59.86	60.19	60.47	60.71	61.22	61.74	62.00	62.26	62.53	62.79	63.06	63.33
2	8.53	9.00	9.16	9.24	9.29	9.33	9.35	9.37	9.38	9.39	9.40	9.41	9.42	9.44	9.45	9.46	9.47	9.47	9.48	9.49
3	5.54	5.46	5.39	5.34	5.31	5.28	5.27	5.25	5.24	5.23	5.22	5.22	5.20	5.18	5.18	5.17	5.16	5.15	5.14	5.13
4	4.54	4.32	4.19	4.11	4.05	4.01	3.98	3.95	3.94	3.92	3.91	3.90	3.87	3.84	3.83	3.82	3.80	3.79	3.78	3.76
5	4.06	3.78	3.62	3.52	3.45	3.40	3.37	3.34	3.32	3.30	3.28	3.27	3.24	3.21	3.19	3.17	3.16	3.14	3.12	3.10
6	3.78	3.46	3.29	3.18	3.11	3.05	3.01	2.98	2.96	2.94	2.92	2.90	2.87	2.84	2.82	2.80	2.78	2.76	2.74	2.72
7	3.59	3.26	3.07	2.96	2.88	2.83	2.78	2.75	2.72	2.70	2.68	2.67	2.63	2.59	2.58	2.56	2.54	2.51	2.49	2.47
8	3.46	3.11	2.92	2.81	2.73	2.67	2.62	2.59	2.56	2.54	2.52	2.50	2.46	2.42	2.40	2.38	2.36	2.34	2.32	2.29
9	3.36	3.01	2.81	2.69	2.61	2.55	2.51	2.47	2.44	2.42	2.40	2.38	2.34	2.30	2.28	2.25	2.23	2.21	2.18	2.16
10	3.29	2.92	2.73	2.61	2.52	2.46	2.41	2.38	2.35	2.32	2.30	2.28	2.24	2.20	2.18	2.16	2.13	2.11	2.08	2.06
11	3.23	2.86	2.66	2.54	2.45	2.39	2.34	2.30	2.27	2.25	2.23	2.21	2.17	2.12	2.10	2.08	2.05	2.03	2.00	1.97
12	3.18	2.81	2.61	2.48	2.39	2.33	2.28	2.24	2.21	2.19	2.17	2.15	2.10	2.06	2.04	2.01	1.99	1.96	1.93	1.90
13	3.14	2.76	2.56	2.43	2.35	2.28	2.23	2.20	2.16	2.14	2.12	2.10	2.05	2.01	1.98	1.96	1.93	1.90	1.88	1.85
14	3.10	2.73	2.52	2.39	2.31	2.24	2.19	2.15	2.12	2.10	2.07	2.05	2.01	1.96	1.94	1.91	1.89	1.86	1.83	1.80
15	3.07	2.70	2.49	2.36	2.27	2.21	2.16	2.12	2.09	2.06	2.04	2.02	1.97	1.92	1.90	1.87	1.85	1.82	1.79	1.76
20	2.97	2.59	2.38	2.25	2.16	2.09	2.04	2.00	1.96	1.94	1.91	1.89	1.84	1.79	1.77	1.74	1.71	1.68	1.64	1.61
30	2.88	2.49	2.28	2.14	2.05	1.98	1.93	1.88	1.85	1.82	1.79	1.77	1.72	1.67	1.64	1.61	1.57	1.54	1.50	1.46
40	2.84	2.44	2.23	2.09	2.00	1.93	1.87	1.83	1.79	1.76	1.74	1.71	1.66	1.61	1.57	1.54	1.51	1.47	1.42	1.38
60	2.79	2.39	2.18	2.04	1.95	1.87	1.82	1.77	1.74	1.71	1.68	1.66	1.60	1.54	1.51	1.48	1.44	1.40	1.35	1.29
120	2.75	2.35	2.13	1.99	1.90	1.82	1.77	1.72	1.68	1.65	1.63	1.60	1.55	1.48	1.45	1.41	1.37	1.32	1.26	1.19
∞	2.71	2.30	2.08	1.94	1.85	1.77	1.72	1.67	1.63	1.60	1.57	1.55	1.49	1.42	1.38	1.34	1.30	1.24	1.17	1.00

$\alpha = 0.05$

분모의 자유도(m)	분자의 자유도(n)																			
	1	2	3	4	5	6	7	8	9	10	11	12	15	20	24	30	40	60	120	∞
1	161.5	199.5	215.7	224.6	230.2	234.0	236.8	238.9	240.5	241.9	243.0	243.9	244.7	245.4	249.1	250.1	251.1	252.2	253.3	254.3
2	18.51	19.00	19.16	19.25	19.30	19.33	19.35	19.37	19.38	19.40	19.40	19.41	19.43	19.45	19.45	19.46	19.47	19.48	19.49	19.50
3	10.13	9.55	9.28	9.12	9.01	8.94	8.89	8.85	8.81	8.79	8.76	8.74	8.70	8.66	8.64	8.62	8.59	8.57	8.55	8.53
4	7.71	6.94	6.59	6.39	6.26	6.16	6.09	6.04	6.00	5.96	5.94	5.91	5.86	5.80	5.77	5.75	5.72	5.69	5.66	5.63
5	6.61	5.79	5.41	5.19	5.05	4.95	4.88	4.82	4.77	4.74	4.70	4.68	4.62	4.56	4.53	4.50	4.46	4.43	4.40	4.36
6	5.99	5.14	4.76	4.53	4.39	4.28	4.21	4.15	4.10	4.06	4.03	4.00	3.94	3.87	3.84	3.81	3.77	3.74	3.70	3.67
7	5.59	4.74	4.35	4.12	3.97	3.87	3.79	3.73	3.68	3.64	3.60	3.57	3.51	3.44	3.41	3.38	3.34	3.30	3.27	3.23
8	5.32	4.46	4.07	3.84	3.69	3.58	3.50	3.44	3.39	3.35	3.31	3.28	3.22	3.15	3.12	3.08	3.04	3.01	2.97	2.93
9	5.12	4.26	3.86	3.63	3.48	3.37	3.29	3.23	3.18	3.14	3.10	3.07	3.01	2.94	2.90	2.86	2.83	2.79	2.75	2.71
10	4.96	4.10	3.71	3.48	3.33	3.22	3.14	3.07	3.02	2.98	2.94	2.91	2.85	2.77	2.74	2.70	2.66	2.62	2.58	2.54
11	4.84	3.98	3.59	3.36	3.20	3.09	3.01	2.95	2.90	2.85	2.82	2.79	2.72	2.65	2.61	2.57	2.53	2.49	2.45	2.40
12	4.75	3.89	3.49	3.26	3.11	3.00	2.91	2.85	2.80	2.75	2.72	2.69	2.62	2.54	2.51	2.47	2.43	2.38	2.34	2.30
13	4.67	3.81	3.41	3.18	3.03	2.92	2.83	2.77	2.71	2.67	2.63	2.60	2.53	2.46	2.42	2.38	2.34	2.30	2.25	2.21
14	4.60	3.74	3.34	3.11	2.96	2.85	2.76	2.70	2.65	2.60	2.57	2.53	2.46	2.39	2.35	2.31	2.27	2.22	2.18	2.13
15	4.54	3.68	3.29	3.06	2.90	2.79	2.71	2.64	2.59	2.54	2.51	2.48	2.40	2.33	2.29	2.25	2.20	2.16	2.11	2.07
20	4.35	3.49	3.10	2.87	2.71	2.60	2.51	2.45	2.39	2.35	2.31	2.28	2.20	2.12	2.08	2.04	1.99	1.95	1.90	1.84
30	4.17	3.32	2.92	2.69	2.53	2.42	2.33	2.27	2.21	2.16	2.13	2.09	2.01	1.93	1.89	1.84	1.79	1.74	1.68	1.62
40	4.08	3.23	2.84	2.61	2.45	2.34	2.25	2.18	2.12	2.08	2.04	2.00	1.92	1.84	1.79	1.74	1.69	1.64	1.58	1.51
60	4.00	3.15	2.76	2.53	2.37	2.25	2.17	2.10	2.04	1.99	1.95	1.92	1.84	1.75	1.70	1.65	1.59	1.53	1.47	1.39
120	3.92	3.07	2.68	2.45	2.29	2.18	2.09	2.02	1.96	1.91	1.87	1.83	1.75	1.66	1.61	1.55	1.50	1.43	1.35	1.25
∞	3.84	3.00	2.60	2.37	2.21	2.10	2.01	1.94	1.88	1.83	1.79	1.75	1.67	1.57	1.52	1.46	1.40	1.32	1.23	1.00

F-분포표 (계속)

$\alpha = 0.025$

분모의 자유도(m)	분자의 자유도(n)																			
	1	2	3	4	5	6	7	8	9	10	11	12	15	20	24	30	40	60	120	∞
1	647.8	799.5	864.2	899.6	921.9	937.1	948.2	956.7	963.3	968.6	973.0	976.7	984.9	993.1	997.3	1001	1006	1010	1014	1018
2	38.51	39.00	39.17	39.25	39.30	39.33	39.36	39.37	39.39	39.40	39.41	39.41	39.43	39.45	39.46	39.46	39.47	39.48	39.49	39.50
3	17.44	16.04	15.44	15.10	14.88	14.73	14.62	14.54	14.47	14.42	14.37	14.34	14.25	14.17	14.12	14.08	14.04	13.99	13.95	13.90
4	12.22	10.65	9.98	9.60	9.36	9.20	9.07	8.98	8.90	8.84	8.79	8.75	8.66	8.56	8.51	8.46	8.41	8.36	8.31	8.26
5	10.01	8.43	7.76	7.39	7.15	6.98	6.85	6.76	6.68	6.62	6.57	6.52	6.43	6.33	6.28	6.23	6.18	6.12	6.07	6.02
6	8.81	7.26	6.60	6.23	5.99	5.82	5.70	5.60	5.52	5.46	5.41	5.37	5.27	5.17	5.12	5.07	5.01	4.96	4.90	4.85
7	8.07	6.54	5.89	5.52	5.29	5.12	4.99	4.90	4.82	4.76	4.71	4.67	4.57	4.47	4.41	4.36	4.31	4.25	4.20	4.14
8	7.57	6.06	5.42	5.05	4.82	4.65	4.53	4.43	4.36	4.30	4.24	4.20	4.10	4.00	3.95	3.89	3.84	3.78	3.73	3.67
9	7.21	5.71	5.08	4.72	4.48	4.32	4.20	4.10	4.03	3.96	3.91	3.87	3.77	3.67	3.61	3.56	3.51	3.45	3.39	3.33
10	6.94	5.46	4.83	4.47	4.24	4.07	3.95	3.85	3.78	3.72	3.66	3.62	3.52	3.42	3.37	3.31	3.26	3.20	3.14	3.08
11	6.72	5.26	4.63	4.28	4.04	3.88	3.76	3.66	3.59	3.53	3.47	3.43	3.33	3.23	3.17	3.12	3.06	3.00	2.94	2.88
12	6.55	5.10	4.47	4.12	3.89	3.73	3.61	3.51	3.44	3.37	3.32	3.28	3.18	3.07	3.02	2.96	2.91	2.85	2.79	2.72
13	6.41	4.97	4.35	4.00	3.77	3.60	3.48	3.39	3.31	3.25	3.20	3.15	3.05	2.95	2.89	2.84	2.78	2.72	2.66	2.60
14	6.30	4.86	4.24	3.89	3.66	3.50	3.38	3.29	3.21	3.15	3.09	3.05	2.95	2.84	2.79	2.73	2.67	2.61	2.55	2.49
15	6.20	4.77	4.15	3.80	3.58	3.41	3.29	3.20	3.12	3.06	3.01	2.96	2.86	2.76	2.70	2.64	2.59	2.52	2.46	2.40
20	5.87	4.46	3.86	3.51	3.29	3.13	3.01	2.91	2.84	2.77	2.72	2.68	2.57	2.46	2.41	2.35	2.29	2.22	2.16	2.09
30	5.57	4.18	3.59	3.25	3.03	2.87	2.75	2.65	2.57	2.51	2.46	2.41	2.31	2.20	2.14	2.07	2.01	1.94	1.87	1.79
40	5.42	4.05	3.46	3.13	2.90	2.74	2.62	2.53	2.45	2.39	2.33	2.29	2.18	2.07	2.01	1.94	1.88	1.80	1.72	1.64
60	5.29	3.93	3.34	3.01	2.79	2.63	2.51	2.41	2.33	2.27	2.22	2.17	2.06	1.94	1.88	1.82	1.74	1.67	1.58	1.48
120	5.15	3.80	3.23	2.89	2.67	2.52	2.39	2.30	2.22	2.16	2.10	2.05	1.94	1.82	1.76	1.69	1.61	1.53	1.43	1.31
∞	5.02	3.69	3.12	2.79	2.57	2.41	2.29	2.19	2.11	2.05	2.00	1.94	1.83	1.71	1.64	1.57	1.48	1.39	1.27	1.00

$\alpha = 0.01$

분모의 자유도(m)	분자의 자유도(n)																			
	1	2	3	4	5	6	7	8	9	10	11	12	15	20	24	30	40	60	120	∞
1	4052	5000	5403	5625	5764	5859	5928	5981	6022	6056	6083	6106	6157	6209	6235	6261	6287	6313	6339	6366
2	98.50	99.00	99.17	99.25	99.30	99.33	99.36	99.37	99.39	99.40	99.41	99.42	99.43	99.45	99.46	99.47	99.47	99.48	99.49	99.50
3	34.12	30.82	29.46	28.71	28.24	27.91	27.67	27.49	27.35	27.23	27.13	27.05	26.87	26.69	26.60	26.50	26.41	26.32	26.22	26.13
4	21.20	18.00	16.69	15.98	15.52	15.21	14.98	14.80	14.66	14.55	14.45	14.37	14.20	14.02	13.93	13.84	13.75	13.65	13.56	13.46
5	16.26	13.27	12.06	11.39	10.97	10.67	10.46	10.29	10.16	10.05	9.96	9.89	9.72	9.55	9.47	9.38	9.29	9.20	9.11	9.02
6	13.75	10.92	9.78	9.15	8.75	8.47	8.26	8.10	7.98	7.87	7.79	7.72	7.56	7.40	7.31	7.23	7.14	7.06	6.97	6.88
7	12.25	9.55	8.45	7.85	7.46	7.19	6.99	6.84	6.72	6.62	6.54	6.47	6.31	6.16	6.07	5.99	5.91	5.82	5.74	5.65
8	11.26	8.65	7.59	7.01	6.63	6.37	6.18	6.03	5.91	5.81	5.73	5.67	5.52	5.36	5.28	5.20	5.12	5.03	4.95	4.86
9	10.56	8.02	6.99	6.42	6.06	5.80	5.61	5.47	5.35	5.26	5.18	5.11	4.96	4.81	4.73	4.65	4.57	4.48	4.40	4.31
10	10.04	7.56	6.55	5.99	5.64	5.39	5.20	5.06	4.94	4.85	4.77	4.71	4.56	4.41	4.33	4.25	4.17	4.08	4.00	3.91
11	9.65	7.21	6.22	5.67	5.32	5.07	4.89	4.74	4.63	4.54	4.46	4.40	4.25	4.10	4.02	3.94	3.86	3.78	3.69	3.60
12	9.33	6.93	5.95	5.41	5.06	4.82	4.64	4.50	4.39	4.30	4.22	4.16	4.01	3.86	3.78	3.70	3.62	3.54	3.45	3.36
13	9.07	6.70	5.74	5.21	4.86	4.62	4.44	4.30	4.19	4.10	4.02	3.96	3.82	3.66	3.59	3.51	3.43	3.34	3.25	3.17
14	8.86	6.51	5.56	5.04	4.69	4.46	4.28	4.14	4.03	3.94	3.86	3.80	3.66	3.51	3.43	3.35	3.27	3.18	3.09	3.00
15	8.68	6.36	5.42	4.89	4.56	4.32	4.14	4.00	3.89	3.80	3.73	3.67	3.52	3.37	3.29	3.21	3.13	3.05	2.96	2.87
20	8.10	5.85	4.94	4.43	4.10	3.87	3.70	3.56	3.46	3.37	3.29	3.23	3.09	2.94	2.86	2.78	2.69	2.61	2.52	2.42
30	7.56	5.39	4.51	4.02	3.70	3.47	3.30	3.17	3.07	2.98	2.91	2.84	2.70	2.55	2.47	2.39	2.30	2.21	2.11	2.01
40	7.31	5.18	4.31	3.83	3.51	3.29	3.12	2.99	2.89	2.80	2.73	2.66	2.52	2.37	2.29	2.20	2.11	2.02	1.92	1.80
60	7.08	4.98	4.13	3.65	3.34	3.12	2.95	2.82	2.72	2.63	2.56	2.50	2.35	2.20	2.12	2.03	1.94	1.84	1.73	1.60
120	6.85	4.79	3.95	3.48	3.17	2.96	2.79	2.66	2.56	2.47	2.40	2.34	2.19	2.03	1.95	1.86	1.76	1.66	1.53	1.38
∞	6.63	4.61	3.78	3.32	3.02	2.80	2.64	2.51	2.41	2.32	2.25	2.18	2.04	1.88	1.79	1.70	1.59	1.47	1.32	1.00

[예] K대학교 보건학과에서 4가지 교육방법(1, 2, 3, 4)으로 지도하였을 때의 효과를 비교분석하기 위해 학생 40명을 랜덤하게 10명씩 4개 집단으로 나누고, 한 학기 동안 각 교육방법으로 교육을 실시한 후 학기말 시험을 실시하였다. 다음 〈표〉에 주어진 자료에 의할 때 유의수준 0.05하에서 4가지 교육방법의 효과가 다르다고 할 수 있는가를 검정하시오.

4가지 교육방법에 의한 학기말시험 성적

교육방법	1	2	3	4
시험성적	65	75	59	94
	87	69	78	89
	73	83	67	80
	79	81	62	88
	81	72	83	90
	69	79	76	
		90		
합계	454	549	425	351

[풀이] ① **가설 설정하기**

4가지 교육방법에서 모집단의 평균성적을 μ_1, μ_2, μ_3, μ_4라 할 때,

$H_0 : \mu_1 = \mu_2 = \mu_3 = \mu_4$

H_1 : H_0가 사실이 아니다.

② **검정통계량과 분포 정하기**

검정통계량은 $F = \dfrac{MS_B}{MS_W}$이고,

자유도가 (3, 20)인 $F_{(3,\ 20)}$에 근사한다.

③ **기각역 구하기**

유의수준 0.05에서 자유도가 (3, 20)인 F값은 $F_{(3,\ 20)} = 3.10$이고, 기각역은 $F > 3.10$이다.

$\alpha = 0.05$

분모의 자유도(m)	분자의 자유도(n) 1	2	3	4
1	161.5	199.5	215.7	224.6
2	18.51	19.00	19.16	19.25
3	10.13	9.55	9.28	9.12
4	7.71	6.94	6.59	6.39
5	6.61	5.79	5.41	5.19
6	5.99	5.14	4.76	4.53
7	5.59	4.74	4.35	4.12
8	5.32	4.46	4.07	3.84
9	5.12	4.26	3.86	3.63
10	4.96	4.10	3.71	3.48
11	4.84	3.98	3.59	3.36
12	4.75	3.89	3.49	3.26
13	4.67	3.81	3.41	3.18
14	4.60	3.74	3.34	3.11
15	4.54	3.68	3.29	3.06
20	4.35	3.49	3.10	2.87
30	4.17	3.32	2.92	2.69
40	4.08	3.23	2.84	2.61
60	4.00	3.15	2.76	2.53
120	3.92	3.07	2.68	2.45
∞	3.84	3.00	2.60	2.37

④ **검정통계량의 관측값과 기각 유무 선택하기**

교육효과 분석자료의 분산분석표에서

변인	제곱합(SS)	자유도(df)	평균제곱(MS)	F
처리	861.944	3	287.315	4.786
오차	1200.681	20	60.034	
전체	2062.625	23		

이므로 검정통계량 값은 $F = 4.786$이고, $4.786 > 3.10$이므로 기각역에 속한다.

⑤ **결론 내리기**

유의수준 $\alpha = 0.05$에서 4가지 교육방법의 효과가 다르다고 할 수 있다.

찾아보기

ㄹ

ㅁ

ㅂ

ㅅ

| ㅇ |

| ㅈ |

| 기타 |

저자와의
합의하에
인지를
생략합니다.

SPSS로 풀어쓴
보건과 사회과학 통계분석

지은이 김형표 · 박경은
펴낸이 조경희
펴낸곳 경문사
펴낸날 2022년 2월 28일 1판 1쇄
등 록 1979년 11월 9일 제1979-000023호
주 소 04057, 서울특별시 마포구 와우산로 174
전 화 (02)332-2004 팩스 (02)336-5193
이메일 kyungmoon@kyungmoon.com

값 18,000원

ISBN 979-11-6073-494-2